Christoph Delp

Perfektes Training mit FITNESSBändern.

Die 87 effektivsten Übungen und Programme

pietsch

Titelbilder: Christoph Delp

Bildnachweis:
Alle Fotos von Christoph Delp.

Ausnahmen:
S. 6: Nikolas_jkd/Shutterstock; S. 7: Romariolen/Shutterstock; S. 8: F8 studio/Shutterstock; S. 12: Maksim Shmeljov/Shutterstock; S. 14: SOK Studio/Shutterstock; S. 15: Vladimir Sukhachev/Shutterstock; S. 17: Ihor Bulyhin/Shutterstock; S. 18: Vladimir Sukhachev/Shutterstock; S. 21: Srdjan Randjelovic/Shutterstock; S. 26: puhhha/Shutterstock; S. 28: MilanMarkovic78/Shutterstock; S. 30: VK Studio/Shutterstock; S. 33: F8 studio/Shutterstock; S. 37: paul prescott/Shutterstock; S. 39: fizkes/Shutterstock; S. 47: djile/Shutterstock; S. 61: Vladimir Sukhachev/Shutterstock; S. 74: Serhii Bobyk/Shutterstock; S. 76: LightField Studios/Shutterstock

Dieses Buch widme ich Johannes Spranger, Leonard Spranger, Anna und Marie.

Darsteller der Übungen:
Chiara Schmitt (Fitnessmodel)
Anton Quiring (Fitnessmodel)
Dewayne Gross (Personaltrainer, Fitnessmodel)

ISBN 978-3-613-50940-5

Ein Unternehmen der Paul Pietsch Verlage GmbH & Co. KG

1. Auflage 2023

Sie finden uns im Internet unter www.pietsch-verlag.de

Lektorat: Niko Schmidt
Einbandgestaltung: Kornelia Erlewein
Innengestaltung: Sabine Ufer
Druck und Bindung: PBtisk a.s. Příbram
Printed in Czech Republic

Inhalt

TEIL 1:
Der Einstieg

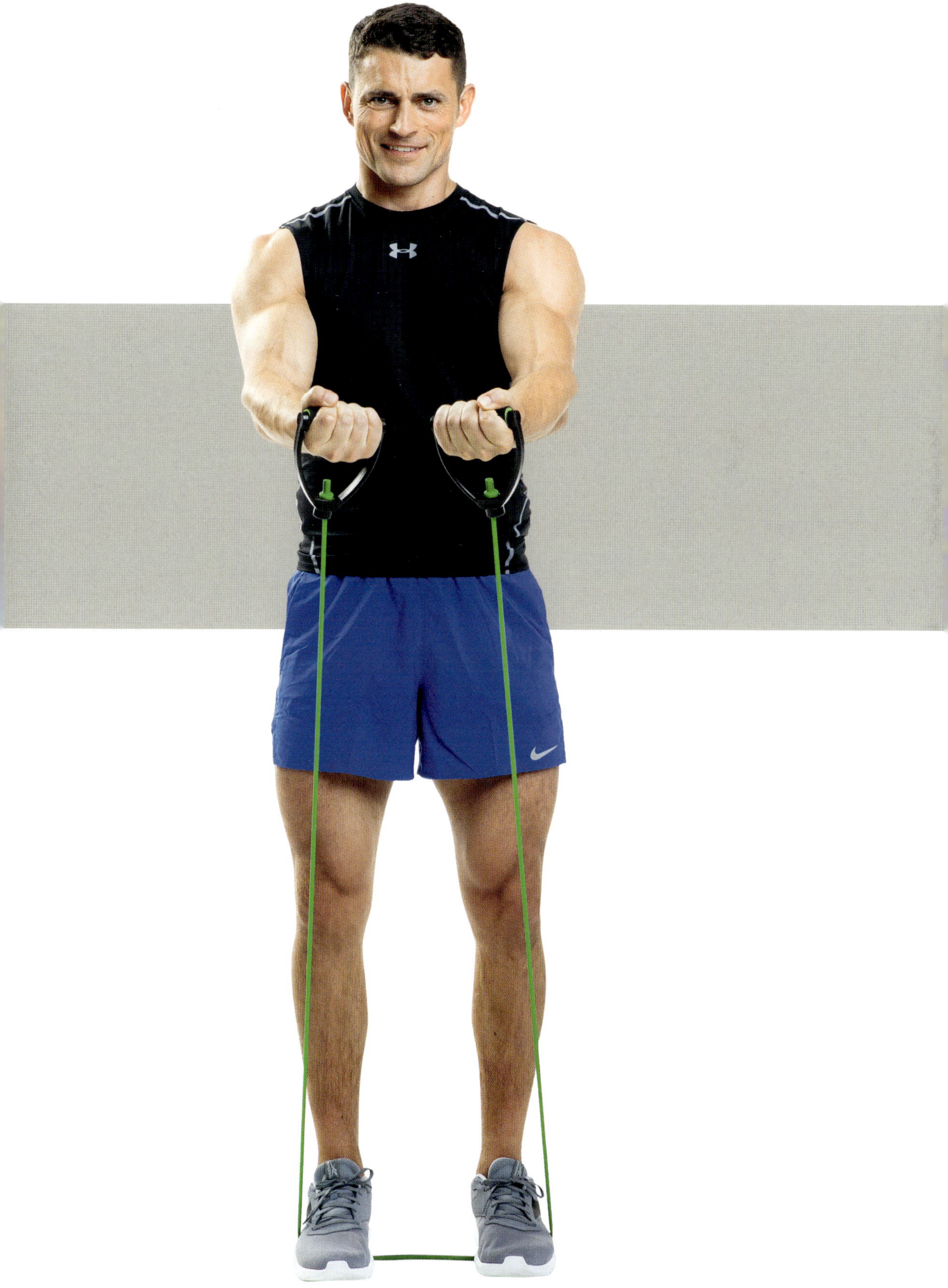

Über Training mit Fitnessbändern

Viele Fitnessinteressierte möchten ihren Körper selbstständig kräftigen und ihr Training möglichst flexibel gestalten. So wird das Fitnessband-Training immer populärer, denn es ist kostengünstig, sehr effektiv und lässt sich überall durchführen. Zudem benötigen die Bänder nur wenig Platz zur Aufbewahrung.

Ein Fitnessband, im englischen als »resistance band« bezeichnet, ist ein elastisches Band, das Widerstand bei Übungen gibt. Die Bänder bieten vielfache Einsatzmöglichkeiten im Fitnesstraining, Leistungssport sowie in der Therapie. Es gibt viele Arten von Fitnessbändern, bei denen die Farben den Level des Widerstandes anzeigen.

Jeder gesunde Mensch kann das Fitnessband-Training nutzen und damit alle Muskelgruppen ausgewogen trainieren, den Körper in Form bringen und sein Kraftpotential steigern. Unterschiedlich starke Bänder, Bandarten, Griffe und Befestigungsanker ermöglichen eine kontinuierliche Steigerung der Anforderungen und zielgerichtetes Training. Du kannst selbst bestimmen, wie, wo und wann du trainierst, und deine Lieblingsübungen anpassen. Du kannst mit den Bändern zu Hause ebenso wie auf Reisen oder im Park am Klettergerüst aktiv sein.

Das Fitnessband-Training bietet Vorteile gegenüber den Fitnessmaschinen, weil es eine funktionellere Aktivierung der Muskulatur erreicht. Der Bewegungsablauf ist frei – nicht wie bei Fitnessmaschinen fixiert. Der Körper muss stabilisiert werden, und so werden auch die Muskelgruppen gekräftigt, welche die Haltearbeit verrichten, vor allem die Rumpfmuskulatur. Dies führt dazu, dass sich deine Körperhaltung verbessert. Das Training ist weniger belastend für die Gelenke als Maschinentraining, da keine

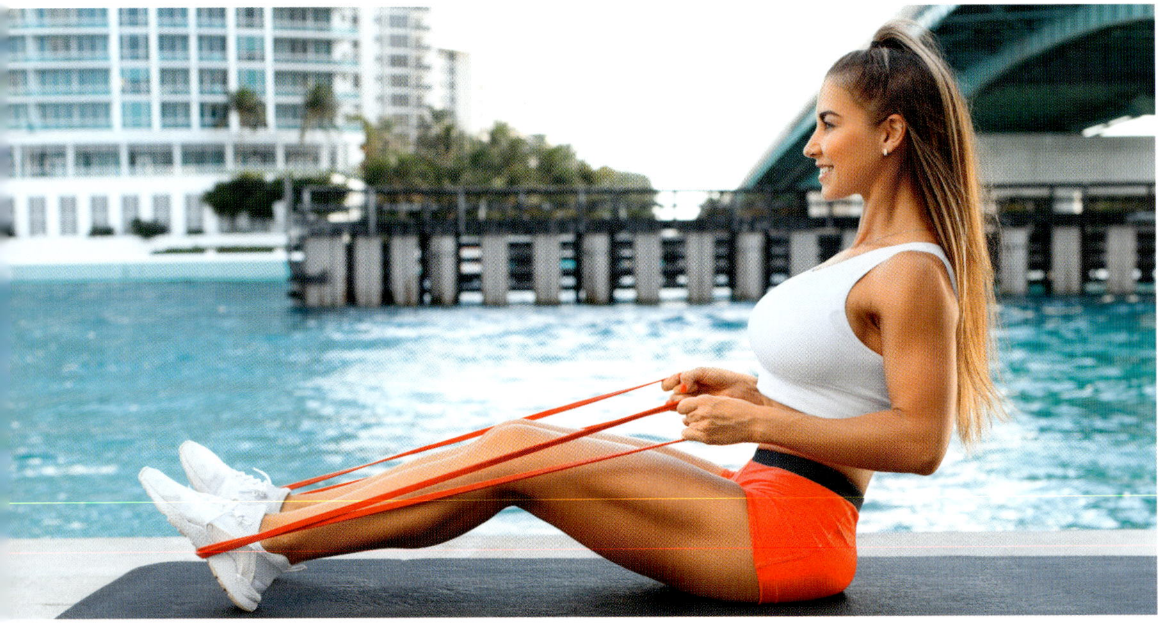

Das Bandtraining lässt sich überall durchführen.

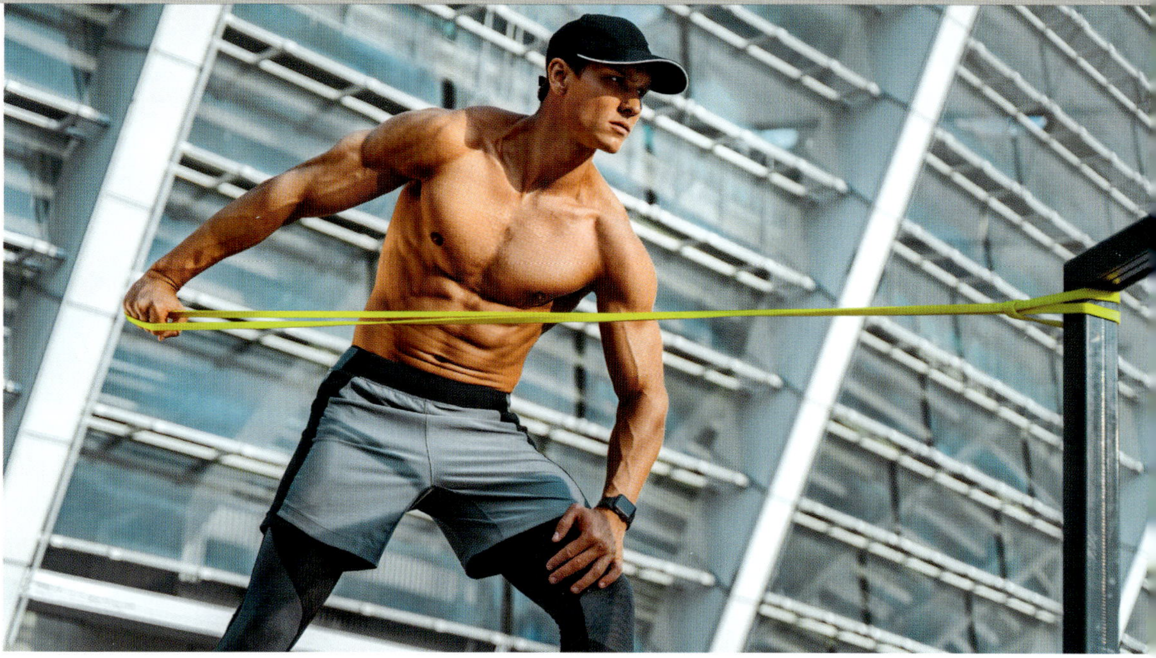

Kontinuierliches Training führt zum Trainingserfolg.

starren Widerstände durch feste Drehachsen gegeben sind.

Dieses Buch liefert die Grundlagen für das Training mit Fitnessbändern, stellt dir die unterschiedlichen Bänder vor und erklärt die Trainingsprinzipien. Du lernst die wichtigsten Übungen und zahlreiche Variationsmöglichkeiten für Einsteiger und Fortgeschrittene kennen. Zudem sind Work-outs für das selbstständige Üben enthalten. Nutze sie als Grundlage und passe sie mit fortschreitender Erfahrung an deine individuellen Bedürfnisse an. Wenn du bereits regelmäßig deine Kraft trainierst, kannst du dein Training mit den Übungen und Work-outs aus dem Buch ergänzen. Nutze das Training mit Fitnessbändern, um dich gut zu fühlen, kraftvoll, leistungsfähig und schmerzfrei zu sein und langfristig zu bleiben.

INFO: Bevor du mit dem Training beginnst

Wenn du regelmäßig sportlich aktiv bist, kannst du umgehend dein Training mit Fitnessbändern beginnen und die im Buch vorgestellten Übungen und Work-outs durchführen. Auch wenn du lange Zeit keinen Sport gemacht hast, kannst du mit dem Training starten. Führe die Übungen in diesem Fall besonders vorsichtig aus. Falls du allerdings krank bist, beginne mit dem Training erst nach der Genesung. Starte dein Fitnessband-Training behutsam und beginne mit leichten Übungen, mit der Zeit kannst du zu den anspruchsvollen Übungen übergehen. Vermeide es deinen Körper zu überfordern und versuche nicht, Übungen und hohe Zugintensitäten mit Gewalt und unter Schmerzen durchzuführen. Ansonsten entwickelst du deine Körperkraft nicht ausgewogen, sondern riskierst vielmehr Verletzungen durch Ausweichbewegungen und Überlastung. Den gewünschten Erfolg im Krafttraining erzielst du, indem du bewusst trainierst und die Anforderungen kontinuierlich steigerst.

Gute Gründe

Das Fitnessband-Training ist im Trend, denn es hat viele Vorteile und positive Effekte. Unabhängig von Ziel und Fitnessstand kannst du mit dem Band effektiv üben.

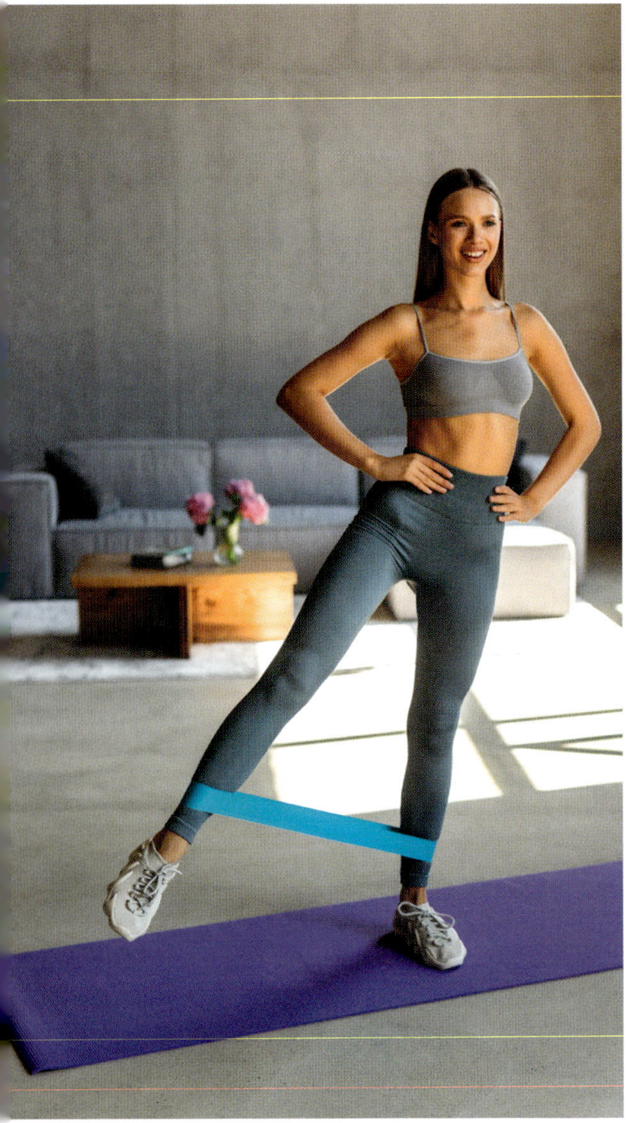

Mit Fitnessbändern hast du dein eigenes Gym immer verfügbar.

• Kostengünstiges Fitnessstudio

Mit Fitnessbändern kannst du dir dein eigenes Home-Gym aufbauen und in diesem deinen Körper vollständig und ausgewogen kräftigen. Dein Training ist nicht mehr von Studio-Öffnungszeiten und Schließungen wie in der Corona-Zeit abhängig, und du sparst dir monatliche Studiogebühren und lange Anfahrtswege.
Bereits wenige Bänder mit verschiedenen Widerständen ermöglichen ein effektives Training für den ganzen Körper. Die Bänder sind im Vergleich zu anderen Fitnessgeräten kostengünstig, denn du kannst dein Training bereits mit einem 10 Euro teuren Band starten. Mit einer Investition von 50–100 Euro kannst du dir ein gutes Set aus Bändern und Zusatz-Tools z. B. Türanker zusammenstellen. Zudem sind die Bänder platzsparend, da sie sich leicht im Schrank aufbewahren lassen. So hast du keine Geräte in der Wohnung rumstehen und benötigst keinen zusätzlichen Raum für deine Fitnessgeräte.

• Flexibles Training

Die Bänder ermöglichen es dir, dein Training unabhängig vom Ort und Zeit durchzuführen. So kannst du dein Training das ganze Jahr über kontinuierlich machen und musst deinen Plan nicht unterbrechen. Du kannst bestimmen, wo und wann du trainieren willst. Du kannst beispielsweise in der Wohnung oder an der frischen Luft im Garten üben. Da die Bänder klein sind und wenig Eigengewicht haben, kannst du sie problemlos verstauen, und so kannst du sie auch in den Park, ins Fitnessstudio, in den Urlaub oder auf Geschäftsreise mitnehmen. Auch im Büro in der Mittagspause kannst du einige Übungen machen.

Du benötigst nicht viel Vorbereitung für das Bandtraining. Suche dir einen Platz, an dem du genug Bewegungsfreiheit hast und dich auf das Work-out konzentrieren kannst. Es empfiehlt sich, deinen Körper zumindest kurz vorzubereiten und schon kannst du das Training starten. Die Bänder ermöglichen vielfältige Optionen, sodass du ganz nach deinen Präferenzen üben kannst. So kannst du einige Male pro Woche kurze Work-outs mit unterschiedlichen Schwerpunkten machen; schon mit Trainingszeiten von 10–20 Minuten kannst du recht gute Effekte für deinen Körper erzielen.

• Für alle Fitnesslevels und Ziele geeignet

Die Fitnessbänder ermöglichen Training für jeden, gleich ob Fitnesseinsteiger oder Fortgeschrittener. Senioren nutzen Bänder für gelenkschonendes Training, Fitnesssportler führen ein umfassendes Ganzkörpertraining aus, im Rehasport kann mit Bändern schonend Muskulatur aufgebaut werden und Leistungssportler können muskuläre Defizite beseitigen ebenso wie Bewegungsabläufe simulieren und Explosivität steigern z. B. Boxer ihren Schlag gegen den Widerstand des Bandes. Die Einsatzmöglichkeiten der Fitnessbänder sind vielfältig: Kraft, Ausdauer, Explosivität, Koordination sind ebenso wie Beweglichkeit trainierbar.
Die unterschiedlichen Bänder und Bandwiderstände ermöglichen es, dass jeder das für sich geeignete Training durchführt. Wird dir eine Übung zu leicht, dann vergrößere den Bandwiderstand, nimm ein stärkeres Band oder kombiniere zwei Bänder. So kannst du deinen Körper immer weiter fordern.

• Übungsvielfalt

Du kannst alle Muskelgruppen mit den Bändern umfangreich trainieren. Es lassen sich sogar die aus dem Fitnessstudio bekannten Maschinenübungen simulieren.
Die Übungsauswahl ist sehr groß, schon in diesem Buch werden 87 effektive Übungen mit zahlreichen Varianten gezeigt. Und es gibt noch eine Vielzahl weiterer Möglichkeiten, die Bänder im Krafttraining einzusetzen.
Es lassen sich zwar keine genauen Gewichtsabstufungen vornehmen, aber du kannst die Intensitäten und Widerstände sehr schnell durch Positionsveränderung und Umgreifen anpassen, indem du das Band enger oder weiter greifst, den Zugwinkel veränderst und/oder das Band doppelt greifst.
Auch für Körpergewichtsübungen kannst du die Bänder einsetzen und diese leichter oder schwerer machen. Viele Sportler schaffen keinen »Sit-up« ohne Schwungholen. Indem du ein Band zur Unterstützung nutzt, kannst du die Muskulatur ohne ausweichendes Schwungholen aufbauen (»45: Unterstützter Sit-up«, Seite 126). Nach einigen Trainingswochen kannst du dann ohne Band üben. Als Fortgeschrittener kannst du die Übung mit Band sogar noch erschweren, indem du es mitziehst (»46: Intensiver Sit-up«, Seite 127). Ähnliches gilt für den »10: Klimmzug« (Seite 89). Du stellst ein Körperteil in die Bandschlaufe und machst so die Übung leichter. Oder du bringst das Band um einen tiefen Gegenstand, spannst dann das Band um die Schultern, wodurch die Übung schwerer wird.
Das Fitnessband-Training kannst du an deine Vorstellungen anpassen, deine Lieblingsübungen sind möglich, und du kannst es zudem dort ausführen, wo du gerade Lust auf das Training hast. So macht es Freude, ist abwechslungsreich und du bist motiviert, langfristig dabei zu bleiben.

• Körperformung

Mit dem Fitnessband-Training gestaltest du deine Körperproportionen, denn mit der richtigen Intensität ausgeführt, regst du damit intensives Muskelwachstum an. Ähnlich, wie es beim Training an Maschinen und mit Hanteln geschieht. Durch die Auswahl von Trainingsprogramm und -methode kannst du auf den gewünschten Körperbau hintrainieren. Intensiv ausgeführtes Bandtraining verbrennt – wie auch jedes andere intensive Krafttraining – zahlreiche Kalorien während und nach der sportlichen Aktivität. Auch vergrößert sich durch regelmäßiges Training die Muskelmasse, was den Energiegrundumsatz des Körpers steigert und dazu führt, dass auch in der Ruhephase mehr Kalorien verbrannt werden. Du kannst dein Körperfett abbauen, wenn du eine negative Tageskalorienbilanz erreichst – was bedeutet, dass du weniger Kalorien aufnimmst als du verbrauchst. Zudem entwickelst du mit dem Training einen vitalen und sportlichen Körper, wozu aufrechte Körperhaltung und dynamischer Gang gehören, was zu einer attraktiven Erscheinung führt.

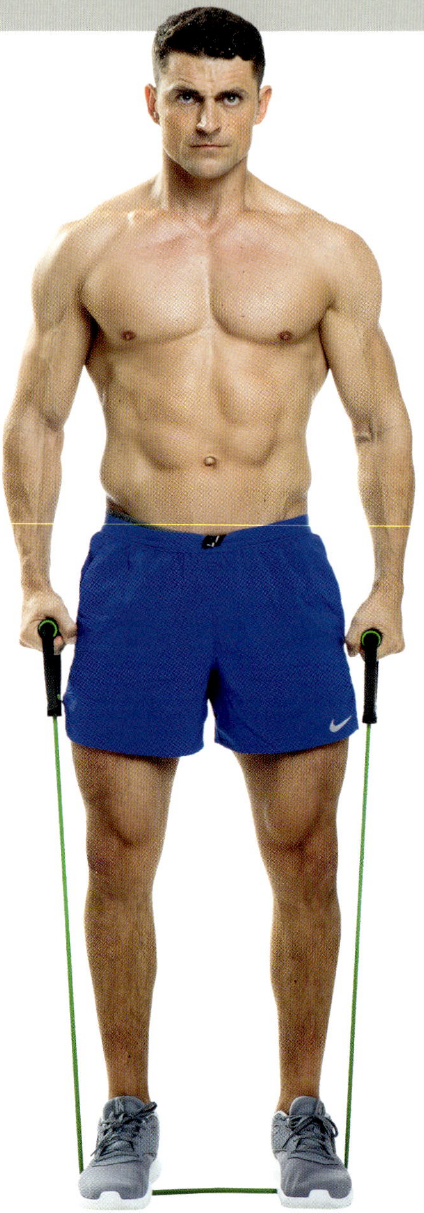

Mit Fitnessbändern kannst du effektiv deinen Körper formen.

• Körperkräftigung und Krafterhalt

Mit dem Fitnessband-Training kräftigst du effektiv deinen Körper. Regelmäßige Trainingseinheiten bewirken eine deutliche Kraftsteigerung, was du bei einer Vielzahl von Alltagstätigkeiten feststellen wirst, wie beispielsweise beim Treppensteigen und dem Tragen von Getränkekisten. Mit dem Training vergrößerst du dein Kraftpotential und förderst darüber hinaus durch die komplexen Übungen dein Muskelzusammenspiel und lernst so, dein Kraftpotential besser einzusetzen.

Das Training kann von Einsteigern ebenso wie von gut trainierten Fitnesssportlern ausgeführt werden, da es immer weitere Möglichkeiten gibt, um die Beanspruchungen zu steigern. Zudem können Senioren das Training nutzen und so eine altersbedingte Kraftabnahme verhindern. Untersuchungen haben gezeigt, dass Senioren mit gemäßigtem Krafttraining ihre Muskelkraft sogar noch deutlich steigern können.

Gelenkschonendes Training

Bei Maschinenübungen trainierst du in einer festen Position mit fixierten Bewegungen. Wenn du diese Bewegung ähnlich mit Fitnessband förderst, dann übst du frei und musst die Position aufrecht halten, was die Stabilisatoren der Gelenke mitkräftigt. Zudem musst du durchgehend die Körperspannung aufrecht halten, wodurch du deine Rumpfmuskulatur kräftigst und deine Körperhaltung förderst. Außerdem besteht bei Maschinenübung ein größeres Überlastungsrisiko.
Beim Gewichtstraining wirkt die Schwerkraft, was Druck auf die Gelenke ausübt. Wenn du Hanteln aufgrund von Müdigkeit in der Bewegung nicht mehr stabilisieren kannst, kannst du dich verletzen. Auch kann eine Hantel oder Gewichtsscheibe auf den Brustkorb oder Fuß fallen. Diese Risiken gibt es bei Fitnessbändern so nicht. Allerdings kann ein Band reißen, vor allem bei intensivem Krafttraining, und kann dich in eine schlechte Position bringen und zudem kann es stark zurückschnalzen und dich verletzen. Deshalb ist es grundlegend, vor dem Bandtraining zu prüfen, dass das Band keine Risse hat und dass man ein Band nicht zu weit spannt (Seiten 21–23).
Beim Bandtraining musst du aufgrund des Bandzuges auch das Rückbewegen in die Anfangsposition bewusst stabilisieren und kontrolliert durchführen, was deine Gelenke nicht nur schont, sondern auch die stabilisierende Muskulatur kräftigt.

Ausgleich muskulöser Ungleichgewichte

Aus einseitigen Belastungen in Beruf und Freizeit können Muskelungleichgewichte entstehen. Wenn sich Muskelgruppen nicht in einem ausgeglichenen Kräfteverhältnis zueinander befinden, führt dies zu Verspannungen und Fehlhaltungen, und daraus resultieren anhaltende Beschwerden. Gezieltes Krafttraining hilft gegen solche Problematiken und beseitigt die Beschwerden. Hierzu lassen Fitnessbänder besonders gut einsetzen, z. B. kann bei einer Schulterproblematik das Kräftigen der Rotatoren helfen, was mit Fitnessbändern hervorragend gelingt. Nach schweren Verletzungen, wie z. B. einem Kreuzbandriss, muss die Muskulatur der geschwächten Körperseite wieder aufgebaut werden. Ansonsten gewöhnt sich der Körper Fehlstellungen an, weil er versucht, die schwächere Körperpartie zu schützen. Das Fitnessband-Training ermöglicht den Aufbau der geschwächten Muskulatur mit einer Vielzahl von Übungen.

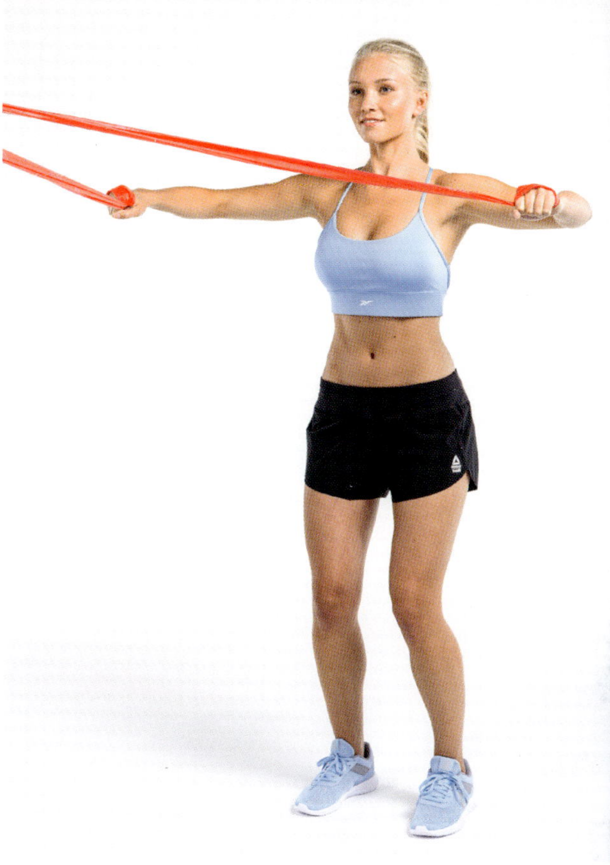

Training der Schulterstabilität mit dem Fitnessband.

Worauf es ankommt

Jeder körperlich gesunde Mensch kann mit Fitnessband-Übungen sowie dem richtigen Trainingsplan und darauf abgestimmter Ernährung einen leistungsstarken und attraktiven Körper entwickeln. Dazu brauchst du keine neuen und angeblich noch bessere Trainings- und Ernährungsempfehlungen, wie diese immer wieder in den Medien propagiert werden. Nutze die Erkenntnisse, die sich mittlerweile vielfach bewährt haben. Plane dein Trainingsprogramm entsprechend deiner Zielsetzung, übe mit passenden Intensitäten, pflege deinen Körper mit Mobility- und Dehnübungen und ernähre dich angemessen. Wenn du verstehst, was gut für deinen Körper ist, wirst du schnell Erfolge im Training erreichen und diese auch langfristig sicherstellen können.

• Trainingsbuch

Für dein Krafttraining – gleich mit welchen Geräten du es ausführst – ist es ratsam, ein Trainingsbuch zu führen und darin Infos zu Zielen, Plänen und Trainingseinheiten zu sammeln. Bei der Gestaltung des Buches kannst du frei nach deinen Präferenzen vorgehen, beispielsweise

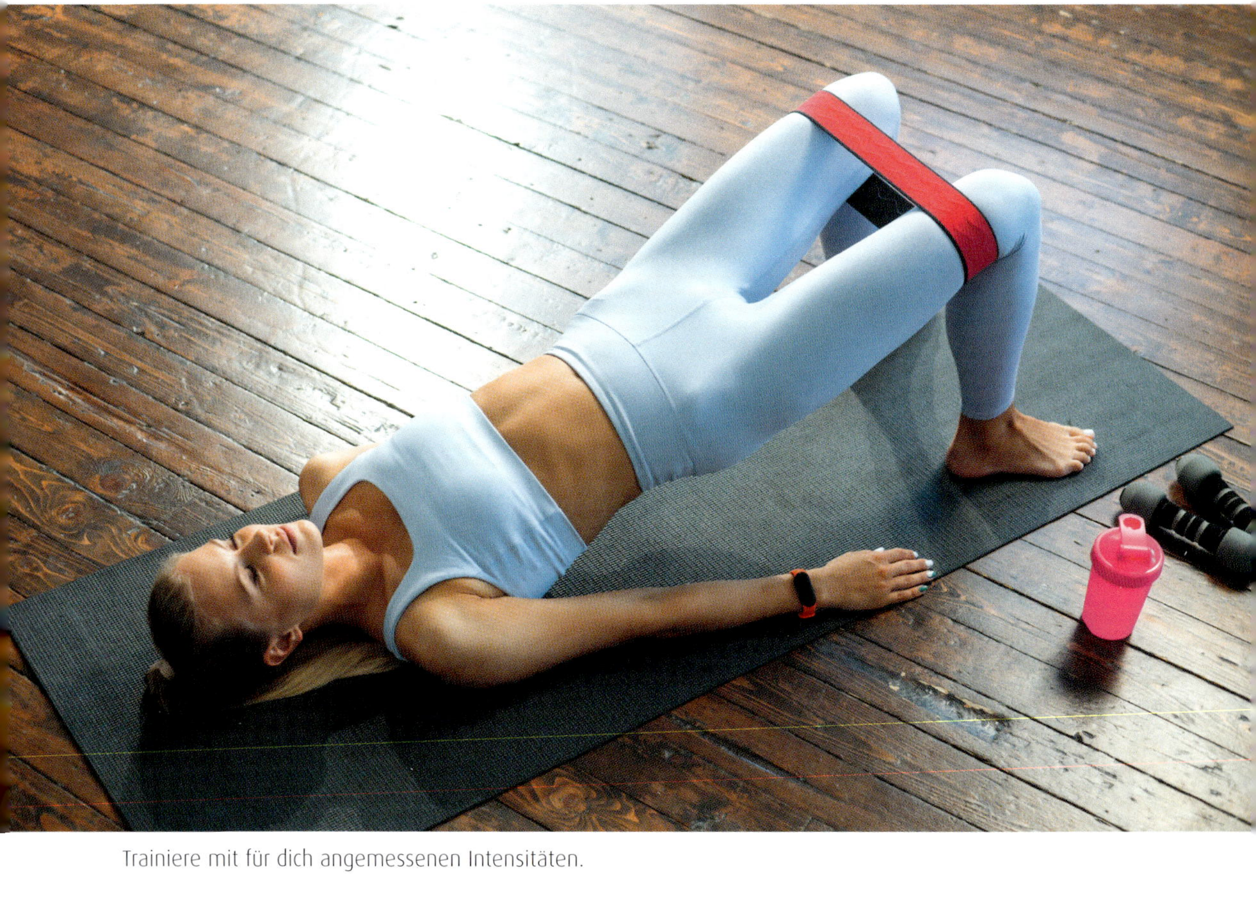

Trainiere mit für dich angemessenen Intensitäten.

ein Ringbuch anlegen oder eine Computerdatei. Auch im Handel findest du zahlreiche kostengünstige Trainingsbücher.
Notiere zu deinen Trainingseinheiten die ausgeführten Übungen, Übungssätze und Intervalldauern beziehungsweise Wiederholungszahlen. Auch kannst du die Entwicklung von Gewicht und Körperproportionen festhalten. So kannst du den Erfolg deines Trainings überwachen und nachvollziehen, ob die Trainingsgestaltung erfolgreich ist oder ob du Umstellungen vornehmen musst. Ohne Trainingsnotizen ist ein erfolgreiches Vorgehen schwierig, da man seine sportliche und körperliche Entwicklung leicht falsch einschätzt. Durch die Aufzeichnungen zu deinem Krafttraining kannst du leicht erkennen, wie sich deine Leistungsfähigkeit steigert, beispielsweise die Anzahl der ausgeführten Klimmzüge.
Das Trainingsbuch dient auch der Motivation. Denn wenn du mal wenig Lust auf Training hast, dann kannst du dir ansehen, was du bereits mit deinem Training erreicht hast – was dich motivieren wird, es fortzuführen.

• Klare Zielsetzung

Mache dir vor Planung und Beginn eines Trainingsprogramms zuerst den Istzustand deines Körpers und deiner Leistungsfähigkeit bewusst. Frage dich: Was willst und kannst du erreichen? Kriterien können beispielsweise sein: Körperproportionen, Kraftleistung, Ausdauer, Gewicht und Körperfettanteil. Darauf aufbauend bestimmst du die Trainingsziele. Eine klare Zielsetzung ist die Voraussetzung, um mit dem Training zu starten und es kontinuierlich fortzuführen. Wenn du dir der Ziele bewusst bist und dich auf die Umsetzung konzentrierst, wirst du bald deutliche Erfolge erreichen. Du kannst beispielsweise innerhalb von drei Monaten umfangreich deine Leistungsfähigkeit und dein Erscheinungsbild verbessern.

• Leistungsgerechtes Trainingsprogramm

Es gibt die verschiedensten Trainingsprogramme, die zum Erfolg führen können. Es ist grundlegend, dass du mit einem Wochenplan und Intensitäten trainierst, die deinem Leistungsstand angemessen sind. Geplantes Training führt zu den besten Ergebnissen. Du kannst bestimmen, wie oft du wöchentlich Krafttraining mit Bändern machst und wie oft du zusätzliche Sporteinheiten ausführst. Im vierten Teil des Buches werden Pläne und Workouts vorgestellt. Nutze sie und passe sie mit fortschreitender Trainingserfahrung an deine individuellen Bedürfnisse an.

• Regelmäßiges Training

Beim Krafttraining ist regelmäßiges Training grundlegend für den Erfolg. Entwickle kontinuierlich deine Leistungsfähigkeit und deine Körperformen. Du solltest mindestens zweimal pro Woche deine Kraft fördern. Trainiere hingegen nicht einige Wochen intensiv und dann wieder einige Wochen nahezu kaum. Kurzfristig intensives Training ist nicht zielgerichtet und vergrößert die Verletzungsgefahr. Wenn du allerdings krank oder verletzt bist, dann sind Trainingspausen notwendig.

• Konzentriertes Training

Führe jede Trainingseinheit konzentriert aus, um optimale Ergebnisse zu erzielen. Lass dich nicht von Anrufen, Nachrichten und anderen Personen ablenken. Mache dir klar, was die jeweilige Übung trainiert. Führe die Bewegungen technisch korrekt aus und nimm die Muskelbeanspruchung beim Üben wahr.

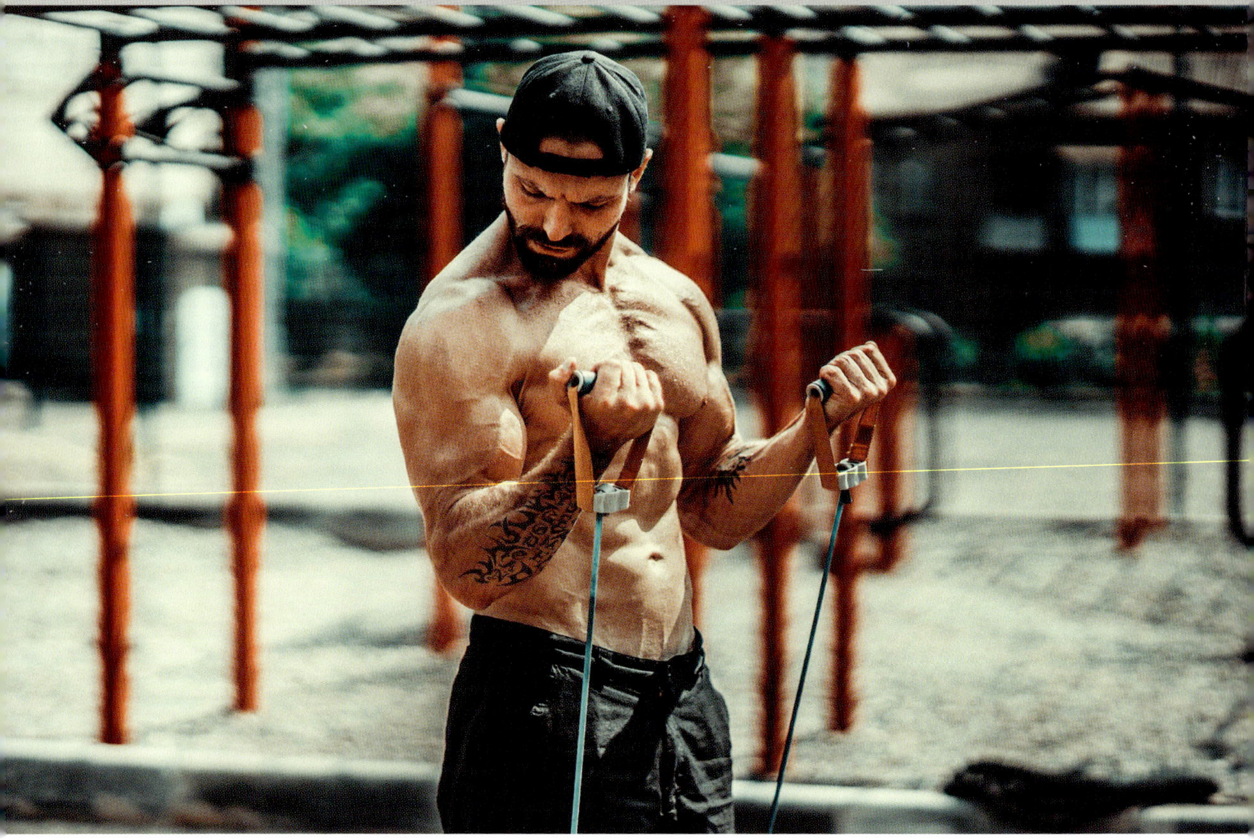

Konzentriere dich auf die Übung.

- ## Genügend Regeneration

Du erreichst Leistungsfortschritte, indem du den Körper mit steigenden Trainingsreizen forderst. Nach einer Belastung benötigst du eine Pause, damit sich dein Körper regenerieren kann und im nächsten Training eine größere Leistung bereitstellt. Für eine zügige Regeneration ist genügend Schlaf notwendig. Als Faustregel gilt, dass man eine Stunde mehr schlafen soll als man ohne Training benötigt.

- ## Gesunde und bedarfsgerechte Ernährung

Grundsätzlich ist es nicht notwendig, der Ernährung hohe Aufmerksamkeit zu widmen. Du musst allerdings die wichtigsten Ernährungsprinzipien beachten: regelmäßige Mahlzeiten, 1,5–2 g Eiweiß pro Kilo Körpergewicht, viel Gemüse und Salat und etwas frisches Obst. Der Fettanteil soll eher gering sein, ohne jedoch auf hochwertige Fette wie in Olivenöl zu verzichten. Wähle die Kohlenhydratmenge nicht zu groß und möglichst vollwertig. Trinke viel mineralhaltiges Wasser, an Trainingstagen etwa 2,5–3 Liter; bei hohem Flüssigkeitsverlust noch mehr.
Wenn du hingegen Mängel in der Ernährung hast, wirst du verletzungsanfällig und kannst kein optimales Leistungsvermögen abrufen.

Dein Home-Gym

Für dein Training hast du eine Vielzahl von Fitnessbändern zur Auswahl, mit unterschiedlichen Farben, Größen, Formen, Widerständen/Stärkegraden und Herstellungsmaterialien wie Gummi, Kautschuk und Textilien.
Die Bandbezeichnungen sind bei den Herstellern nicht einheitlich. Auch die Produktangaben können variieren und deshalb dienen die Informationen hier zur Orientierung. Es werden solche Hersteller aufgelistet, mit denen recht viele Kunden gute Erfahrung gemacht haben. Es sind immer günstigere Produkte erhältlich, doch ist da auch das Risiko größer, ein minderwertiges Produkt zu erhalten.
Wenn du dir aufgrund der Online-Kundenrezensionen nicht sicher über die Bandqualität bist, dann suche ein Sanitätshaus auf und teste die Bänder vor Ort. Einige Bänder riechen beispielsweise stark nach Kunststoff.
Du solltest zum Start zumindest zwei Bänder mit unterschiedlichen Widerständen besitzen: leichter und mittlerer Widerstand. Beginne besser mit eher zu leichten Widerstandsbändern. Du sollst dich beim Training fordern, aber nicht deinen Körper vollkommen ausreizen. Wenn du mit fortlaufender Zeit stärker wirst, dann ergänze weitere Bänder. So bist du für ein ausgewogenes Training des ganzen Körpers gut gerüstet.
Bei den Übungen werden häufig Varianten aufgezählt, damit du das Training mit verschiedenen Bändern durchführen kannst. Das Fitnessband-Training ist kreativ: Wird eine Übung mit einem Band beschrieben, das du nicht verfügbar hast, dann überlege dir, wie du die Übung mit dem vorhandenen Band anpassen kannst. Für zahlreiche Übungen benötigst du einen Befestigungspunkt (Anker). Er muss stabil sein und darf nicht wegrutschen und umfallen. Es

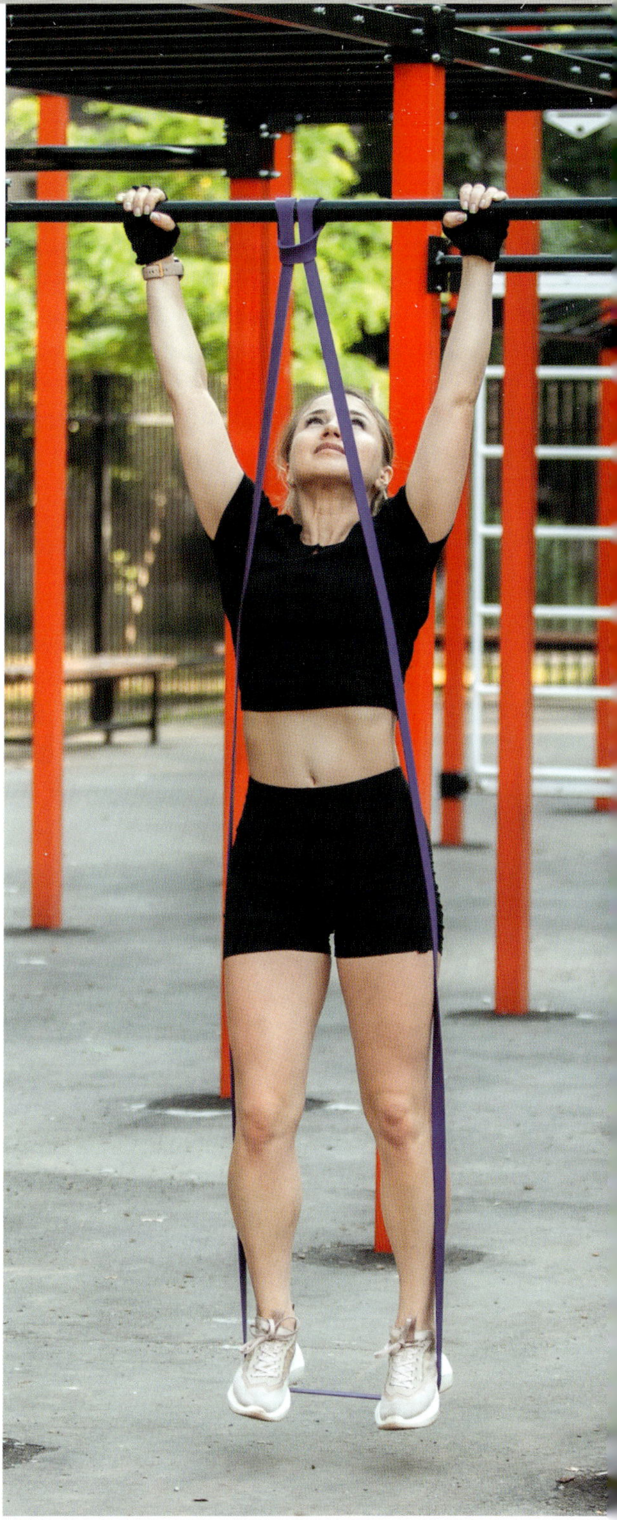

»10: Klimmzug« unterstützt mit Pull-up-Band.

gibt viele Ankermöglichkeiten, und es hängt davon ab, was du verfügbar hast. Wenn du beispielsweise eine Sprossenwand besitzt, dann ist die Bandfixierung in allen Höhen sehr einfach möglich. Alternativ kannst du für eine untere Befestigung einen Bettkasten wählen, für einen mittleren und hohen Befestigungspunkt kannst du eine fixierte Stange verwenden, z. B. für mittelhoch ein Geländer und für hoch eine Klimmzugstange. Ebenso kannst du den Türrahmen nutzen, wenn du einen Anker am Band anbringst und diesen zwischen Tür und Rahmen einklemmst. Wähle aus deinen Möglichkeiten, und falls das Training einiger Übungen in der Wohnung oder im Garten nicht möglich ist, dann kannst du eine Stange auf einem Calisthenics-Park, Trimm-Dich-Pfad oder Spielplatz nutzen und dazu deine Work-outs zeitlich aufteilen.
Mache deine Bandauswahl abhängig vom Trainingsziel, der ausgewählten Übungen, der geplanten Trainingsintensität sowie dem bereits erreichten Leistungsniveau. Folgend bekommst du einen Überblick, der dir bei der Auswahl helfen wird:

• Klassische Fitnessbänder

Die klassischen Fitnessbänder sind an beiden Enden geöffnet und sind in unterschiedlichen Härten und Herstellungsmaterialen verfügbar. Die Bänder lassen sich bei Bedarf als Schlaufe binden.
Weit verbreitet sind die Therabänder®, die schon lange in der Physiotherapie und im Reha-Training eingesetzt werden. Das Band kannst du alle Rolle kaufen und dann deine gewünschte Größe zurechtschneiden. Das Theraband® wird bei »1: Beidarmige Fliegende« (Seite 78) eingesetzt.

• Große Loop-Bänder (große Bänder mit fester Schlaufe)

Ein Loop-Band ist ein Schlaufenband. Diese Bänder sind an beiden Enden miteinander verbunden, so hast du eine dehnbare Schlaufe für dein Training. Sie werden aus Naturkautschuk, Kunststoff oder hautfreundlichen Textilien gefertigt. Die großen Schlaufenbänder lassen sich für eine Vielzahl an Übungen einsetzen, wie z. B. für Drückübungen »5: Einarmige Brustpresse« (Seite 83). Auch als Unterstützung bei Klimmzug werden sie gern genutzt »10: Klimmzug« (Seite 89), dort als Pull-up-Band bezeichnet. Beliebt ist das aus Textilien gefertigte Superband von Blackroll® (»7: Liegestütz«, Seite 85), erhältlich für zirka 20–25 EUR. Die Kautschukbänder sind meistens etwas günstiger. Oftmals werden sie als Pack mit verschiedenen Bandstärken und Aufbewahrungstasche angeboten. Gern genutzt werden auch die Bänder von Perform Better (»5: Einarmige Brustpresse«) und das Deuserband®-Original (»85: Wadenheben«, Seite 168) für zirka 25 EUR.

• Kleine Loop-Bänder (kleine Bänder mit fester Schlaufe/Minibänder)

Die kleinen Loop-Bänder sind dünn und bilden eine kleine Schlaufe, mit einer Länge von zirka 20–32 cm. Sie sind sinnvoll und für einige Übungen (»29: Wand-Walk«, Seite 109) besser als die anderen Bänder geeignet, doch lassen sich damit nicht alle Übungen durchführen. Die dünnen Bänder mit 1–2 cm Breite gibt es für 5–10 EUR.
Beliebt sind die aus Textilien gefertigte Minibands von Blackroll® (»48: Abwechselndes Knieanziehen im Frontstütz«, Seite 129). Auch sie bilden eine kleine Schlaufe, werden 5–6 cm breit hergestellt und für 10–15 EUR verkauft.

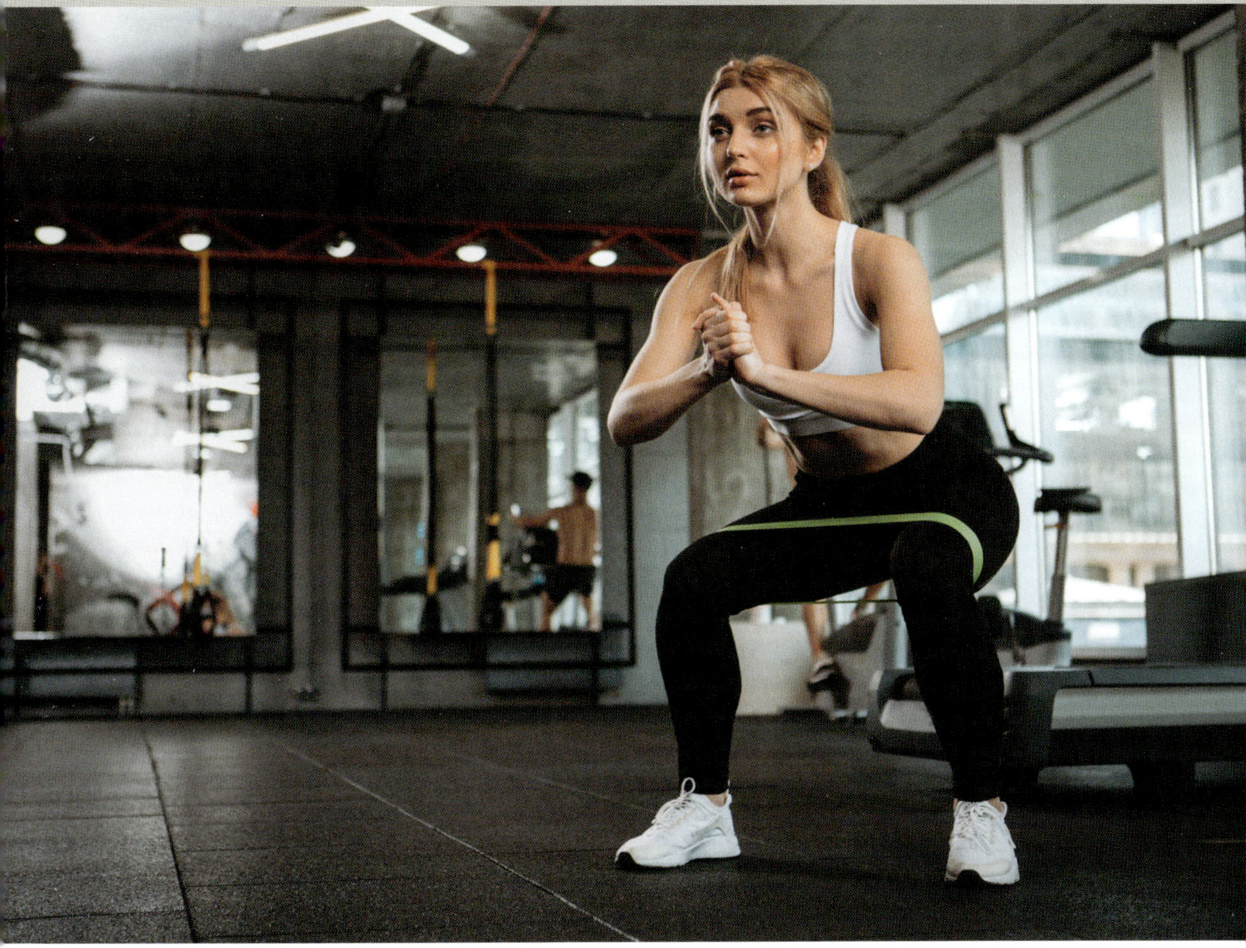

Das Training mit dem Miniband.

- ## Fitness-Tubes (schlauchartige Bänder mit befestigten Griffen)

Die Fitness-Tubes besitzen einen schlauchartigen Gummi und an den Enden sind Griffe befestigt. Dies ermöglicht einen sichern Griff, weniger Druck auf den Handinnenseiten bei intensivem Training und somit mehr Trainingskomfort. Auch diese Bänder sind in verschiedenen Ausführungsvarianten verfügbar. Im Buch findest du diese eingesetzt bei »2: Beidarmige Fliegende von unten« (Seite 79). Erhältlich ist ein Fitness-Tube für zirka 15–25 EUR. Auch im Set mit mehreren Stärken kannst du Tubes erwerben wie beispielsweise von Dittmann das Premium-Set mit vier verschiedenen Stärken.
Es gibt mittlerweile Fitnessbänder aus Textilien mit eingenähten Griffschlaufen wie z.B. das Multi Band von Blackroll® für zirka 40 EUR.

- ## Tube-Set/Expander

Beim Training nutzt du Bänder mit verschiedenen Stärken, sodass sich ein Tube-Set lohnen könnte. Bei dem Tool werden Schlauchbänder mit unterschiedlichen Stärken an beiden Griffenden über Karabinerhaken befestigt. Wenn du daran Interesse hast, ist ein Produkttest im

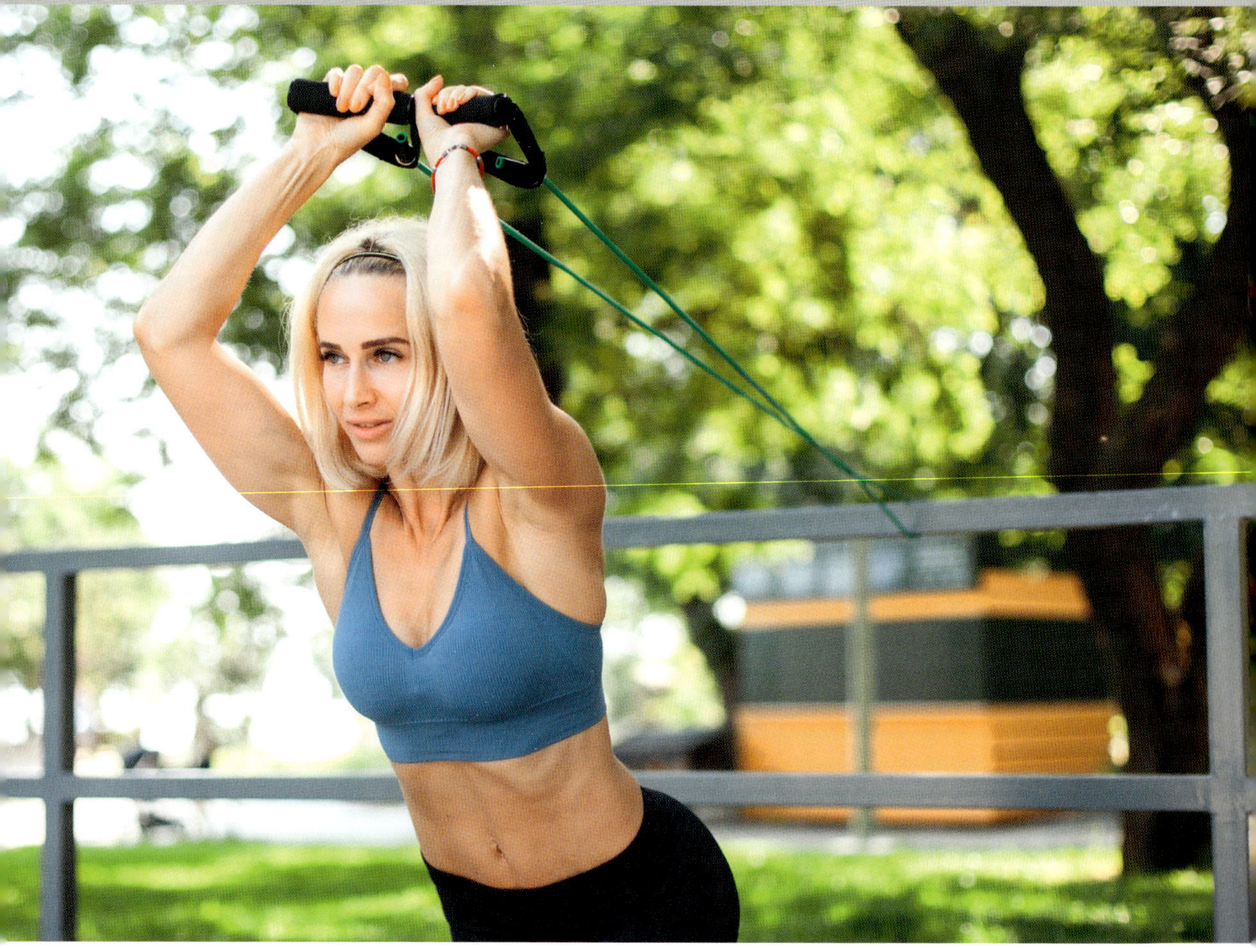

Das Tube-Band eingesetzt bei »39: Trizeps-Strecken nach vorn«.

Fachhandel sinnvoll, denn es gibt einige Produkte minderer Qualität im Online-Handel und die Bänder könnten recht schnell reißen. Solche Tube-Sets werden auch als Expander bezeichnet.

• Bandanker/Hook

Mit einem Befestigungsanker lässt sich das Band sicher und in variabler Höhe an der Tür anbringen. Der Anker wird hinter die Tür in unterer, mittlerer oder oberer Position gelegt und dann die Tür geschlossen. Wähle die Schließseite der Tür, damit, wenn jemand die Tür von außen öffnet, du sie nicht abbekommst. Beim Training im Freien kannst du einen Karabiner um einen Baum legen und daran das Band befestigen.

• Griffe und Sets

Es gibt spezielle Griffe, die an das Band angebracht und wieder abgemacht werden können. Diese findest du über die Suche »Fitnessband Griff« bei einem Online-Händler. Auch Sets aus mehreren Bändern, Griffen und Befestigungsanker sind erhältlich.

Ergänzende Trainings-Tools

Für das Bandtraining musst du keine teuren Anschaffungen tätigen. Du kannst bereits mit zwei Bändern effektiv deinen Körper kräftigen. Voraussetzung, um den Körper ausgewogen zu trainieren, ist, dass du die Möglichkeit hast, die Bänder in verschiedenen Höhen zu befestigen. Möglicherweise lohnt deshalb der Kauf einer Klimmzugstange. Zusätzlich kannst du Tools ergänzen, um den Trainingskomfort zu erhöhen sowie neue Übungen zu integrieren. Außerdem kannst du alle Tools einsetzen, die du bereits verfügbar hat.

• Faszienrolle

Mit einer Hartschaumrolle, auch bekannt als Faszienrolle, Foamroller, Pilatesrolle oder Massagerolle, kannst du aktiv gegen Verspannungen vorgehen und die Regeneration beschleunigen.
Der Durchmesser sollte 15 cm sein und die Länge 30 cm, alternativ 45 cm. Im Handel werden gut verarbeitete Rollen, beispielsweise die von Blackroll®, für etwa 30 EUR angeboten. Als Alternative kannst du eine Grid® (Trigger Point Massagerolle) verwenden, die für 40–45 EUR vertrieben wird. Wähle als Einsteiger keine harte Rolle. Wenn du keine Rolle verfügbar hast, dann kannst du ein Handtuch fest zusammenrollen und mit Tapes fixieren.

• Gymball

Der Gymball, auch als Physio-Ball, Pezziball, Gymnastikball, Fitnessball oder Stability-Ball bezeichnet, kann als instabiler Untergrund genutzt werden, indem du Hände, Füße, Rumpf oder Gesäß darauf positionierst. Der Körper muss die Übungsbewegung auf dem Ball ausbalancieren, wodurch die stützende Muskulatur und die Core-Muskulatur gekräftigt werden. Zudem wird das Muskelzusammenspiel gefördert. Nutze eine Ballgröße, bei der im Sitz deine Kniegelenkswinkel etwas mehr als 90 Grad betragen. Für Übungen, bei denen du die Füße darauf positionierst, kannst du eine kleinere Größe wählen. Ein Gymball ist ab zirka 15 EUR erhältlich.

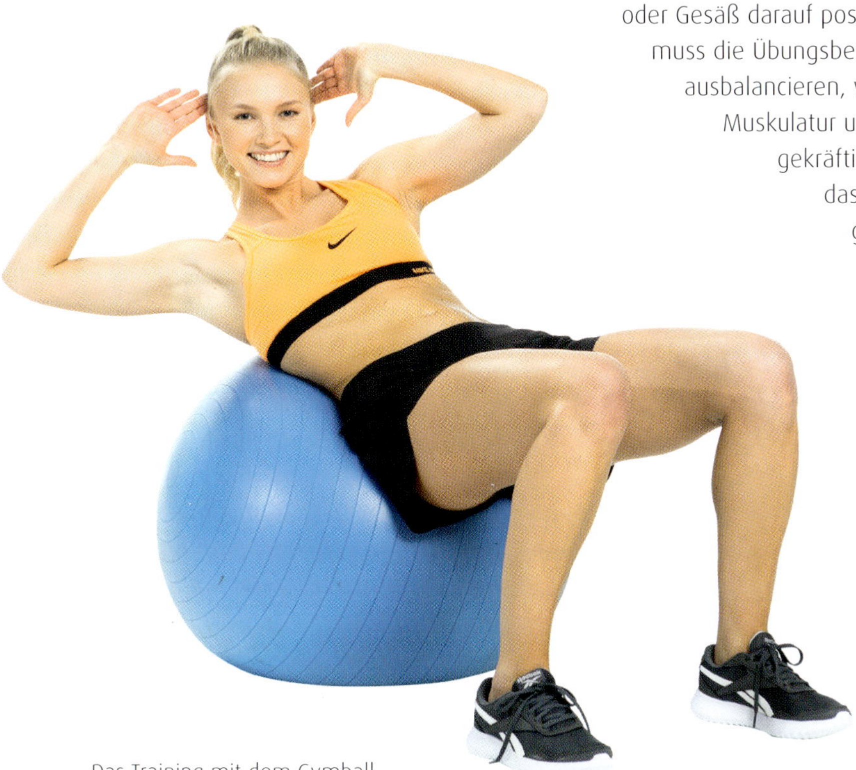

Das Training mit dem Gymball.

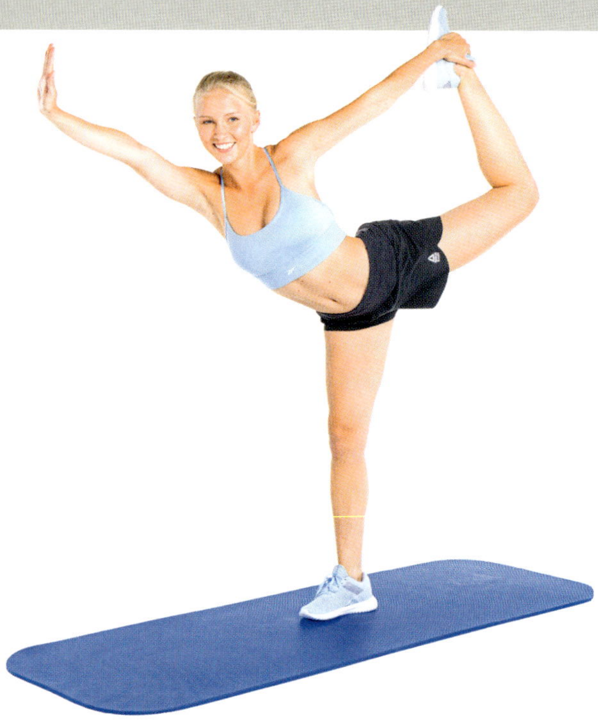

Hochwertige Matten bieten Trainingskomfort und Stabilität.

• Intervall-Timer

Das Training mit Zeitintervallen erfordert einen Timer. Du kannst einen Online-Timer nutzen, von denen zahlreiche im Internet kostenlos angeboten werden. Ein solcher Timer lässt sich leicht finden, indem du in eine Suchmaschine »Online Intervall Timer« oder »Online Tabata Clock« eingibst. Du kannst auch eine kostenfreie App mit Timer-Funktion auf dein Handy laden. Oder du kaufst einen Timer, beispielsweise von der Firma Gymboss, der ab zirka 20 EUR angeboten wird.

• Klimmzugstange

Eine Klimmzugstange kannst du nicht nur für »10: Klimmzug« (Seite 89) einsetzen, sondern auch als Befestigungsanker für die Übungen. Ein einfaches Modell einer Klimmzugstange lässt sich in den Türrahmen drehen und kostet zirka 20–40 EUR. Ein anderes Modell lässt sich auf den Türrahmen einhängen und leicht wieder abhängen; dieses Gerät ist in guter Qualität ab zirka 40 EUR erhältlich. Eine Vorrichtung mit fester Wand- oder Deckenbefestigung kostet ab zirka 30 EUR, noch hochwertiger und mit unterschiedlichen Griffmöglichkeiten ab zirka 80 EUR.

• Sprungseil

Ein Sprungseil eignet sich für das Aufwärmen vor dem Krafttraining. Zudem kannst du im Anschluss an das Bandtraining noch Seilspringen, um deine Ausdauer zu fördern, oder du machst eine reine Konditionseinheit mit ausführlichem Seilspringen von mindestens 20 Minuten. Ein einfaches Sprungseil kannst du ab zirka 10 EUR erwerben, hochwertige Seile kosten deutlich mehr.

• Stepper

Einen Stepper kannst du nutzen, um die Füße »85: Wadenheben« (Seite 168) oder die Hände darauf zu stützen und so die Übungsintensität zu verändern. Auch kann er helfen, die geeignete Hangposition bei »10: Klimmzug« einzunehmen. Einen guten Stepper kannst du ab zirka 50 EUR erwerben.

• Trainingsmatte

Eine Trainingsmatte, z. B. eine Yoga-Matte, eignet sich für Übungen in Bodenlage sowie im Kniestand. Als Alternative kannst du die Übungen auf einem Teppich oder einem großen Handtuch ausführen. Wähle eine Matte aus rutschfestem Material, damit du beim Üben auf glattem Boden sicher bist. Eine qualitativ gute Trainingsmatte bekommst du im Handel für 20–50 EUR, hochwertige Matten von Airex kosten zirka 100 EUR.

Training und Sicherheit

Grundsätzlich kann man sich bei jeder körperlichen Betätigung wie Gartenarbeit oder Spazierengehen verletzen, ebenso bei allen Sportarten und im Fitnesstraining. Die folgenden Überlegungen sollen dich nicht vom Training abhalten und Panik erzeugen, sondern das Verletzungsrisiko minimieren.

Es besteht die Gefahr, dass ein Band bei starker Belastung reißt, sich vom Befestigungsanker löst oder der Anker unstabil ist, oder du das Band einfach loslässt. Wenn ein gespanntes Band beziehungsweise Ende des Bandes oder gar der Anker zurückschnalzt, besteht Verletzungsgefahr. Übst du den Zug in Kopfrichtung, könnte sogar dein Auge getroffen und beschädigt werden. Zudem kann beim Reißen des Bandes dein Körper in eine schlechte Position schnellen und du verletzt dich durch die Überstreckung beziehungsweise unkontrollierte Bewegung.

Das Training mit Bändern ermöglicht sehr effektive Work-outs für alle Körperpartien. Dabei ist grundlegend, dass dein Work-out in sicherer Art und Weise durchgeführt wird. Die Trainingssicherheit hängt davon ab, welches Band du wählst, ob du das Band richtig behandelst und aufbewahrst und wichtige Trainingsvorkehrungen triffst.

Wenn du die folgenden Hinweise befolgst, ist die Verletzungsgefahr gering und sogar deutlich

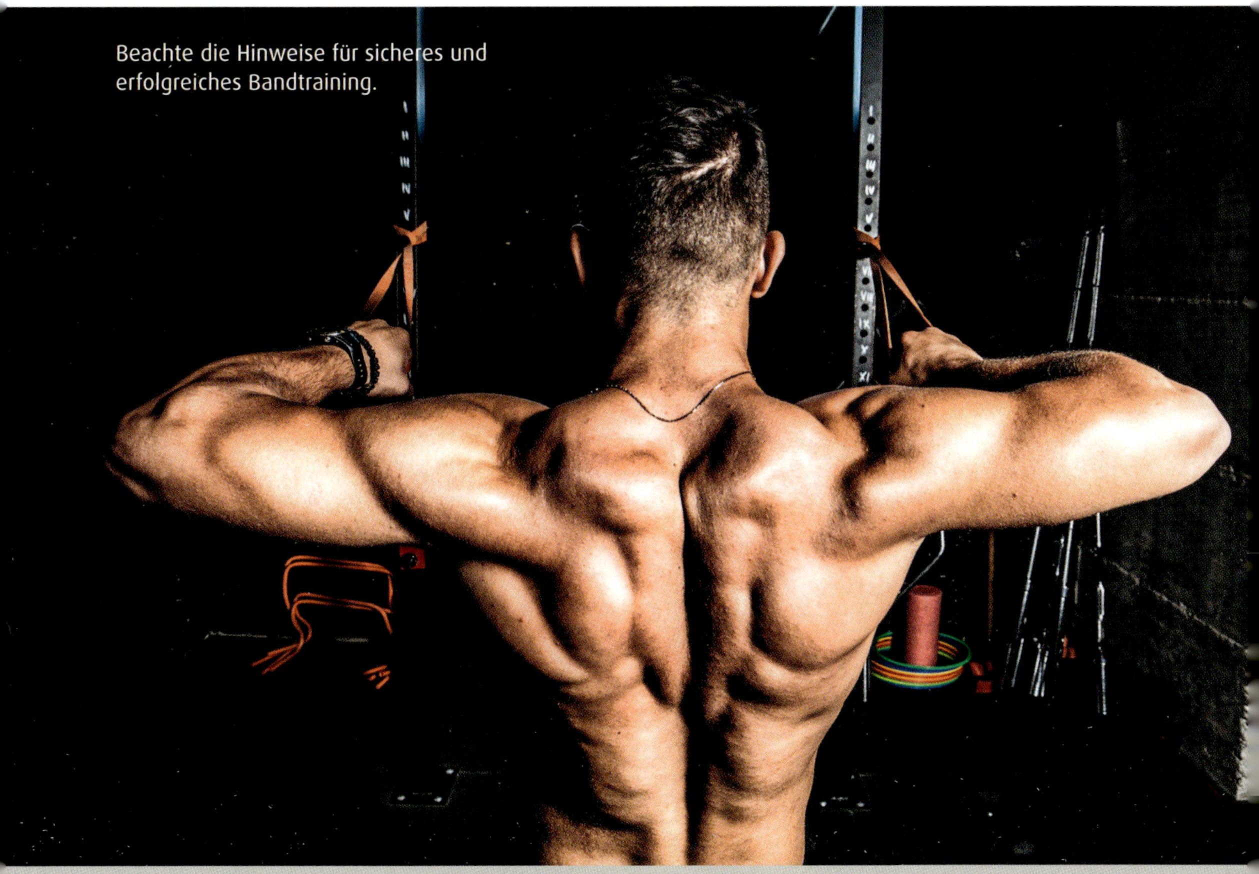

Beachte die Hinweise für sicheres und erfolgreiches Bandtraining.

kleiner, als wenn du mit hohen Gewichten und Maschinen übst, welche sich viel schwerer kontrollieren und überprüfen lassen.

Passende Lagerung

Vermeide starke Sonneneinstrahlung auf das Fitnessband, lege es nicht über einen Heizkörper, und auch Staub und Dreck gehören nicht auf das Band, ansonsten kann es spröde werden und seine Elastizität verlieren. Das Band soll keiner sehr kalten Umgebung ausgesetzt und nicht im Freien gelagert werden.
Löse Knoten im Band auf, bevor du das Band lagerst, da sie schneller zu Verschleiß führen. Du kannst das Band nach dem Training zusammenlegen oder rollen und im Schrank aufbewahren. Achte darauf, dass das Band trocken ist, damit es nicht verklebt. Generell sollte ein Gummiband nicht nass werden und wenn doch, dann trockne es umgehend ab. Reinige es nicht mit Seife und anderen Reinigungsprodukten. Wenn du die Bänder transportierst, dann lege sie am besten in einen kleinen Aufbewahrungssack, wie er von zahlreichen Herstellern mitgeliefert wird.
Überprüfe auch Bänder, die im Fitnessstudio zum Training angeboten werden, denn dort können Bänder ebenso alt und schlecht gelagert sein und Risse aufweisen.

Prüfe den Bandzustand

Prüfe vor jedem Training, ob das Band verklebt ist, möglichweise sogar Risse oder Löcher besitzt. Ist das Band beschädigt, dann ist es nicht mehr funktionsfähig und gehört entsorgt. Versuche nicht, es zu reparieren. Nutzt du es trotzdem, wird es irgendwann reißen und du kannst dich verletzen.

Prüfe die Befestigung

Wenn du ein Band an einem Gegenstand befestigst, dann stelle sicher, dass dieser stabil steht und sich der Anker nicht ablösen oder abbrechen kann. Lehne dich nicht mit zu viel Körpergewicht von der Befestigung weg, denn selbst wenn Gegenstand und Anker halten, könnte das Band reißen.
Befestige das Band sicher an deinem Körper. Stehst du darauf, dann prüfe, ob das Band stabilisiert ist und nicht bei Zug herausschnalzen kann. Am besten stehst du zentral mit der Fußsohle darauf, denn an Fußballen oder Ferse kann es schneller herausrutschen.
Einige Trainer empfehlen, keine Loop-Griffe an den Füßen zu befestigen. Bei »44: Rückwärts-Crunch« (Seite 125) wird es trotzdem gezeigt, da es bei dieser Variante kaum möglich ist, großen Widerstand aufzubauen – man müsste sehr stark sein. Vorausgesetzt ist, dass deine Füße beziehungsweise Schuhe nur so groß sind, dass sie in die Schlaufen passen und du die Zehen durchgehend angezogen hast.

Vermeide scharfe Kanten

Achte beim Training darauf, dass du das Band nicht über scharfe Kanten bewegst. Nutzt du eine raue Oberfläche zur Bandbefestigung wie einen Baumstamm, dann lege ein Tuch unter das Band, um Risse zu verhindern. Achte darauf, dass du nicht mit Fingernägeln in das Band drückst, und vermeide, es mit scharfkantigen Gegenständen wie Ring, Kette oder Uhr zu beschädigen.

Kein Überdehnen

Überdehne das Band nicht. Nimmst du ein leichtes Band für schwere Zugübungen und überdehnst es erheblich, wird es irgendwann reißen. Ein stärkeres Band kostet nicht viel und du kannst so das Risiko vermeiden.

Kein Loslassen unter Spannung

Lass ein Band niemals unter Spannung los, damit es nicht zurückschnalzt. Achte darauf, wie du es hebst oder an dir befestigt ist. Du kannst beispielsweise eine extra Schlaufe um die Hände oder Füße legen, wenn du mit großem Widerstand übst.

Kontrolliere die Bewegung

Bei einer Bandübung bewegst du dich mit deiner Körperkraft gegen den Bandwiderstand. Wenn du dich danach wieder in die Anfangsposition zurückbewegst, ist es grundlegend, dass du mit Muskelkraft das Band kontrollierst und dich nicht vom Band in die Position zurückziehen lässt. Denn wäre das der Fall, könnte dein Körper in eine schlechte Position gezogen werden und dies zu einer Verletzung führen. Du drückst beispielsweise bei »4: Brustpresse« (Seite 82) das Band mit großer Kraft nach vorn. Würdest du nun beim Zurückführen die Kontrolle aufgeben, dann würde deine Arme und Hände nach hinten »schnalzen« und du könntest dich beispielsweise an Schulter oder Handgelenk verletzen. Ich habe deshalb bei einigen Übungen bewusst langsames Rückführen beschrieben.
Fortgeschrittene hingegen können auch deutlich schneller agieren, wenn sie gelernt haben, bei schnellem Rückführen vollständige Bandkontrolle zu haben.

Zug in Kopfrichtung vermeiden?

Am einfachsten wäre es zu sagen, dass man nicht in Richtung Gesicht das Band ziehen soll und dementsprechend solche Übungen vermeiden muss. Denn es kommt vor, dass Bänder reißen, und ein zurückschnalzendes Band kann dich verletzen, zum Beispiel am Auge.
Allerdings ermöglicht diese Zugrichtung sehr effektive Übungen beispielsweise für die Schultern wie »24: Hoher Facepull« (Seite 104). Deshalb gibt es Diskussionen darüber, ob man solche Übungen machen soll oder nicht. Wenn du dazu weitere Informationen möchtest, dann suche im Netz »banded face pull and eye injury« oder »resistance band injury«.
Möchtest du solche Übungen nutzen, dann gilt es, das Verletzungsrisiko zu minimieren. Generell ist das Risiko kleiner bei Übungen, die der Stabilitätsentwicklung dienen und deshalb nicht mit starken Bändern und hohen Zugwiderständen durchgeführt werden wie das bei »Hoher Facepull« gegeben ist.
Nutze nur Bänder von bekannten Firmen, die hochwertige Bänder herstellen. Beachte alle vorherigen Punkte wie Bandbeschaffenheit, Anker, keine scharfen Kanten und kein Überdehnen. Zudem kannst du ein Theraband® statt einem dünnen Gummiband nutzen, da es weniger hart schnalzt. Oder du nutzt ein Band aus Textilien, da diese nur sehr selten reißen. Außerdem kannst du das Band um deine Hände wickeln, damit du es nicht in der Bewegung aus Versehen loslässt. Manche Trainer meinen, dass das Tragen einer Brille schützt; eine Schutzbrille ist die sichere Option.

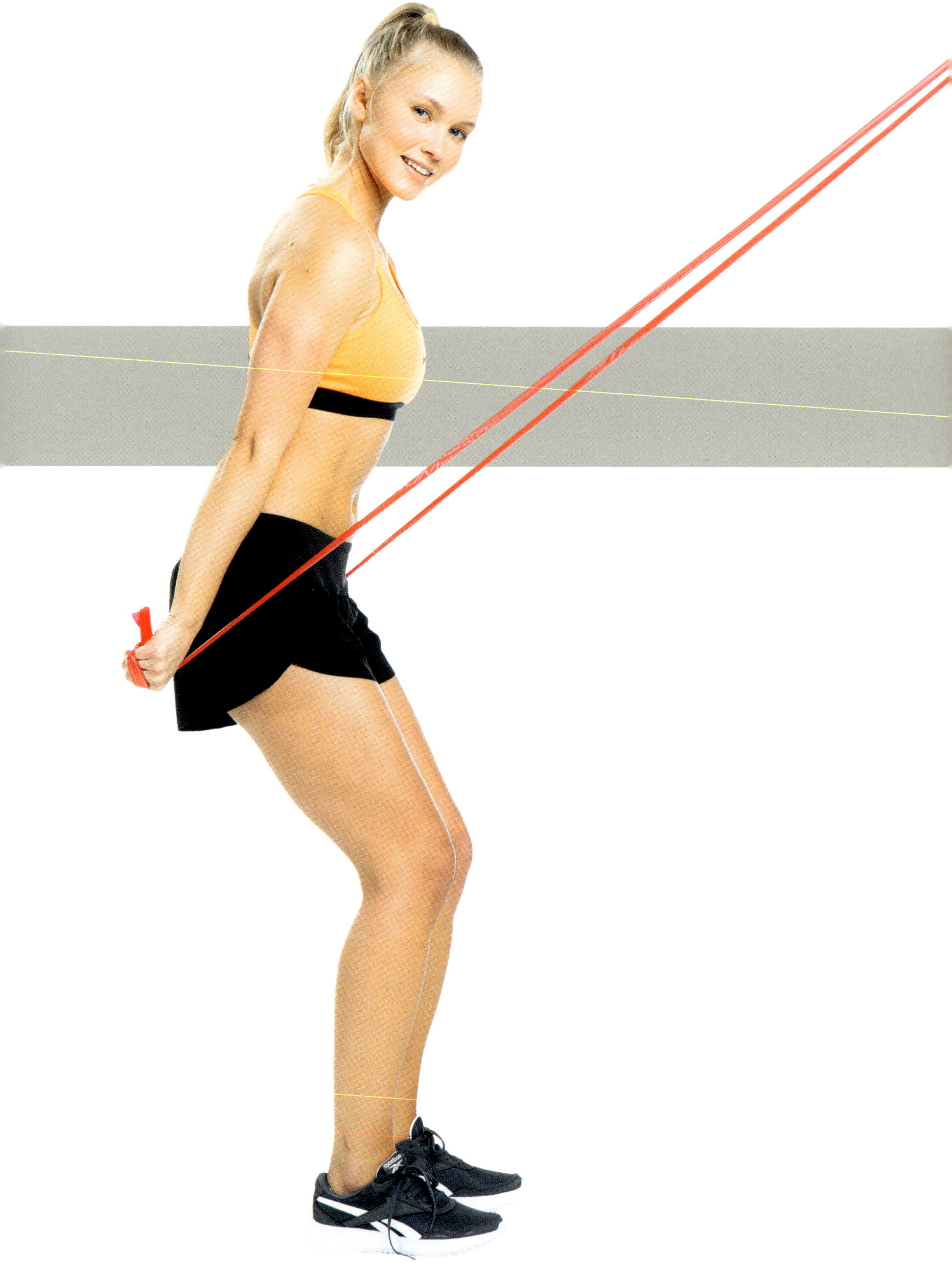

TEIL 2:
Zur Trainingslehre

Grundlagen

Das Fitnessband-Training hat zahlreiche positive Effekte für unsere Gesundheit und unser Wohlbefinden. Dazu musst du deinen Körper ausgewogen trainieren. Wichtig ist zudem regelmäßiges Training und dass die Trainingsreize kontinuierlich vergrößert werden.
In diesem Buch findest du funktionelle Kraftübungen, mit denen du deinen Körper effektiv trainierst und deine Kraftleistungsfähigkeit deutlich steigerst. Ist eine Übung mit einem Band vorgestellt, welches du nicht verfügbar hast, dann überlege dir, wie du die Übung anpassen kannst – oder nutze eine andere Übung für dieselbe Bewegungsrichtung (Muskelgruppe).
Es werden zuerst die Übungen vorgestellt, die vorrangig den Oberkörper aktivieren, dann den Rumpf und schließlich Gesäß und Beine. Mit den Übungen werden alle wichtigen Muskeln effektiv trainiert. Es werden zahlreiche Varianten angeboten, damit das Training gemäß dem Leistungsniveau angepasst werden kann und ortungebunden ist.
Es ist auf ein ausgeglichenes Körpertraining geachtet sowie auf ein intensives Training der Core-Muskeln, der sogenannten tieferliegenden Muskulatur von Bauch und Rücken. Denn die Core-Muskeln sind sehr wichtig zur Leistungserbringung und zum Schutz der Wirbelsäule. Beim Krafttraining gilt immer als erste Priorität: vermeide Verletzungen! Überlaste und verletze nicht deinen Bewegungsapparat durch zu hohe Intensität und fehlerhafte Übungsausführung. Nutze die im Buch vorgestellten Methoden und Übungen, um effektives und erfolgreiches Training sicherzustellen.

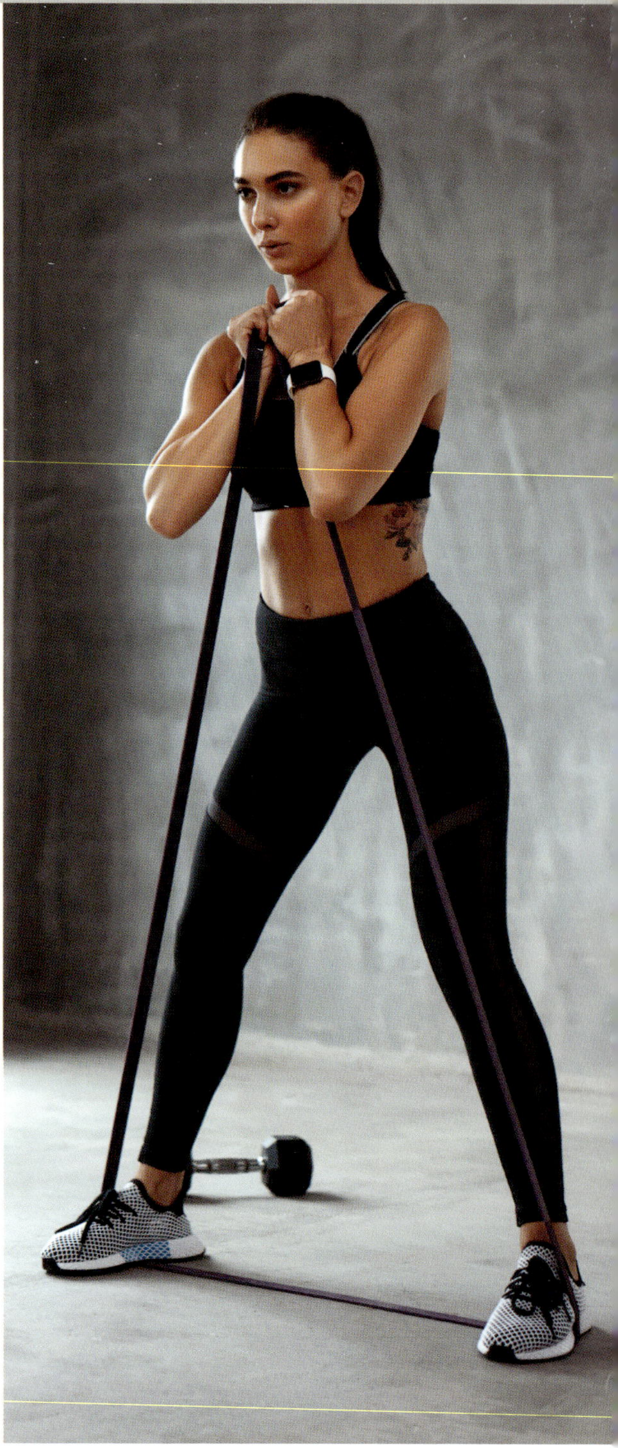

Nutze die folgenden Prinzipien, damit du deine Fitnessziele erreichst.

Trainingsprinzipien

PRINZIP 1: Trainiere den Körper ausgeglichen

Achte bei der Zusammenstellung deines Trainingsprogramms darauf, dass du den Körper ausgeglichen trainierst. So entwickelst du das Kraftpotential optimal und schützt den Körper bestmöglich vor Verschleiß und Verletzungen. Es gilt, Oberkörper, Rumpf und Unterkörper zu trainieren, und zwar so, dass für eine Bewegung auch deren Gegenbewegung gekräftigt wird. Bei der Zusammenstellung der Work-outs ist nicht entscheidend, dass du den Körper an einem Tag ausgeglichen trainierst, sondern über den Wochentrainingsplan hinweg verteilt, da die Möglichkeit besteht, die Work-outs aufzuteilen.
Einige Fitnesssportler hingegen trainieren einseitig, d.h. sie konzentrieren sich beispielsweise auf die Bewegung »Druck nach vorn«.
Es ist jedoch zu beachten, dass die entgegengesetzte Bewegung »Zug nach hinten« mit der gleichen Intensität trainiert werden muss.
Dies lässt sich an einem geraden Boxschlag gut nachvollziehen: Durch das Training der vordrückenden Muskulatur wird das mögliche Kraftpotential für den Schlag vergrößert, die Schlagbewegung muss aber ausgeglichen und stabilisiert werden. Nur mit einer kräftigen Rückenmuskulatur lässt sich der gerade Boxschlag im optimalen Bewegungsumfang und somit mit großer Wirkung ausführen.
Weitere oftmals auftretende Schwachstellen aufgrund von einseitigem Training sind der hintere Anteil der Schultermuskulatur, die Außenrotatoren, die seitliche Rumpf-, die hintere Oberschenkel- und die Gesäßmuskulatur. In den entsprechenden Buchabschnitten wird verdeutlicht, wie du diese Körperpartien effektiv trainierst.

PRINZIP 2: Wähle den richtigen Schwierigkeitsgrad

Wähle die Übung und deren Intensität so, dass die Anforderung deinem Leistungsstand entspricht. Es ist grundlegend, dass du jede Übung technisch korrekt ausführst. Ausweichbewegungen und Fehlstellungen gilt es zu vermeiden, denn die machen dich nicht stärker, sondern führen nur zu Verletzungen und vorzeitigem Verschleiß.
Bist du noch Einsteiger im Krafttraining, dann gilt es, dass du die Übungen zuerst mit geringer Intensität ausführst. Wähle also die Übungsvarianten und Bandwiderstände eher mit zu niedriger als zu hoher Intensität, da sich dein Körper noch an das Training gewöhnen muss. Auch ist zu beachten, dass sich Muskeln schneller an die Anforderungen anpassen als die Sehnen und Bänder.
Du findest bei den Übungen Möglichkeiten, sie zu vereinfachen und zu intensivieren, damit du mit dem für dich geeigneten Schwierigkeitsgrad trainieren kannst. Wähle die Übungsvariante und die Intensität immer so, dass dir die Ausführung technisch korrekt gelingt.
Schaffst du eine Übung länger als die Satzdauer beziehungsweise häufiger als die geplante Wiederholungszahl auszuführen, dann kannst du die Belastung steigern, indem du eine intensivere Variante oder ein höheres Übungsgewicht nutzt. Steigere die Intensität nur so weit, dass du noch mindestens zirka 30 Sekunden beziehungsweise acht Wiederholungen lang die Belastung korrekt ausführen kannst.

PRINZIP 3: Intensiviere die Trainingseinheiten

Training hat zum Ziel, die körperliche Leistungsfähigkeit zu steigern. Dazu musst du deinen Körper beim Krafttraining mit Fitnessbändern ebenso wie bei jeder anderen Sportart fordern, Leistung zu erbringen. Durch die Belastungen in der Trainingseinheit ermüdet dein Körper, er baut also seine Leistungsfähigkeit ab. In der Regenerationsphase, die unmittelbar nach dem Training beginnt, reagiert dein Körper auf die Anstrengung mit Anpassungsvorgängen.
Übst du in der Trainingseinheit mit einer größeren Intensität als in der vorherigen Trainingseinheit, dann setzt du einen überschwelligen Reiz. Durch diesen Reiz wird dein Organismus veranlasst, in der Regenerationsphase ein größeres Leistungsniveau zu entwickeln. Trainingsziel ist es, kontinuierlich die Anforderungen zu steigern.
Allerdings stellt der Organismus das größere Leistungsvermögen nur für eine bestimmte Zeit zur Verfügung; wird es nicht genutzt, dann verringert sich die Leistungsfähigkeit wieder. Zudem ist anzumerken, dass die möglichen Leistungssteigerungen mit fortlaufendem Training immer geringer werden. Achte darauf, dass du spätestens nach zwölf Wochen zumindest einige Umstellungen am Training vornimmst, da sich dein Körper ansonsten auf die Anforderungen einstellt.

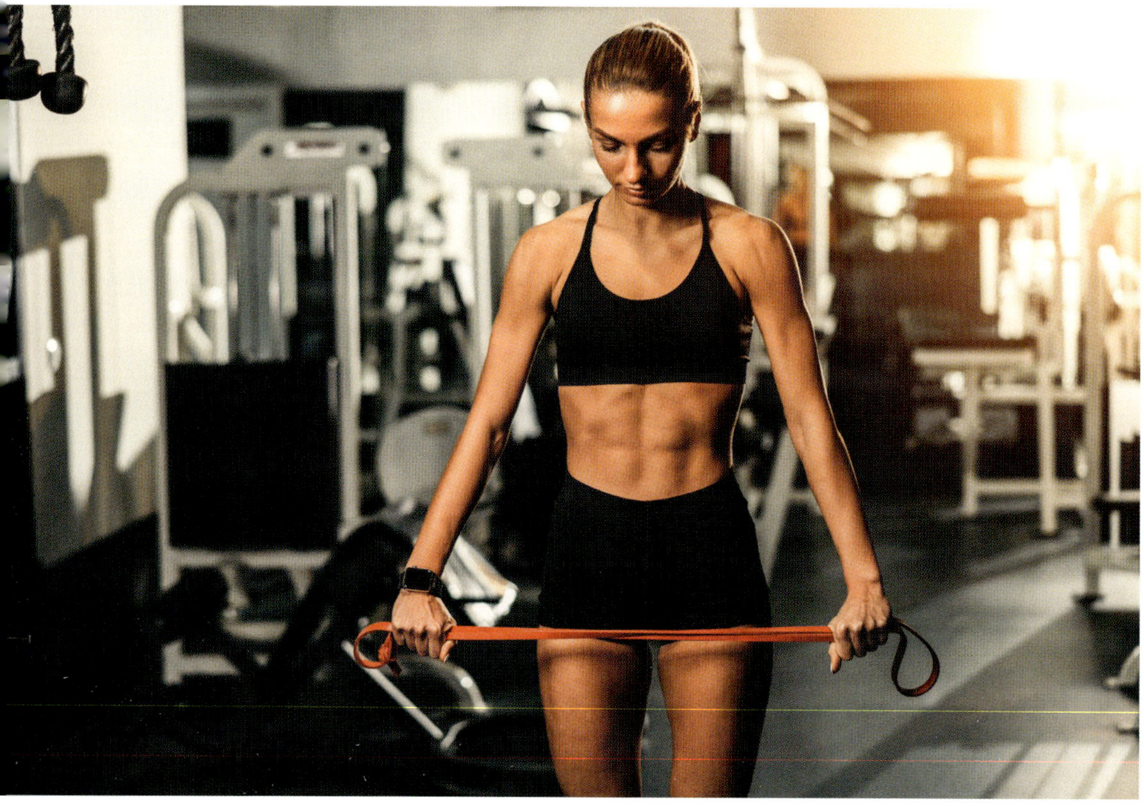

Beim Krafttraining mit Bändern kannst du die Intensität leicht verändern, indem du umgreifst und die Spannung in der Anfangsposition erhöhst.

PRINZIP 4: Intensiviere die Übungsbelastungen

Die erste Option, die Belastung zu intensivieren ist, die Satzlänge zu verlängern beziehungsweise mehr Wiederholungen auszuführen. Du kannst eine Intensivierung von mindestens vier Sekunden Belastungszeit beziehungsweise mindestens einer Wiederholung pro Woche erreichen (viele Übungen in diesem Buch werden so ausgeführt, dass eine Übungswiederholung etwa vier Sekunden dauert), vorausgesetzt, du regenerierst genügend und ernährst dich angemessen.

Erreichst du die Obergrenze für eine Satzleistung gemäß der gewählten Trainingsmethode, dann nutze eine andere Intensivierungsoption. Bei Bandübungen erhöhst du die Vorspannung des Bandes in der Anfangsposition, oder du wählst ein stärkeres Band. Alternativ kannst du die Belastung bei der gleichen Übungsvariante erhöhen, indem du die Erholungszeit während der Übungssätze reduzierst sowie Sätze ergänzt. Du kannst die Übungsintensität verändern, indem du die Position der abstützenden Kontaktpunkte variierst. Bringst du beispielsweise bei »K 10: Liegestütz« die Füße eng zusammen, dann wird die Übung intensiver. Oder du positionierst die Füße auf einen kleinen Kasten, um die Übung zu erschweren. Zudem intensivierst du die Übung umfassend, indem du ein abstützendes Körperteil anhebst.

Du erreichst eine intensivere Muskelbeanspruchung bei einer Übung, wenn du dynamische und statische Durchführung miteinander kombinierst. Dazu verbleibst du während der Übungsbewegung in einer oder mehreren Positionen für einige Sekunden, beispielsweise in der Endposition mit maximaler Kontraktion, was hier bei vielen Übungen empfohlen wird.

Außerdem kannst du Teilbewegungen in der Endposition ausführen. Dazu bewegst du dich in die Endposition und führst dann kleine, langsame Bewegungen nach unten und oben aus. Wiederholungen im Bereich höchster Muskelaktivität bewirken ein besseres Trainingsergebnis. Achte bei allen Haltepositionen darauf, dass du gleichmäßig atmest.

Als Fortgeschrittener kannst du instabile Untergründe wie Gymball, Balance-Pad, Therapiekreisel oder Kissen einsetzen.

Erhöhe generell die Intensität nur so weit, dass du die Übung noch technisch korrekt in der beabsichtigen Zeitdauer beziehungsweise mit der geplanten Wiederholungszahl ausführen kannst.

PRINZIP 5: Trainiere regelmäßig

Regelmäßiges Krafttraining ist grundlegend, damit du kontinuierlich die Leistungsfähigkeit steigern kannst. Seltenes, sehr intensives Training ist hingegen nicht empfehlenswert, da dies, wenn überhaupt, das Leistungsvermögen kaum verbessert, sondern vielmehr den Bewegungsapparat intensiv belastet.

Es empfiehlt sich, dass du jede wichtige Bewegungsrichtung beziehungsweise Muskelgruppe zwei- bis dreimal pro Woche kräftigst. Die optimale Häufigkeit ist davon abhängig, wie intensiv du trainierst und wie gut dein entwickeltes Leistungsvermögen bereits ist. Umso besser du trainiert bist, desto detaillierter muss der Trainingsplan für Leistungssteigerungen ausgearbeitet werden.

Damit du das erreichte Leistungsvermögen halten kannst, gilt die Regel, dass du wöchentlich mindestens einmal Krafttraining für alle wichtigen Muskelgruppen beziehungsweise Bewegungsrichtungen ausführen musst. Pausierst du hingegen länger vom Training, dann baut der Körper seine Leistungsfähigkeit wieder langsam ab. Wenn du verletzt bist, dann schone diese Körperpartie. Du kannst dann andere Körperpartien trainieren. Bei einer Krankheit allerdings musst du vom Training pausieren, um keine Verzögerung des Heilungsprozesses zu riskieren.

PRINZIP 6: Trainiere kurz und intensiv

Es hat sich in den letzten Jahren gezeigt, dass mit kurzen, intensiven Trainingseinheiten die besten Ergebnisse erzielt werden. Oftmals wird eine Dauer von 30–60 Minuten für den Hauptteil des Work-outs empfohlen; dazu addiert werden Auf- und Abwärmphase.

Das Training wird in Übungen, Sätzen und Wiederholungen beziehungsweise Zeitintervallen beschrieben. Ein Satz beschreibt die Ausführung einer Übung ohne Unterbrechung. Die sinnvolle Satzanzahl hängt von der Gesamtzahl der Übungen ab, sowie von der Trainingsplanung und vom Leistungsniveau des Fitnesssportlers.

Für das Fitnessband-Training bietet sich oftmals das effektive Zirkeltraining an, da du Übungspositionen schnell anpassen kannst. Beim Zirkeltraining machst du für eine Übung einen Satz und folgst direkt mit einem Satz für die nächste Übung. Dann machst du eine Pause und wiederholst schließlich den Zirkel. Ein Zirkel wird meistens mit 5–12 Übungen und 2–3 Durchgängen gestaltet, je nachdem wie intensiv die Übungen sind und wie viele Sätze du in der Trainingseinheit geplant hast.

Wenn du einen Intervall-Timer nutzt, dann gibst du als geplante Übungszeit 30–60 (120) Sekunden pro Satz ein und als Pausenzeit zwischen den einzelnen Übungen 15 Sekunden. Nachdem

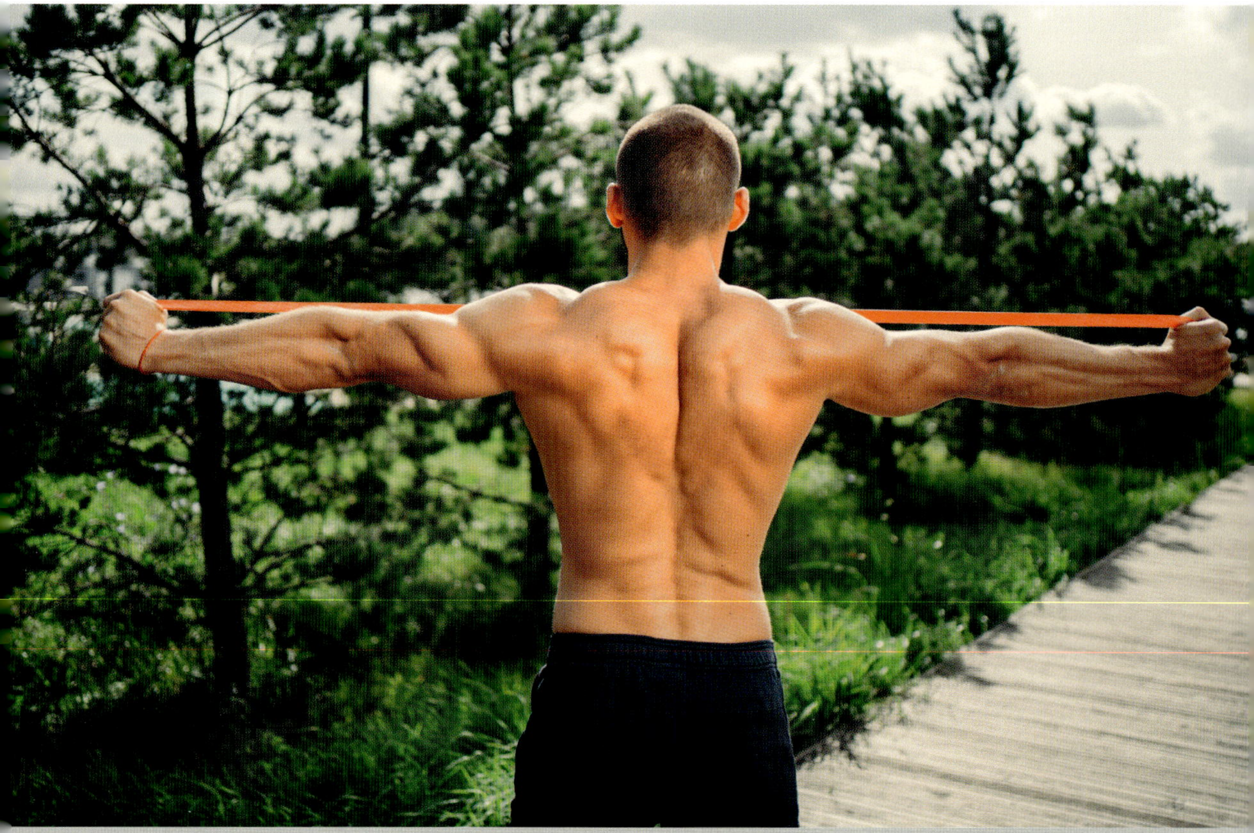

du für alle Übungen einen Satz ausgeführt hast, machst du eine Pause von 2–3 Minuten und beginnst schließlich wieder mit der ersten Übung.
Du kannst auch mit Wiederholungszahlen trainieren, wenn du diese Form des Trainings bevorzugst. Dazu empfehlen sich 8–12 Wiederholungen pro Satz einer Übung bei vorrangigem Ziel Muskelaufbau und 15–20 (20–30) Wiederholungen, wenn dein Training auf die Verbesserung der Kraftausdauer ausgerichtet ist.
Alternativ kannst du so trainieren, dass du zuerst eine Bewegungsrichtung (Muskelgruppe) trainierst und dann deren Gegenbewegung (Gegenspieler), was sich beispielsweise für »Druck nach vorn« (z. B. »4: Beidarmige Brustpresse«, Seite 82) und »Zug nach hinten« (z. B. »8: Beidarmiger Zug von vorn«, Seite 86) anbietet. Dann führst du wieder die erste Übung aus und fährst so fort, bis du alle Sätze gemacht hast. Anschließend beginnst du mit dem nächsten Übungspaar.
Als weitere Option kannst du so vorgehen, dass du zuerst alle Sätze einer Übung machst, bevor du mit der nächsten Übung beginnst. Dieses Vorgehen erfordert allerdings, dass du 1–3 Minuten zwischen zwei Übungssätzen pausierst, wodurch sich die gesamte Trainingszeit für das Work-out deutlich verlängert.

PRINZIP 7: Regeneriere angemessen

Nach einer Trainingseinheit benötigt die aktivierte Muskulatur eine Pause, um sich zu erholen und ein größeres Leistungsvermögen zu entwickeln. Dabei gilt, dass du weder zu kurz noch zu lange pausieren sollst. Denn wenn du zu lange vom Training pausierst, dann baut dein Körper sein Leistungsvermögen wieder ab. Pausierst du hingegen zu kurz, dann kann sich dein Körper nicht erholen und ein erhöhtes Leistungsvermögen entwickeln, es kann sich sogar ein Zustand von Übertraining einstellen. Wenn du deinen Körper zusätzlich zum Krafttraining mit intensivem Ausdauertraining und/oder anderen Sportarten intensiv belastest, dann musst du bei der Trainingsplanung die Gesamtbelastungen im Wochenplan berücksichtigen, also die Krafteinheiten ebenso wie alle anderen intensiven körperlichen Belastungen.
Üblicherweise wird eine Erholungsdauer von 1–3 Tagen zwischen zwei Krafteinheiten für dieselbe Bewegungsrichtung, also der daran

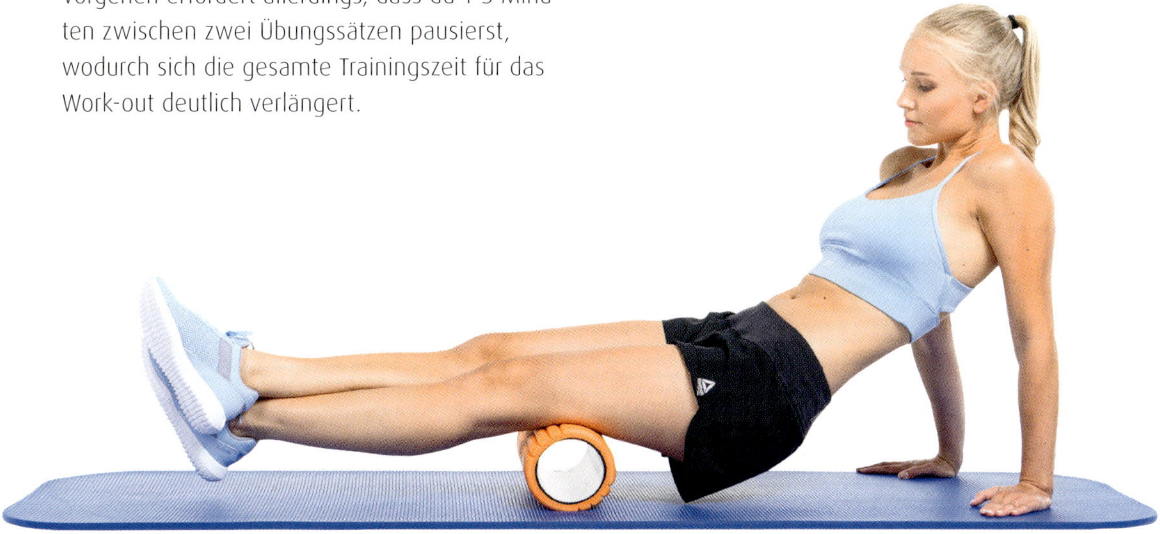

Das Abrollen mit der Faszienrolle hilft, die Regeneration zu beschleunigen.

vorrangig beteiligten Muskelgruppen, empfohlen. Die optimale Zeitdauer ist von Trainingsintensität, Leistungsstand und Regenerationsmaßnahmen abhängig. Achte auf deinen Körper: Fühlst du dich kräftig und leistungsbereit, dann kannst du trainieren. Fühlst du dich hingegen müde und schlapp, dann trainierst du andere Körperpartien oder verzichtest auf eine Trainingseinheit. In »Teil 4: Dein Krafttraining« findest du Pläne, die zeigen, wie du die Trainingswoche effektiv gestaltest.

Du kannst auf die Regenerationsphase einwirken, indem du auf genügend Schlaf- und Erholungsphasen achtest. Zudem kannst du die Regenerationsphase durch eine Massage mit der Faszienrolle und einen Saunabesuch etwas verkürzen. Entscheidend ist außerdem, wie du dich ernährst. Wähle gesunde Nahrungsmittel, verzehre genügend Eiweiß, und gleiche die Eiweißmenge mit einer großen Menge an Gemüse, Salat und auch Obst aus. Das Ausgleichen durch basische Nahrungsmittel ist wichtig, um eine Übersäuerung des Körpers zu vermeiden, denn mit der Zeit können sich aus einer fortlaufenden Übersäuerung zahlreiche gesundheitliche Problematiken entwickeln.

PRINZIP 8: Achte auf korrekte Körperhaltung

Bei den Übungen ist eine korrekte Körperposition entscheidend, denn diese ermöglicht effiziente Bewegungen und optimales Weiterleiten von Kraft und Energie. Liegen hingegen Defizite wie eine Schiefstellung des Körpers vor, dann können Bewegungen nicht effizient erfolgen und deine Leistungsfähigkeit ist eingeschränkt. Aus Fehlhaltungen entstehen Ausweichbewegungen, welche Verspannungen, Verletzungen und langfristig Gelenkabnutzung verursachen. Widme deiner Körpermitte, dem Zentrum der Kraft, besondere Aufmerksamkeit beim Einnehmen und Stabilisieren der Übungsposition. Sind Rumpf, Becken und Schultern in einer stabilen Position, dann ist der Körper leistungsfähig, da alle Bewegungen über diese Körperpartien verlaufen.

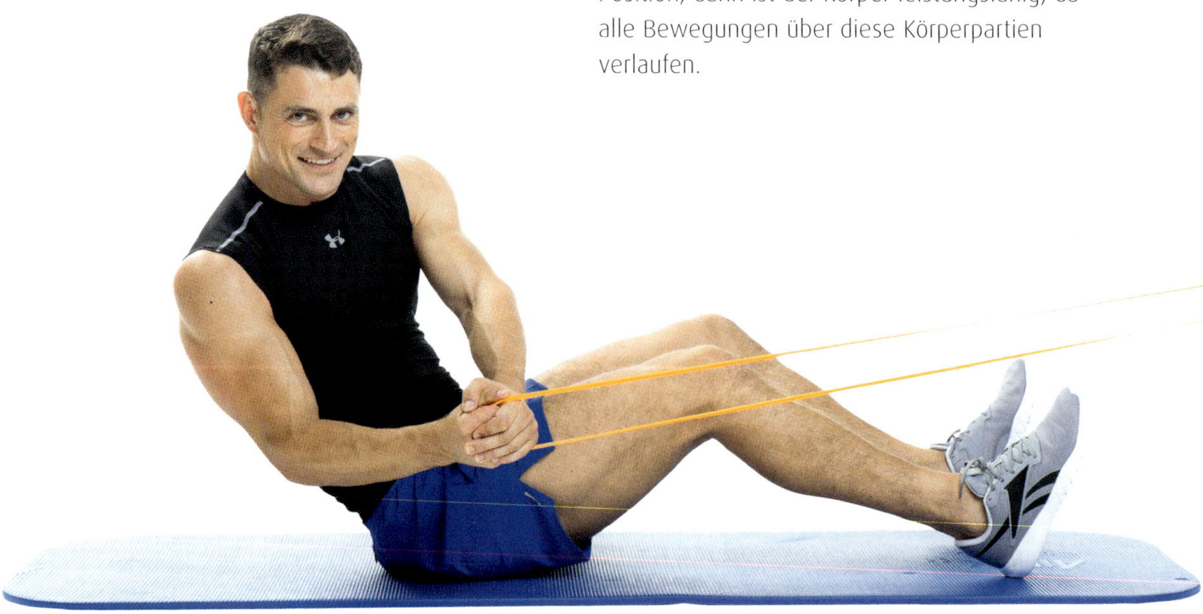

Achte auf korrekte Körperhaltung sowie auf Rumpf- und Schulterspannung.

Nimm immer zuerst eine stabile Anfangsposition ein, bevor du mit der Übungsdurchführung beginnst. Spanne die quer verlaufende Bauchmuskulatur an, indem du den Bauchnabel nach innen und etwas hochziehst – ohne dabei die Luft anzuhalten. Achte auf gerade Hüften und spanne die Gesäßmuskulatur an. Halte die Schultern gerade, spanne sie erst etwas nach hinten und lasse sie dann leicht nach unten sinken. Der Kopf ist gerade und mittig ausgerichtet, das Kinn wird leicht zur Brust gezogen.

Atmen beim Krafttraining

Die korrekte Atmung ist vom Trainingsziel beziehungsweise der Trainingsmethode abhängig. Verfahre bei den Übungen zur Körperkräftigung wie folgt, gleich ob diese mit Körpergewicht oder mit Zusatzgewicht ausgeführt werden:

- Atme ein, wenn du die dich in die für dich leichtere Position (zumeist ist das die Anfangsposition) begibst, während der Anstrengungsphase atmest du aus und beim Zurückkehren in die leichte Position atmest du wieder ein. Das bedeutet: Bei Druckbewegungen atmest du während dem Senken in die tiefe Position ein und atmest während der Streckphase aus. Bei Zugbewegungen atmest du während des Streckens ein und beim Heranziehen atmest du aus.
- Führst du die Übungen jedoch sehr langsam aus beziehungsweise verbleibst über einige Sekunden oder über den kompletten Übungsverlauf statisch in einer Position, dann atmest du durchgehend gleichmäßig ein und aus. (In den Übungsbeschreibung ist oft »kurz« beim Halten der Endposition genannt, damit ist nur 1–2 Sekunden gemeint, was kein weiteres Ein- und Ausatmen erfordert.)
- Bei explosiver Übungsdurchführung, beispielsweise bei »Sprüngen aus der Kniebeuge«, atmest du ein, während du dich in die Anfangsposition begibst, und atmest aus während der explosiven Phase.
- Wenn du hingegen Sprungübungen mit hohen Wiederholungszahlen zur Förderung der Kraftausdauer ausführst, dann kannst du wie zuvor beschrieben atmen. Alternativ kannst du durchgehend gleichmäßig atmen, da dies helfen kann den Puls etwas zu senken, und wenn dies gelingt, dann wirst du die Leistung länger erbringen.

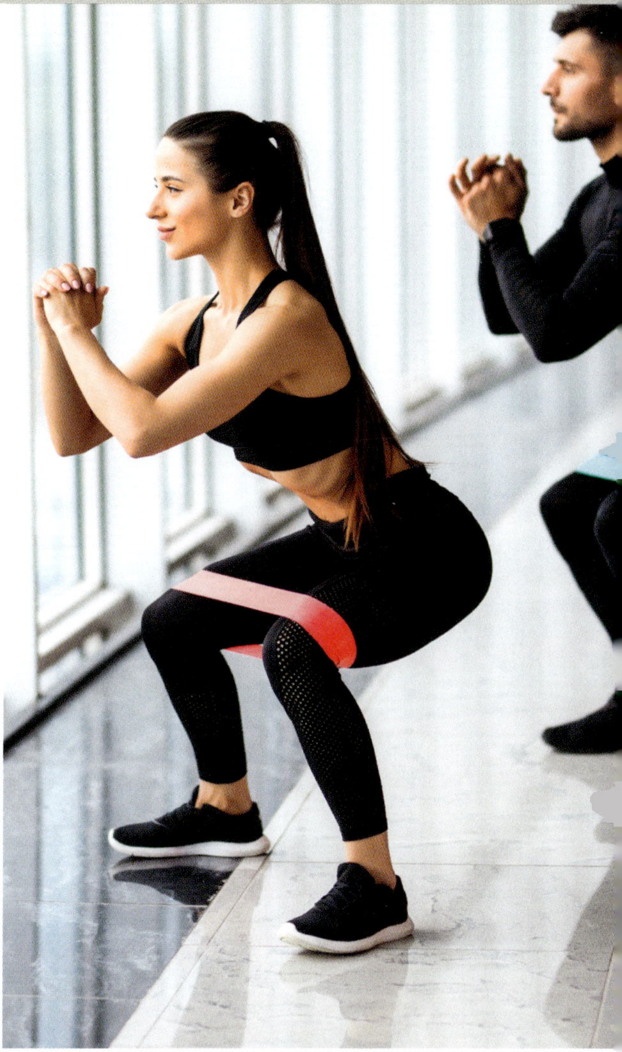

Bei »Beidbeinige Kniebeuge« atmest du während dem Senken ein und während dem Beinstrecken aus.

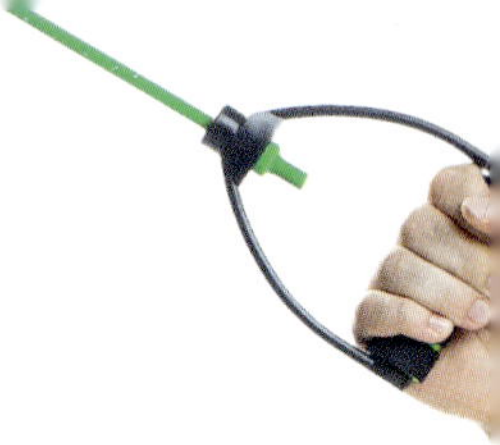

TEIL 3:
Der Aufbau des Work-outs

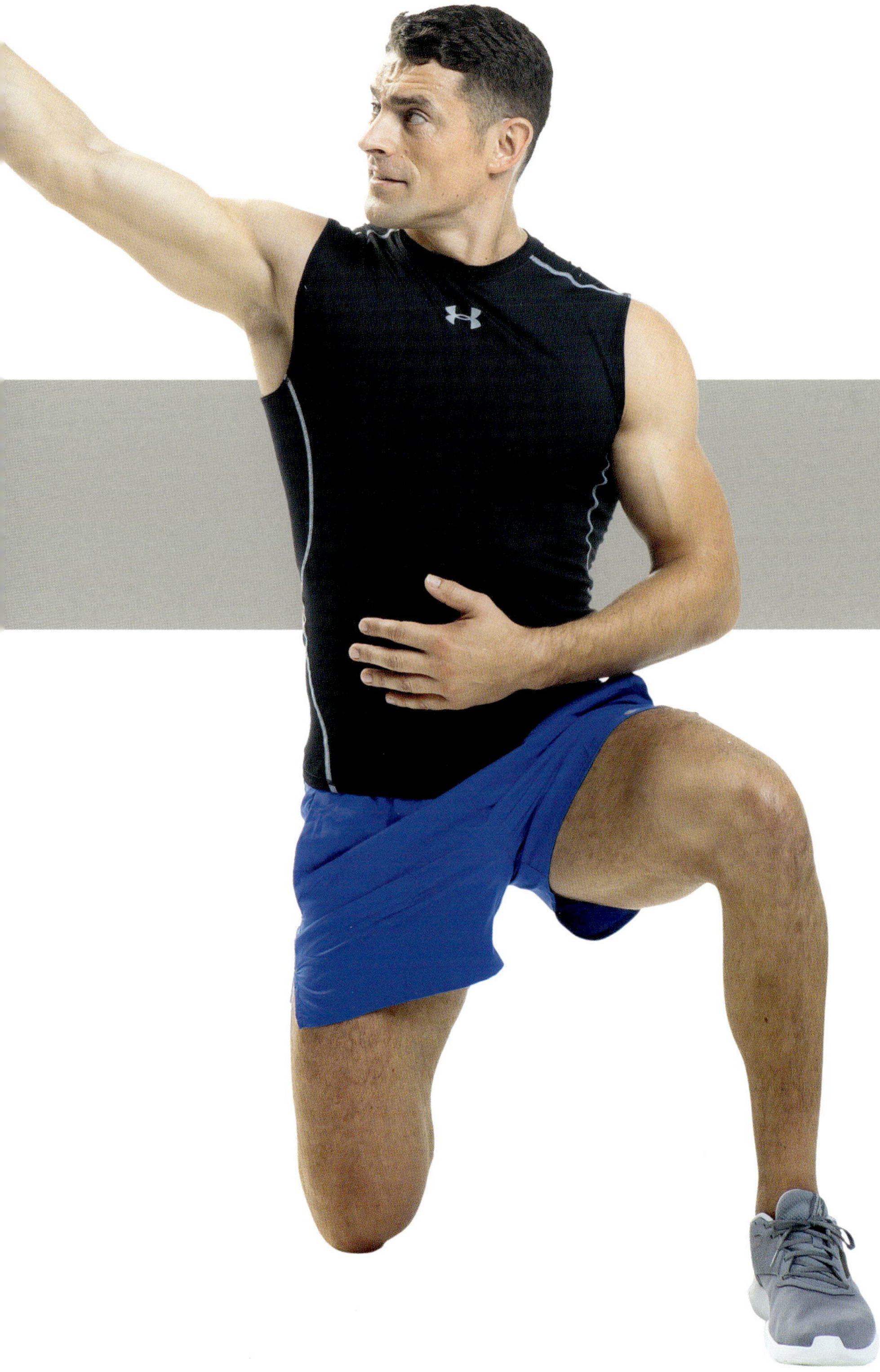

Trainingsphasen

Teile dein Krafttraining in drei Phasen ein: Zuerst erfolgt das Vorbereiten des Körpers (Aufwärmphase), dann der Hauptteil und schließlich der Trainingsabschluss (Abwärmphase).

Aufwärmphase

Beginne dein Krafttraining mit den Fitnessbändern, indem du den Körper auf die Beanspruchung vorbereitest, damit du leistungsbereit und weniger verletzungsanfällig bist. Gestalte die Aufwärmphase abhängig davon, was du im Hauptteil der Sporteinheit planst und in welchem Zustand sich dein Körper befindet.

Du kannst mit einer Aufwärmübung beginnen, die du für 5–10 Minuten ausführst. Beim Training daheim kannst du »Joggen auf der Stelle«, »Hampelmänner«, oder lockeres Seilspringen machen. Du kannst auch eine Ausdauerübung wie »Mountain Climbers« oder »Burpees« zum Aufwärmen einsetzen. Dann mache diese eher locker und nicht explosiv. Die Aufwärmübung hilft, sich mental auf das Training einzustellen, und außerdem bildet sich mehr Gelenkflüssigkeit, wodurch die Gelenke besser aufeinander gleiten und geschützt sind.

Fühlt sich dein Körper verspannt an, dann kannst du ihn mit der Faszienrolle abrollen, allerdings nicht zu intensiv, damit es zu keinen Schwellungen kommt. Beim Aufwärmen rollst du eher schnell und wenig hart über die verklebten Körperpartien.

Du kannst Gelenke mobilisieren und/oder verspannte Muskeln »Andehnen«, wobei es gilt, sich auf die Schwachstellen zu konzentrieren. Ziel ist es sicherzustellen, dass du die Kraftübungen im vollständigen Bewegungsrahmen ausführen kannst und nicht Verspannungen zu Ausweichbewegungen führen. Für das Mobilisieren bieten sich u. a. Wirbelsäule, Halsgelenk, Handgelenke, Schultergelenke und/oder Kniegelenke an. Führe für jede gewählte Mobilisierungsübung zirka zehn Wiederholungen aus.

Falls du dehnen willst, dann nutze »Andehnen« mit einer Haltedauer von maximal 10 Sekunden. Von einem intensiven Dehnprogramm mit statischem Halten der Positionen von 20 Sekunden und länger, möchte ich beim Aufwärmen abraten. Intensives Dehnen kannst du am Ende des Work-outs machen oder besser in eigenständigen Trainingseinheiten.

Außerdem kannst du Körpergewichtsübungen nutzen wie eine für dich einfache »Liegestütz«-Variante, »Aushängen an der Stange«, »Kniebeugen« und/oder »Ausfallschritte« in alle Richtungen. Mache einige Wiederholungen, ohne deine maximale Belastungsfähigkeit zu erreichen.

Hauptteil

Im Hauptteil führst du die Kraftübungen gemäß deinem Trainingsplan aus.

Mache als Einsteiger eher viele Wiederholungen beziehungsweise lange Zeitspannen der Übungen mit geringer Intensität. Nach einigen Trainingseinheiten kannst du abhängig vom Trainingsziel zwischen den Methoden »Kraftausdauer« und »Muskelaufbau« wählen. Bei der Muskelaufbau-Methode wählst du eine Übungsvariante, mit der es dir gelingt, 8–12 Wiederholungen beziehungsweise ein Zeitintervall von 32–48 Sekunden auszuführen. Erreichst du über zwölf Wiederholungen (48 Sekunden Satzdauer), wählst du eine intensivere Übungsvariante oder ein stärkeres Band. Ist es dein Ziel hingegen vorrangig die Kraftausdauer zu entwickeln, dann wähle

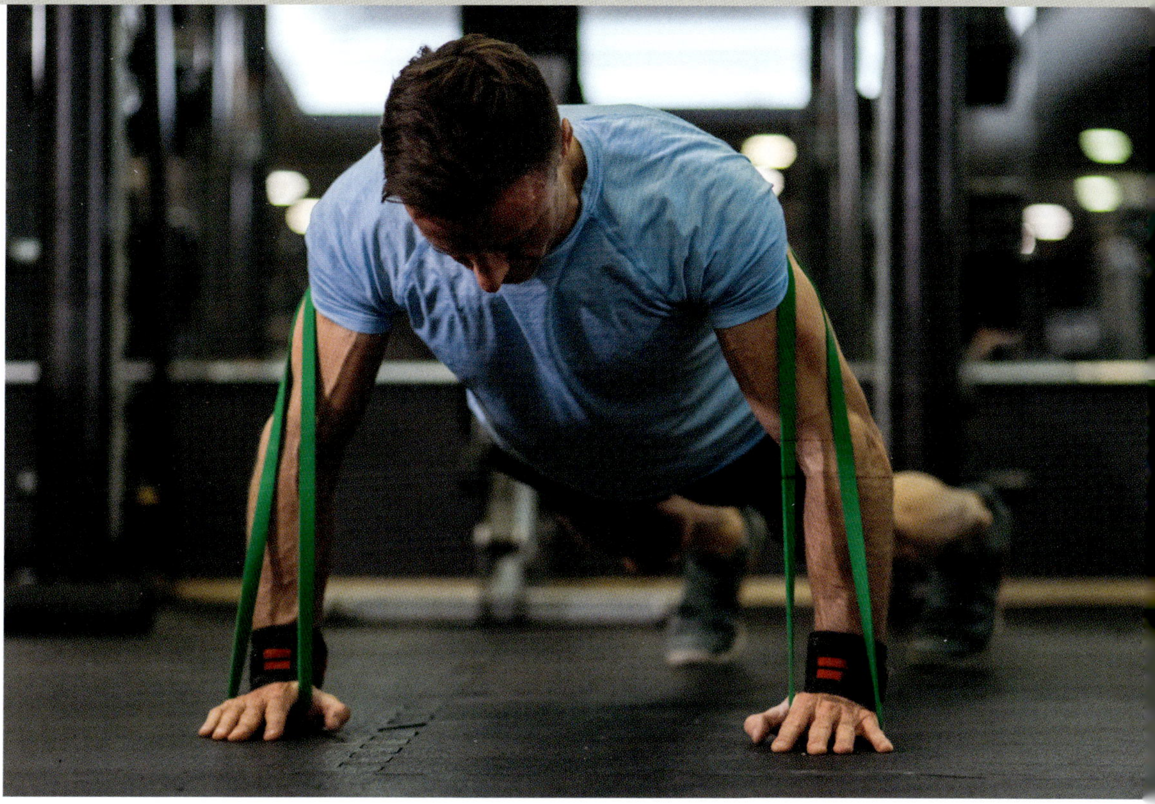

»7: Liegestütz mit Bandwiderstand« (Seite 85).

höhere Wiederholungszahlen (10–15, 15–20 oder 20–30 Wiederholungen) oder Zeitdauern (40–60, 60–80 oder 80–120 Sekunden).
Wenn du mit starken Bandwiderständen und/oder schwierige Bewegungsabläufe wie »Einbeinige Kniebeuge« trainieren willst, dann empfiehlt sich mindestens ein Aufwärmsatz mit für dich mittlerer Intensität. Bevor du beispielsweise »Liegestütz« mit Bändern deutlich intensivierst, kannst du einige Liegestütze ohne Band ausführen.

Abwärmphase

Beende dein Training mit der Abwärmphase, um die Regenerationsprozesse zu beschleunigen. Pflege deinen Körper, damit er beweglich und elastisch bleibt.
Du kannst die beanspruchten Körperpartien mit der Faszienrolle abrollen, wenn sich das für dich gut anfühlt. Empfehlenswert sind einige Dehnübungen für die beanspruchten Muskeln, um zu verhindern, dass sich die Muskulatur zusammenzieht und langfristig Muskelverkürzungen entstehen. Wähle eine statische Dehnmethode und mache die Übungen sowie Haltedauer der Positionen davon abhängig, wie intensiv du im Hauptteil trainiert hast. Fühlst du dich bereits sehr müde, dann vermeide intensive Dehnpositionen und langes Halten. Zusätzlich oder alternativ kannst du leichte Mobility-Übungen für die vorrangig beanspruchten Muskelgruppen machen.

Mobility

In Berufsleben und Alltag befinden wir uns für lange Zeiträume in unnatürlichen Haltungen, z. B. am Schreibtisch, im Auto oder vor dem Fernseher. Dies führt ebenso wie intensive körperliche Belastung u. a. beim Krafttraining dazu, dass unser Körper verspannt. Die Schmerzen führen zu Ausweichbewegungen und eingeschränktem Bewegungsradius. Das optimale Leistungsvermögen ist nicht abrufbar und unser allgemeines Wohlbefinden verringert sich. Die passenden Mobility-Übungen helfen, Schmerzen abzubauen und den gewünschten Bewegungsradius herzustellen.

Wir machen Mobility-Übungen, um den vollständigen Bewegungsrahmen unserer Gelenke einnehmen zu können, und die Kontrolle der Gelenke durch Muskelkraft sicherzustellen.

Manche Mobility-Übungen erinnern an klassische Dehnübungen, doch die Mobility-Übungen werden in Bewegung ausgeführt – im klassischen Dehnen hingegen werden die Positionen lange gehalten.

Das Mobility-Training zielt darauf ab, dass du deine Fähigkeit förderst, endgradige Gelenkstellungen kontrolliert einzunehmen und zu stabilisieren und somit deinen Bewegungsumfang (Range of Motion) verbesserst. Die Übungsbewegung wird kontrolliert ausgeführt und mehrfach wiederholt. Das Muskelzusammenspiel verbessert sich und Bewegungen können harmonischer verlaufen.

Die Übungsanforderungen werden kontinuierlich gesteigert und das Verletzungsrisiko verringert sich. Machst du Mobility-Übungen für deine Fußgelenke, so werden sie weniger verletzungsanfällig. Läufst du beispielsweise auf einem Waldweg und knickst mit dem Fuß um, dann kannst du besser gegensteuern und eine Verletzung verhindern oder zumindest abschwächen.

Die Übungen sorgen dafür, dass sich deine Beweglichkeit umgehend verbessert. Hast du eine Körperregion beispielsweise den Nacken mobilisiert, dann ist dieser Bereich gut durchblutet; deshalb eignen sich Mobility-Übungen für das Aufwärmprogramm. Für langfristige Beweglichkeitsverbesserungen ist jedoch regelmäßiges Mobility-Training notwendig.

Du kannst Mobility-Übungen im Fitnesstraining einsetzen oder du machst Mobility-Übungen im Tagesverlauf; beispielsweise am Morgen, um eine bessere Beweglichkeit bei Problemstellen herzustellen. Ebenso lohnen Übungen als kurze Unterbrechung bei der Arbeit zur Haltungskorrektur und Beseitigung von Verspannungen. Du kannst beispielsweise eine Handgelenk- und Wirbelsäulenmobilisation in einer kurzen Pause von der Schreibtischarbeit durchführen.

Wähle Übungen, die deinem Leistungsvermögen entsprechen und die du kontrolliert ausführen kannst. Bei allen Bewegungen gilt die Regel, dass die Übung korrekt und schmerzfrei ausgeführt werden muss.

Auf den folgenden Seiten findest du zwei Mobilisierungs-Programme, die du an deine Bedürfnisse anpassen kannst. Grundsätzlich kannst du alle Körperbereiche und Gelenke mobilisieren. Mache dir bewusst, was für deinen Körper wichtig ist, und wähle dementsprechend. Ist deine Nackenbeweglichkeit eingeschränkt, dann kannst du z. B. »Kopfkreisen«, »Seitliches Kopfneigen« und »Kinnschieben vor und zurück« machen. Weiterführende Informationen und Übungen, findest du im Buch *Beweglichkeit durch Dehnen, Faszienmassage und Mobility-Übungen* (2020).

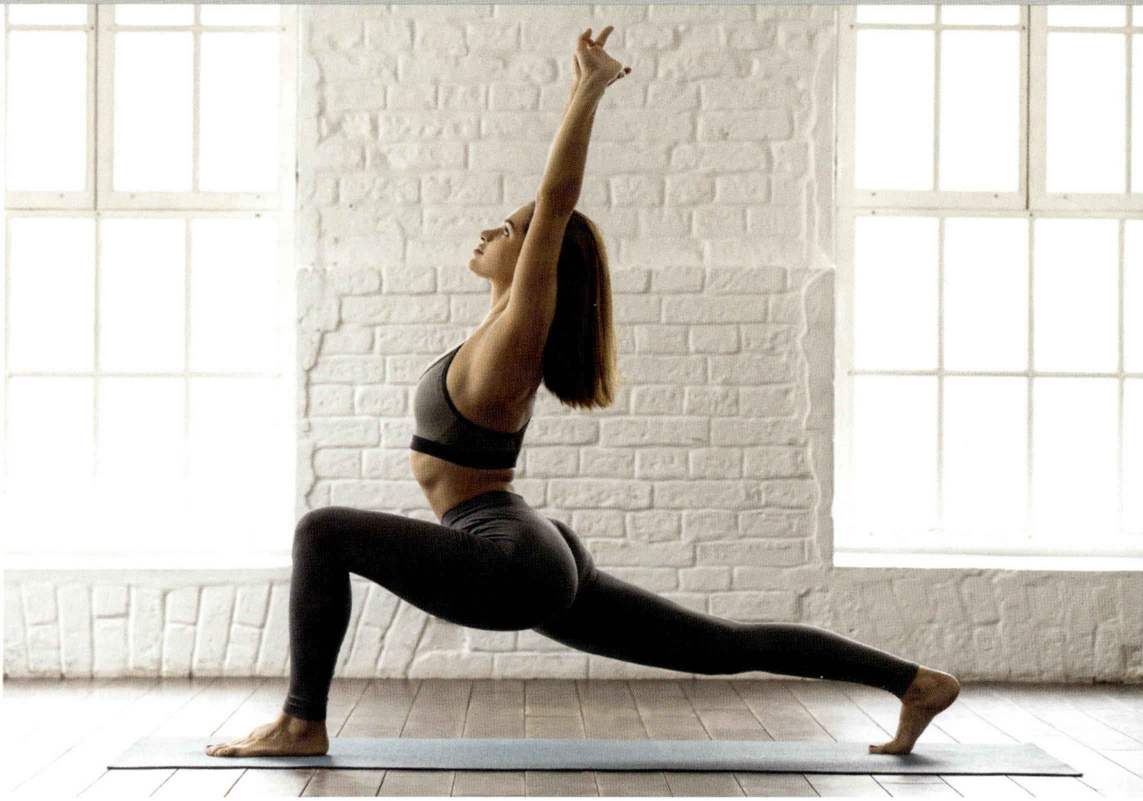

Zahlreiche Yoga-Übungen sind effektive Mobility-Übungen.

Gestaltung eines Mobility-Programms

Beim Mobility-Training ist zu unterscheiden, wann du es vornimmst: in der Aufwärmphase, in der Abwärmphase oder als eigenständige Trainingseinheit.

- In der Aufwärmphase gilt es, Muskeln, Gelenke, Sehnen und Bänder auf den Hauptteil der Sporteinheit vorzubereiten. Dazu kannst du eine Aufwärmübung und/oder einige Mobility-Übungen machen. Für das Mobilisieren beim Aufwärmen werden kurze Aktivierungen vorgenommen. Mache Übungen, die dich auf die Sportanforderungen vorbereiten und für deine Schwachstellen wichtig sind. So wird die Leistungsfähigkeit optimiert und die Verletzungsgefahr verringert.
- Zum Abschluss eines Work-outs werden häufig statische Dehnübungen empfohlen. Du kannst alternativ leichte Mobility-Übungen ausführen. Wähle ein Vorgehen, was sich für dich gut anfühlt.
- Du kannst eigenständige Trainingseinheiten machen mit dem Hauptzweck, deine Beweglichkeit intensiv zu fördern. Die Übungseinheit bietet sich an einem trainingsfreien Tag an oder mit einigen Stunden Abstand zu einer Sporteinheit. Nutze dabei Mobility-Übungen, Dehnübungen sowie die Rollmassage. Im Programm sollten allgemein wichtige Körperbereiche ebenso wie individuelle Schwachstellen integriert sein. In den Körperbereichen, in denen du deutlich beweglicher werden willst, kannst du erst die Körperpartie mobilisieren und dann umfangreich dehnen.

Hinweise zum Mobilisieren

Beachte folgende Hinweise, damit sich die gewünschten Trainingseffekte einstellen.

- Nimm eine stabile Anfangsposition ein, spanne die Bauch- und die Gesäßmuskulatur an und achte auf deine Schulterposition. Prüfe während der Übung die Körperhaltung und spanne deine Muskulatur nach, insbesondere Rumpf- und Gesäßmuskulatur.
- Führe die Bewegungen kontrolliert, eher langsam als schnell aus. Aus der Anfangsposition bewegst du dich in die Endposition und wieder zurück, um dann die Bewegung zu wiederholen. Du musst immer die Bewegungskontrolle bewahren, auch bei anspruchsvollen Übungen.
- Wähle eine Übung beziehungsweise den Bewegungsumfang so, dass dir die Bewegung technisch korrekt gelingt. Du darfst keine Ausweichbewegungen und Fehlstellungen einnehmen. Die Bewegung kann anstrengend sein, darf dich jedoch nicht überfordern. Sobald du Fehlstellungen benötigst und/oder Schmerzen feststellst, musst du die Übung abbrechen. Überlege, was den Schmerz verursacht hat, und nimm Anpassungen vor. Tritt der Schmerz beim nächsten Versuch erneut auf, dann wähle eine andere Übung. Du sollst eine Bewegung nicht mit Schmerzen abspeichern, denn sonst nimmt der Körper eine Schutzhaltung ein, anstatt ein neues Bewegungsmuster zu erlernen.
- Trainiere aufmerksam, um Bewegungsabläufe zu verbessern und diese im optimalen Bewegungsumfang auszuführen. Du musst dich auf die Übungsausführung konzentrieren. Achte auf die Bewegungsqualität und auf dein Körpergefühl. Nimm wahr, welche Übungen dir guttun und welche nicht. Konzentriertes Training führt zu den besten Ergebnissen.
- Atme bei fortlaufenden Bewegungen wie »Schulterkreisen« durchgehend gleichmäßig ein und aus. Bei aufrichtenden Übungen wie »Rücklehnen auf der Rolle« gehe wie folgt vor: Atme ein, wenn du die zusammengezogene Position einnimmst, und atme aus während der Aufrichtungsphase.

INFO: Durchführung der Mobility-Übungen

Vor dem Krafttraining kann es lohnen, einige Mobilisierungen vorzunehmen.
Nimm die Anfangsposition ein und prüfe deine Körperposition. Achte auf Kopfhaltung, geraden Rücken und gleiche Schulterhöhe. Baue Körperspannung auf, indem du die Bauch- und Gesäßmuskulatur aktivierst und die Schulterblätter nach hinten und unten spannst.
Die Pfeile auf den Übungsbildern zeigen die Bewegungsrichtung. Mache die Übung so, dass du sie kontrollieren kannst und schmerzfrei bleibst. Wiederhole die Übung so oft, wie es in deiner Trainingsplanung vorgesehenen ist (zirka 10 Wiederholungen). Halte die Pausen kurz und gehe zügig von einer Bewegung zur nächsten über.

Programm: Mobilisierung der Handgelenke und der Schultern

Hier werden Möglichkeiten gezeigt, um Handgelenke und Schultern zu mobilisieren. Teste die Übungen und nutze was dir hilft. Führe jeweils 10 kontrollierte Wiederholungen aus und erweitere dabei den Bewegungsumfang.

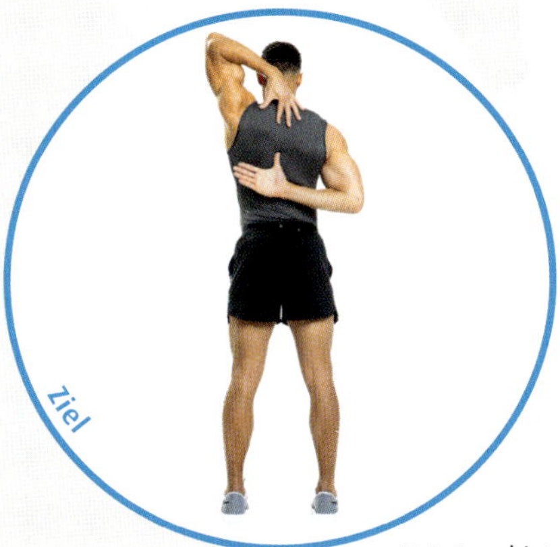

M4: Arm hinter Rücken bewegen

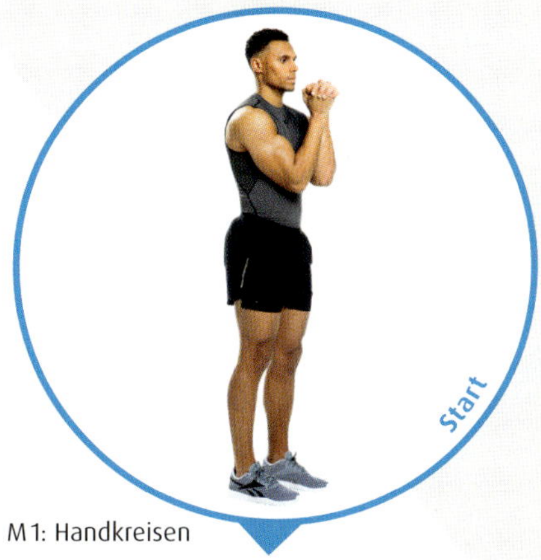

M1: Handkreisen

M3: Schulter ein- und aufdrehen

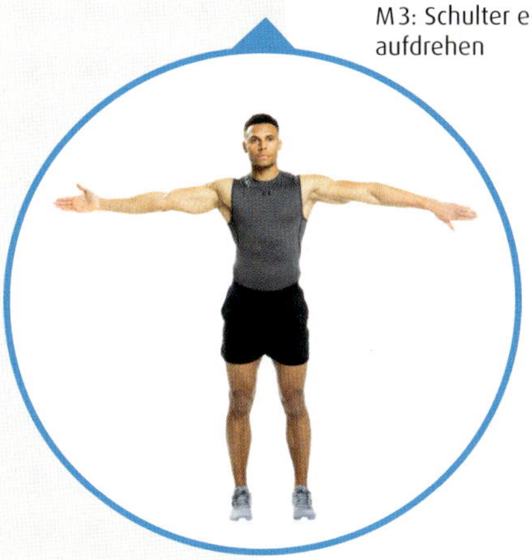

M2: Ellbogenkreisen

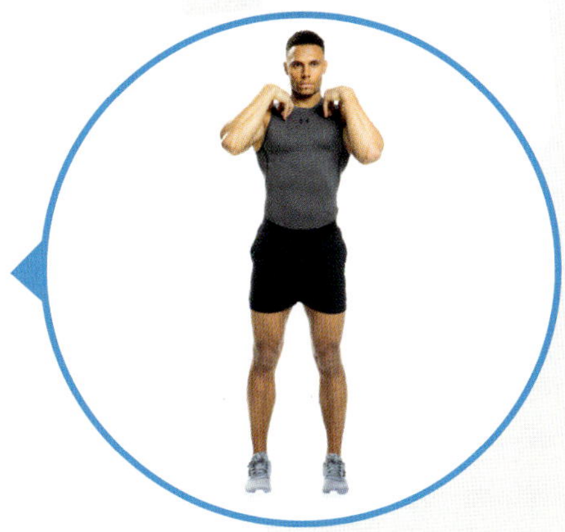

M1 Handkreisen

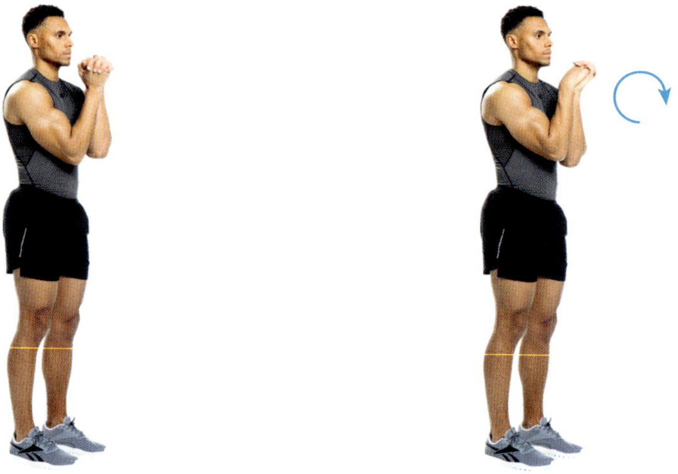

»Handkreisen«

Im aufrechten Stand hast du die Finger ineinandergelegt, mit den Unterarmen zusammen.

Kreise die Hände mehrfach in beide Richtungen (A)–(B).

M2 Ellbogenkreisen

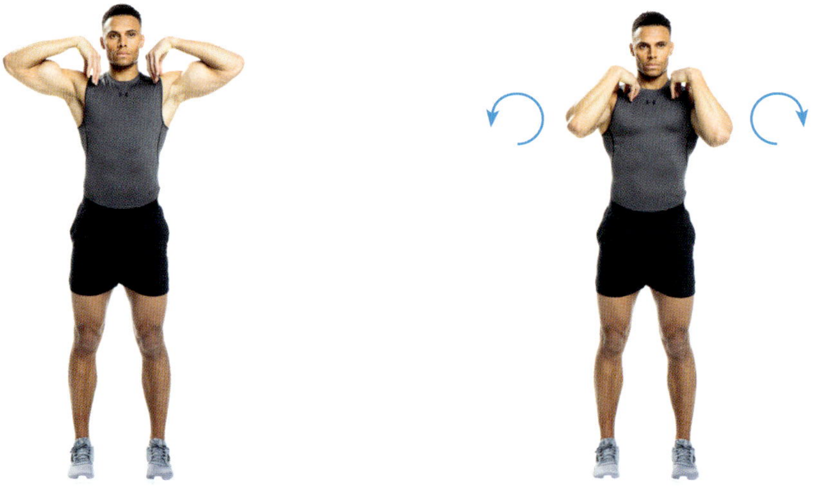

»Ellbogenkreisen«

Lege die Fingerspitzen auf die Schultern, die Ellbogen zeigen nach außen (A). Mache 10 große Ellbogenkreise nach vorn (B) und dann die Kreise nach hinten. Alternativ kannst du mit gestreckten Armen kreisen.

M3 Schulter ein- und aufdrehen

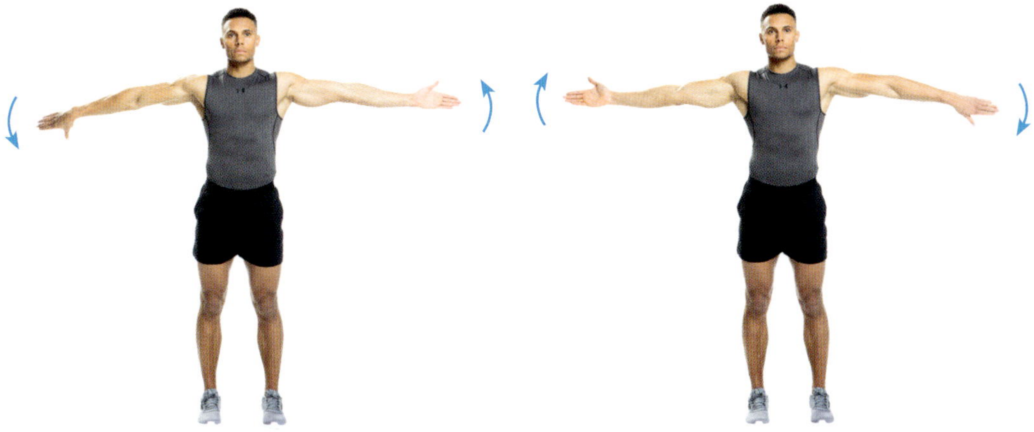

Der Bewegungsablauf.

Die Arme sind waagrecht nach außen gestreckt. Die Handflächen zeigen nach unten und die Daumen sind abgespreizt. Drehe die linke Schulter auf, indem du den Daumen so weit wie möglich über oben nach unten drehst. Gleichzeitig drehst du den rechten Arm ein (A). Drehe dann entgegengesetzt (B). Halte die Hände auf Schulterhöhe und die Arme gestreckt.

M4 Armbewegungen hinter dem Rücken

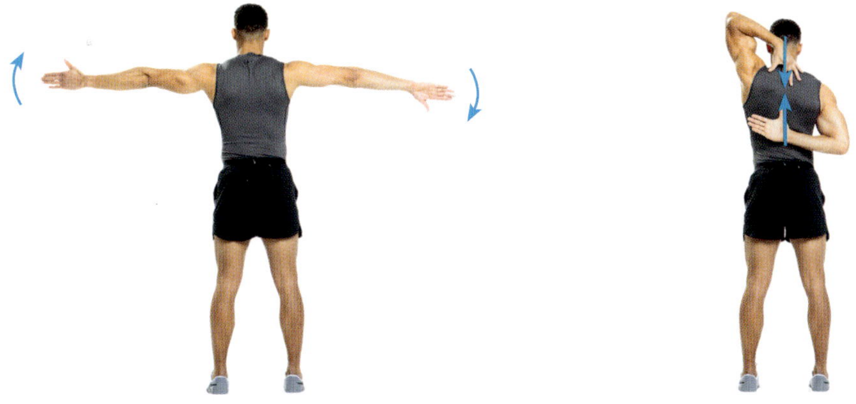

Der Bewegungsablauf.

Im aufrechten Stand sind die Arme nach außen gestreckt. Drehe die linke Schulter auf und die rechte Schulter ein (A). Bewege nun hinter dem Rücken die linke Hand von oben nach unten und die rechte Hand von unten nach oben aufeinander zu und halte kurz die Position (B). Strecke die Arme, dann wiederhole die Übung. Führe 10 Wiederholungen aus und steigere den Bewegungsumfang.

Programm: Mobilisierung der Wirbelsäule

Hier werden Möglichkeiten gezeigt, um unterschiedliche Bereiche der Wirbelsäule zu mobilisieren. Teste die Übungen und nutze was dir hilft. Führe jeweils 10 kontrollierte Wiederholungen aus und erweitere dabei den Bewegungsumfang.

Wenn du keine Rolle verfügbar hast, dann kannst du ein Handtuch eng rollen und mit Klebestreifen fest fixieren.

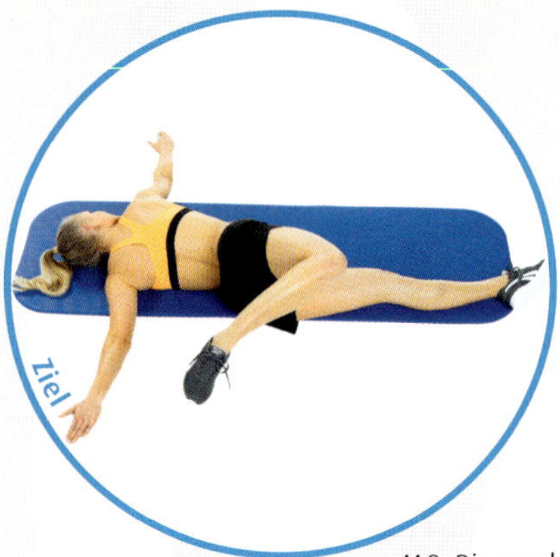

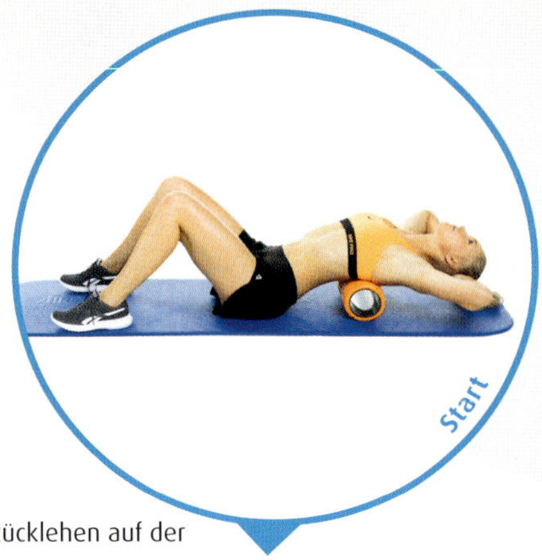

M 8: Diagonales Beinbewegen in Bauchlage (»Skorpion«)

M 5: Rücklehen auf der Rolle

M 7: Rotation im Vierfüßlerstand

M 6: Rücken runden und senken im Vierfüßlerstand

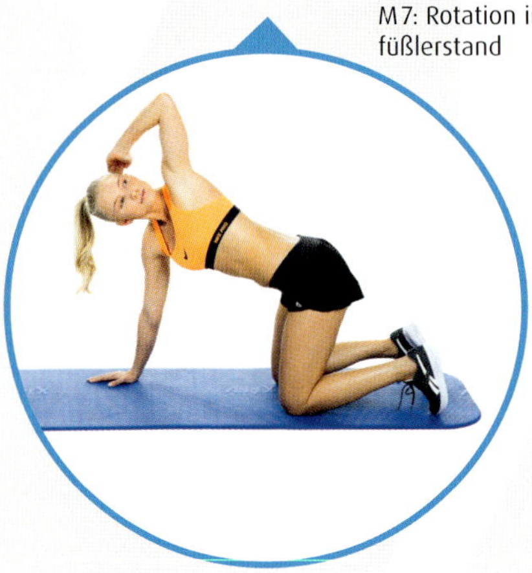

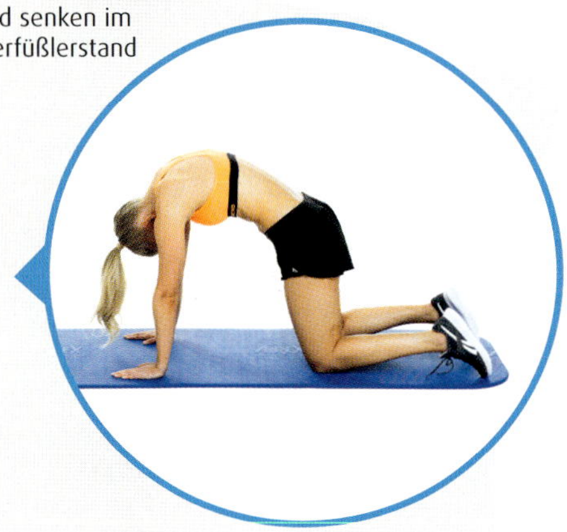

M5 Rücklehen auf der Rolle

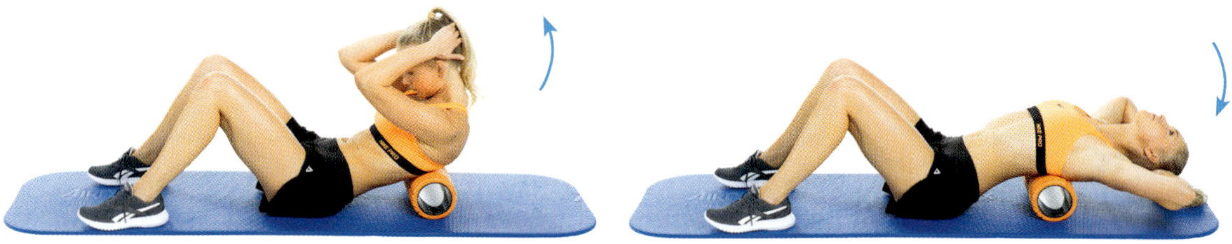

Der Bewegungsablauf.

Lege dich vorsichtig mit dem Rücken auf die querliegende Rolle; sie liegt unterhalb der Schulterblätter an. Die Hände stützen leicht den Hinterkopf, mit den Ellbogen nach außen gerichtet. Atme ein und rolle dich ein, wobei du die Ellbogen zueinander bewegst (A). Atme langsam aus und lehne die Arme und den Oberkörper vorsichtig zurück (B). Danach rollst du dich wieder ein, bevor du dich etwas weiter zurücklehnst.

M6 Rücken runden und senken im Vierfüßlerstand

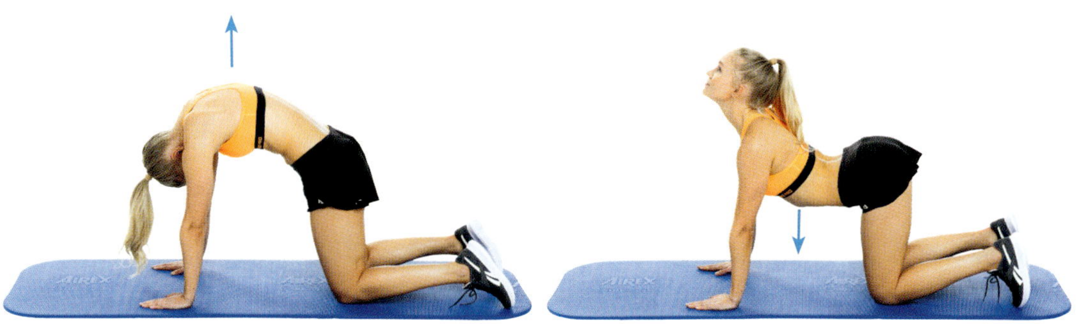

Der Bewegungsablauf.

Du befindest dich im Vierfüßlerstand, die Hände sind unter den Schultern und die Knie unter den Hüften. Du bist in neutraler Position, d.h. der Rücken ist gerade. Atme aus und ziehe den Bauchnabel weit nach oben, wodurch du den Oberkörper nach oben rundest und gleichzeitig das Kinn zur Brust bewegst (A). Atme ein und senke den Bauchnabel und somit den Rücken, wodurch du in ein Hohlkreuz kommst. Kippe das Becken dabei nach vorn. Spanne erst die Schultern zusammen und hebe dann den Kopf an (B). Halte kurz die Position, bevor du den Oberkörper wieder rundest.

M7 Rotation im Vierfüßlerstand

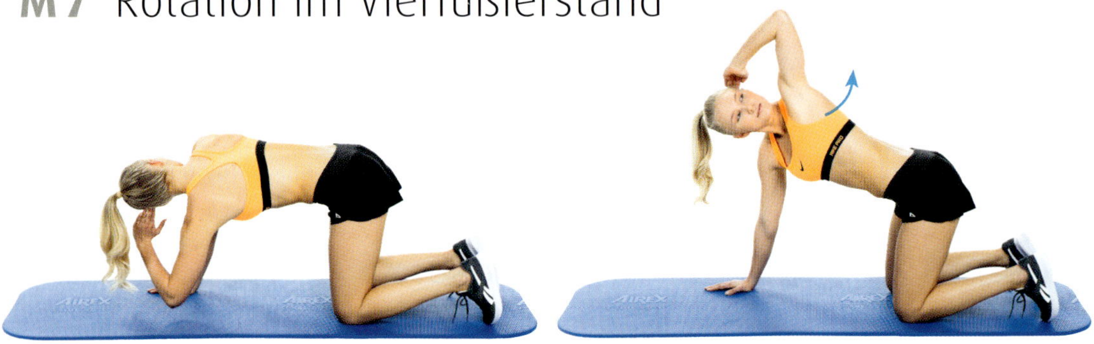

Der Bewegungsablauf.

Du befindest dich im Vierfüßlerstand, mit den Händen unter den Schultern. Hebe den linken Arm an und lege die Hand leicht an den Hinterkopf; der linke Ellbogen zeigt nun nach außen. Atme ein, drehe den Ellbogen nach innen und nimm dabei den Oberkörper mit (A). Atme langsam aus und drehe den Körper auf (B).

Achte darauf, dass du das Becken möglichst gerade hast und spanne dazu die Gesäßmuskulatur an. Führe mehrere Wiederholungen aus und halte bei der letzten Wiederholung die Endposition für 3–5 Atemzüge. Danach mobilisierst du die andere Seite.

M8 Diagonales Beinbewegen in Bauchlage

(»Skorpion«)

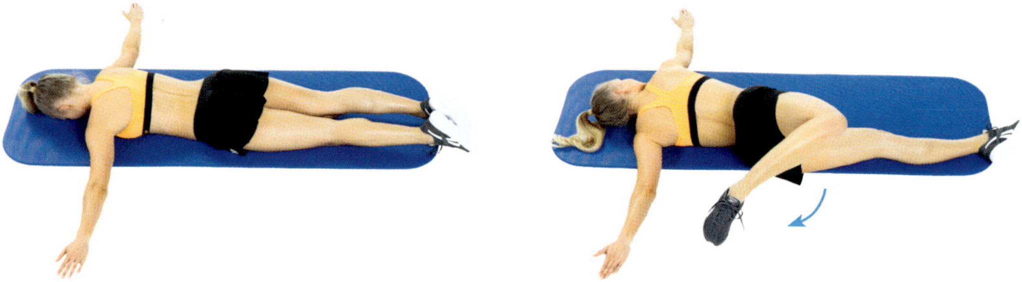

Der Bewegungsablauf.

Du liegst auf dem Bauch, das Kinn und die Fußspitzen sind auf dem Boden. Die Arme hast du zur Seite gestreckt, mit den Handflächen auf dem Boden (A). Hebe das rechte Bein und führe es so weit wie möglich zur linken Hand, wobei du den Körper mitdrehst (B). Dann bewegst du das Bein in die Anfangsposition zurück. Nun bringst du das linke Bein zur rechten Hand. Führe 10 Wiederholungen zu beiden Seiten aus, in moderater Geschwindigkeit, und vergrößere dabei den Bewegungsumfang.

Dehnen

Das regelmäßige Ausführen von Dehnübungen ist für Fitnesssportler wichtig, um die Anforderungen im gewünschten Bewegungsumfang ausführen zu können und zu verhindern, dass langfristig Verkürzungen entstehen. Die Dehnübungen verbessern zudem die Körperhaltung und fördern die Entspannung. Du lernst deine Muskulatur besser wahrzunehmen und kannst Körpersignale wie Überlastungsanzeichen frühzeitig erkennen. Deshalb gehören Dehnübungen zum Work-out, gleich in welcher Trainingsphase du sie einsetzt.

Ob statisches Dehnen beim Aufwärmen sinnvoll ist, wird vielfältig diskutiert. Ich vertrete den Ansatz, dass du kurzzeitig ausgeführte Dehnübungen mit Haltedauern von maximal 10 Sekunden (»Andehnen«) im Aufwärmprogramm nutzen kannst, wenn sie dir helfen, Verspannungen zu beseitigen. Empfindest du Dehnübungen beim Aufwärmen jedoch nicht als vorteilhaft, dann verzichte darauf und nutze Mobility-Übungen oder eine andere Vorgehensweise, die dich gut auf den Hauptteil der Sporteinheit vorbereitet.

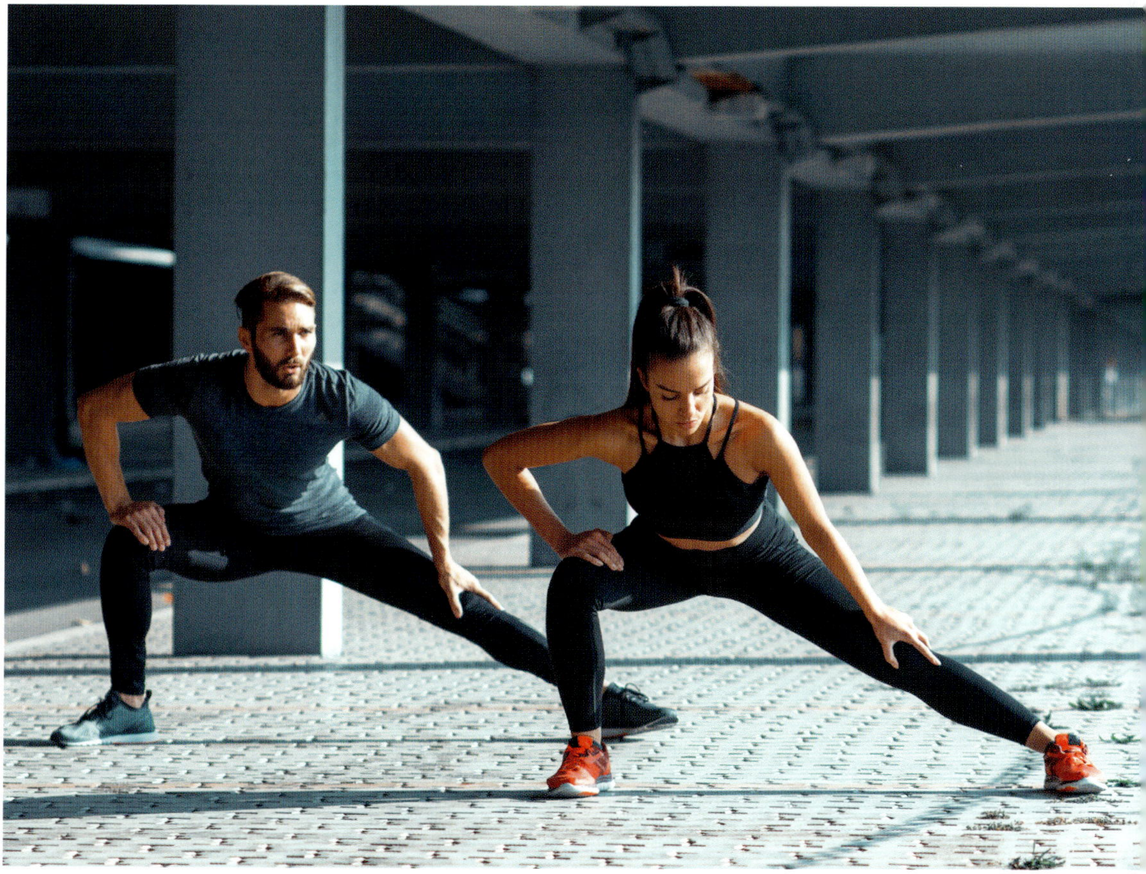

Bewege dich vorsichtig in die Dehnposition und halte diese Stellung.

Das Dehnen im Abwärmprogramm hingegen gilt als unstrittig. Mache einige Übungen, um Verspannung nach der Sporteinheit zu lösen und die Regenerationsprozesse und die Entspannungsphase einzuleiten.
Haben sich Einschränkungen in deiner Beweglichkeit entwickelt, dann empfehlen sich eigenständige Dehneinheiten. Außerdem kannst du im Tagesverlauf, wenn du eine Verspannung fühlst, eine Dehnposition einnehmen, um diese Verspannung zu beseitigen.
Wenn du weiterführende Informationen und eine größere Übungsauswahl möchtest, findest du dies im Buch *Best Stretching* (2017).

Gestaltung eines Dehnprogramms

Bei deinen Überlegungen zur Auswahl deines Dehnprogramms musst du unterscheiden, wann du beabsichtigst zu dehnen: in Aufwärmphase, Abwärmphase oder beim Dehnen als Haupttrainingsteil.

- Das Dehnen in der Aufwärmphase hat den Zweck, lokale Verspannungen zu beseitigen und soll somit sicherstellen, dass du bei dem folgenden Fitnesstraining nicht im Bewegungsrahmen eingeschränkt bist. Dazu verbleibst du in den Positionen nur jeweils maximal 10 Sekunden/3 Atemzüge, was als »Andehnen« bezeichnet wird. Du kannst einzelne Übungen oder kurz ein Ganzkörperprogramm durchführen.
- In der Abwärmphase des Work-outs widmest du dich den Muskeln, die sich nach dem Fitnessband-Training deutlich verspannt anfühlen. So stellst du sicher, dass deine Muskeln beweglich belieben, und zudem hilft es dir vom Training abzuschalten.
- Beabsichtigst du deine Beweglichkeit schnell zu verbessern, dann musst du eigenständige Dehneinheiten machen. Zudem bietet es sich an, Mobility-Übungen in dieser Trainingseinheit einzubinden. Wärme dich dazu 5–10 Minuten lang auf, dehne dann alle Muskelgruppen ausführlich und deine Schwachstellen besonders intensiv. Mache 2–3 Durchgänge, halte dabei die Dehnpositionen mindestens 20 Sekunden (mindestens sieben Atemzüge). Du erreichst schnelle Erfolge in deinen Dehntraining, wenn du dich so mindestens zweimal wöchentlich intensiv dehnst.

Hinweise zum Dehnen

Beachte die folgenden Hinweise, damit sich die positiven Dehneffekte einstellen.

- Beginne in einer stabilen Anfangsposition. Eine unsichere Position könnte bei einer hohen Dehnintensität dazu führen, dass du die optimale Position überschreitest und dich verletzt. Du musst dich langsam in die Dehnposition hineinbewegen, um den richtigen Dehnreiz zu finden.
- Nutze die für dich momentan geeignete Dehnposition. Deine Beweglichkeit stellt sich tagtäglich etwas unterschiedlich dar; so kann es sein, dass du in einer vorherigen Trainingseinheit bereits eine intensivere Position erreicht hast. Stellen sich Schmerzen ein, dann musst du die Dehnposition verringern, da sich der Muskel ansonsten verhärtet. Die Beweglichkeit der Muskulatur verbessert sich, indem du den entspannten Muskel langsam an die neue Position gewöhnst und regelmäßig übst.
- Nachdem du die richtige Dehnposition gefunden hast, nutze eine der folgenden Dehnmethoden. Atme gleichmäßig und nimm wahr, wie die Muskelspannung nachlässt. Die Erweiterung der Dehnposition nimmst du bei einer Ausatmung vor. Löse dich anschließend vorsichtig wieder aus der Dehnung.

Dehnmethoden

Die folgenden Dehnmethoden werden von vielen Fitnesssportlern erfolgreich eingesetzt. Für einen Atemzug wird eine Dauer von etwa 3 Sekunden angenommen.

- Bei der Methode **»Entspannen – Erweitern«** nimmst du zuerst vorsichtig eine Position mit leichtem Dehnreiz ein. Zum Training deiner Beweglichkeit mache die Übung für mindestens 20 Sekunden, wozu du lautlos auf 7 Atemzüge zählen kannst oder instinktiv vorgehst. Entspanne dabei bewusst die Muskulatur und atme gleichmäßig. Dann kannst du die Position erweitern, bis du einen erneuten Dehnreiz spürst. Du kannst dies wiederholen, die mögliche Dehnerweiterung wird dabei geringer wird. Nach der Dehnung bewegst du dich vorsichtig aus der Position heraus.
- Dehnst du dich allerdings beim Aufwärmen, dann halte die Dehnposition nur etwa 10 Sekunden/3 Atemzüge (»Andehnen«) und erweitere die Position nicht mehr, um eine Verringerung des Muskeltonus und somit eine Reduktion der Leistungsfähigkeit zu vermeiden.
- Auch bei der Methode **»Anspannen – Entspannen – Erweitern«** bewegst du dich langsam in eine Position, in der du den leichten Dehnreiz spürst. Dann spannst du die zu dehnende Muskulatur mit mittlerer Intensität gegen einen Widerstand, ohne dabei die Position zu verändern. Als Widerstand kannst du eine Wand, eine Stange, den Boden oder den Trainingspartner nutzen. Du kannst die Spannung alternativ gegen einen imaginären Widerstand aufbauen. Halte die Spannung mit mittlerer Intensität für etwa 6 Sekunden (2 Atemzüge). Von kürzeren Anspannungen mit voller Intensität ist abzuraten, da daraus eine erhöhte Verletzungsgefahr resultiert. Nun entspannst du die aktivierte Muskulatur für etwa 3 Sekunden (1 Atemzug), ohne die Position zu verlassen. Danach intensivierst du die Position, bis du wieder einen leichten Dehnreiz spürst, und wiederholst das »Anspannen, Entspannen und Erweitern«. Beim Aufwärmen kannst du die Dehnposition einmal intensivieren, in der Abwärmphase sowie im Dehntraining kannst du dies mehrfach ausführen. Du wirst feststellen, dass bei jedem Durchgang die mögliche Erweiterung der Position geringer wird.

INFO: Durchführung der Dehnübungen

Nimm eine Anfangsposition ein, in der du einen leichten Dehnreiz spürst. Dehne dich nach der Methode »Entspannen – Erweitern« oder nach der Methode »Anspannen – Entspannen – Erweitern«. Auch wenn eine Übung nur zu einer Körperseite beschrieben ist, musst du immer beide Seiten dehnen.

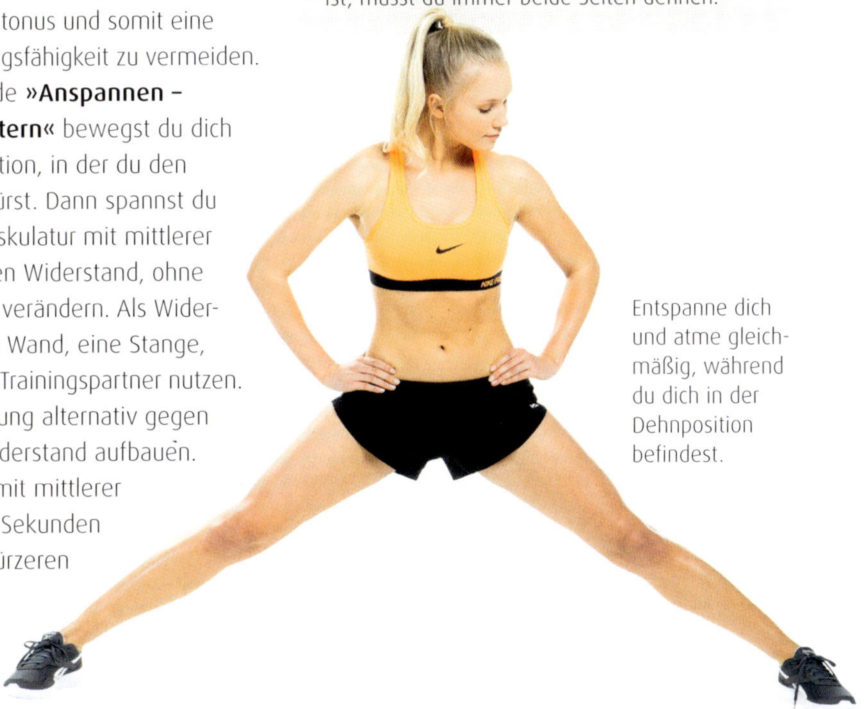

Entspanne dich und atme gleichmäßig, während du dich in der Dehnposition befindest.

Dehnprogramm

Das Programm dehnt häufig verspannte Muskeln mit einer möglichst geringen Übungszahl. Du kannst es kürzen, wenn du dich nur einzelnen Verspannungen widmen willst, ebenso kannst du es mit dir bekannten Übungen variieren und verlängern.

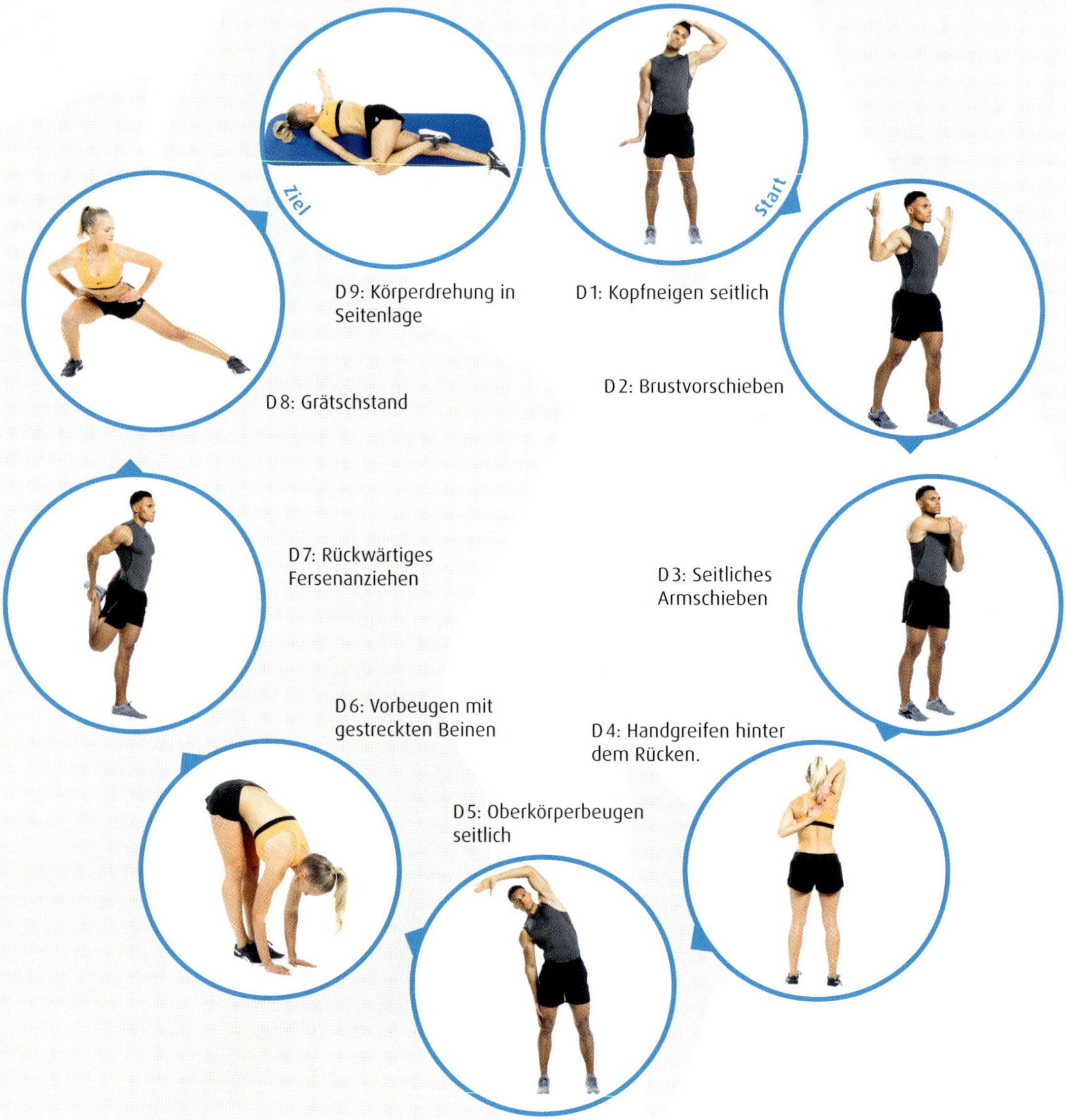

D 1: Kopfneigen seitlich

D 2: Brustvorschieben

D 3: Seitliches Armschieben

D 4: Handgreifen hinter dem Rücken.

D 5: Oberkörperbeugen seitlich

D 6: Vorbeugen mit gestreckten Beinen

D 7: Rückwärtiges Fersenanziehen

D 8: Grätschstand

D 9: Körperdrehung in Seitenlage

D1 Kopfneigen seitlich

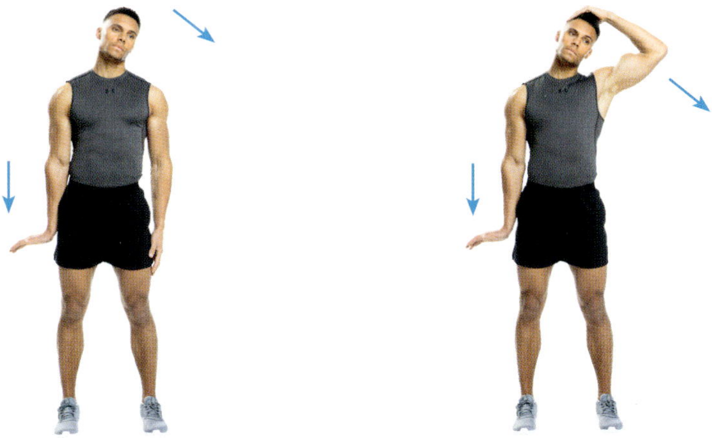

Das seitliche Kopfneigen.

Um die Hals- und die Nackenmuskulatur zu dehnen, stellst du dich gerade hin und lehnst den Kopf zur linken Seite. Schiebe langsam den rechten Arm eng am Körper nach unten (A), bis du einen leichten Dehnreiz in der Nackenmuskulatur spürst, und führe die gewählte Dehnmethode aus. Wenn die Dehnspannung nachlässt, greifst du mit dem linken Arm über den Kopf (B) und ziehst ihn weiter nach unten, bis du einen erneuten Reiz spürst. Anschließend dehnst du die andere Seite.

D2 Brustvorschieben

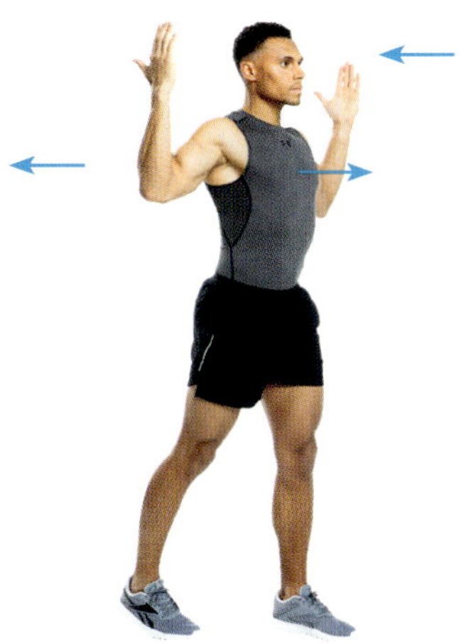

Die Dehnung in U-Haltung.

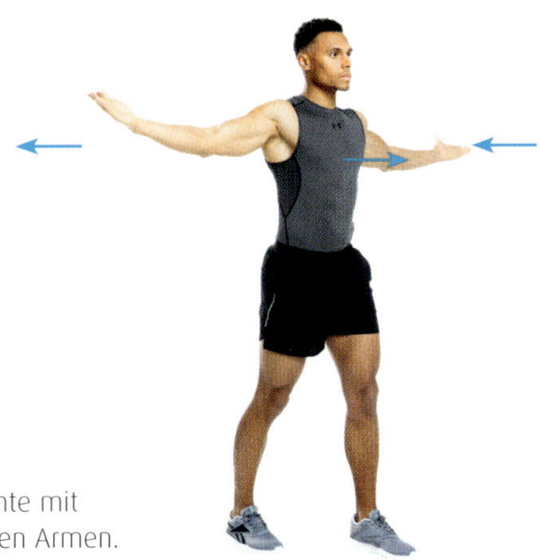

Die Variante mit gestreckten Armen.

Diese Übung dehnt die Brust-, die vordere Oberarm- und die vordere Schultermuskulatur. Du stehst im beginnenden Ausfallschritt. Die Arme sind u-förmig angehoben. Schiebe den Brustkorb vor und die Arme zurück, bis du einen leichten Dehnreiz spürst (A). Wenn du die Arme gestreckt hast, intensivierst du die Dehnung der vorderen Oberarmmuskulatur (B).

D3 Seitliches Armschieben

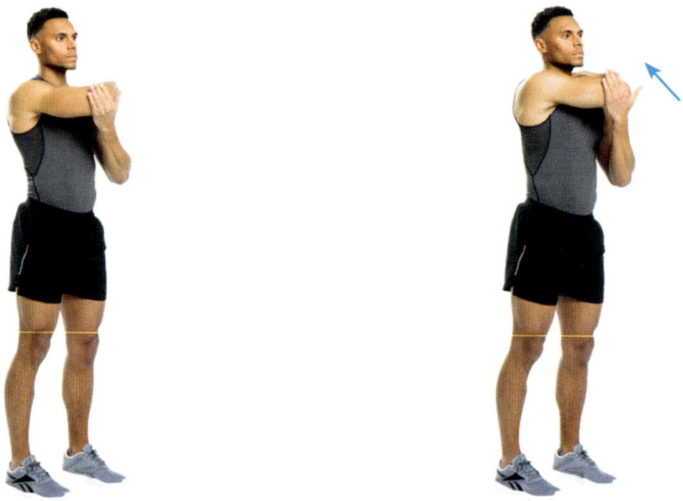

Das seitliche Armschieben.

Mit dieser Übung dehnst du die Schulter-, die hintere Oberarm- und die obere Rückenmuskulatur. Du stehst aufrecht, mit dem rechten Arm in Schulterhöhe vor dem Körper. Drücke mit der linken Hand oberhalb des Ellbogens (A) und schiebe so den rechten Arm am Kopf vorbei seitlich nach hinten (B), bis du den Dehnreiz spürst. Anschließend dehnst du die linke Seite.

D4 Handgreifen hinter dem Rücken

Die Übung dehnt die Schulter-, die Arm-, die Brust- und die obere Rückenmuskulatur. Stelle dich aufrecht hin und lasse den rechten Unterarm hinter dem Kopf nach unten hängen. Nun schiebe mit der linken Hand den rechten Ellbogen gerade nach unten, bis du einen Dehnreiz spürst. Nachdem du in der ersten Position gedehnt hast, bleibst du mit dem rechten Arm in dieser Stellung. Die linke Hand führst du nun hinter dem Rücken von unten nach oben, bis du einen erneuten Dehnreiz spürst. Fortgeschrittenen gelingt es, dass sich beide Hände greifen (A). Gelingt dir das noch nicht, kannst du die Hände entlang eines Handtuchs aufeinander zu bewegen.

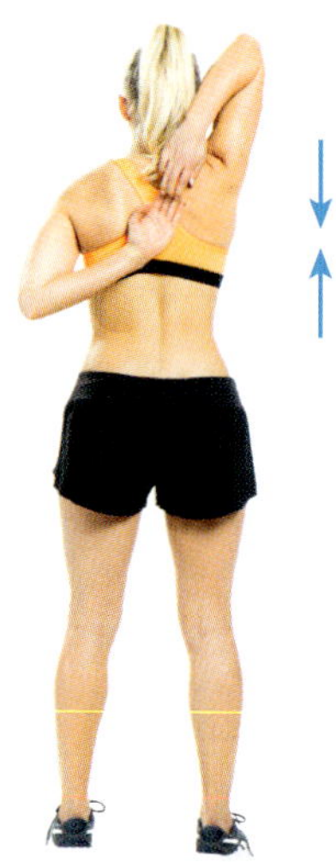

Die zweite Dehnposition.

D5 Oberkörperbeugen seitlich

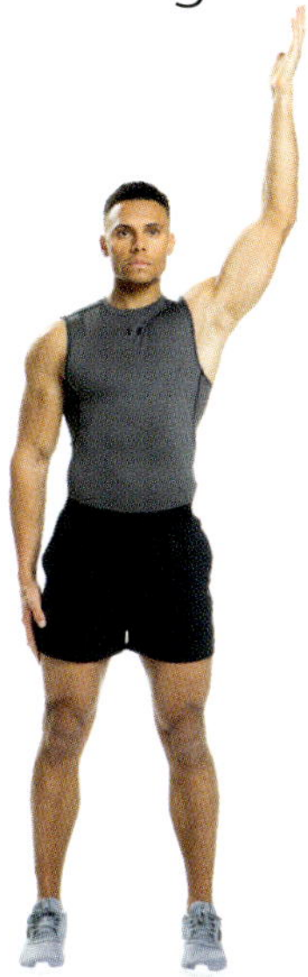

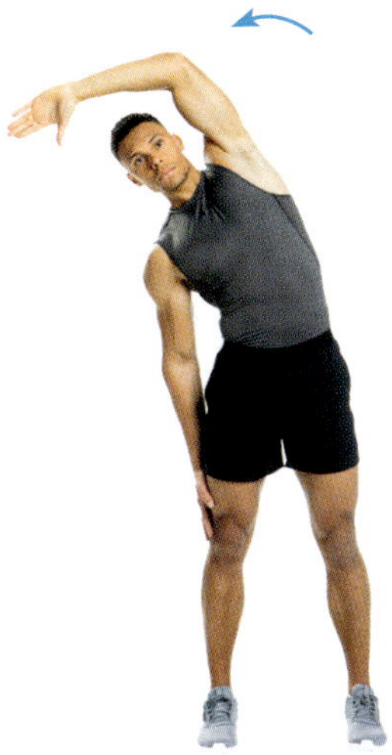

Die Anfangs- und die Dehnposition.

Diese Übung dehnt die seitliche Brust- und die Rückenmuskulatur. Du stehst aufrecht, die Füße sind hüft- bis schulterbreit auseinander. Strecke einen Arm in die Luft (A) und beuge dann den Oberkörper zur anderen Seite (B), bis du einen leichten Dehnreiz spürst. Achte darauf, dass du mit dem Oberkörper auf einer Linie bleibst und nicht mit dem Becken zur Seite ausweichst.

D6 Vorbeugen mit gestreckten Beinen

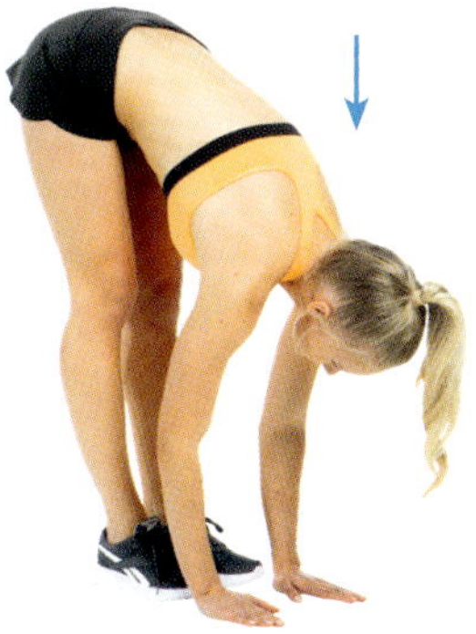

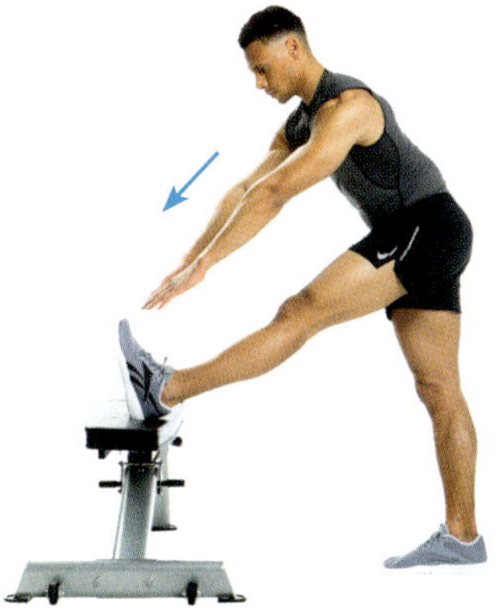

Das Vorbeugen im Stand.

Zur Dehnung der hinteren Oberschenkel-, der Waden- und der unteren Rückenmuskulatur nimmst du einen geraden Stand ein. Die Füße sind nahe gestellt und die Knie sind durchgedrückt. Bewege langsam die Hüften und gleichzeitig den Oberkörper in Richtung Boden (A), bis du einen leichten Dehnreiz spürst. Vermeide es dabei, den Oberkörper durch Abknicken nach unten zu bringen. Nun führst du die gewählte Dehnmethode aus.
Alternativ kannst du die Übung mit gestreckten Beinen auf dem Boden ausführen. Als weitere Option kannst du einen Fuß auf einen tiefen Gegenstand aufstellen und dich so vorlehnen (B).

D7 Rückwärtiges Fersenanziehen

Mit dieser Übung dehnst du die vordere Oberschenkel- und die Hüftmuskulatur. Bringe im Stand einen Fuß so weit wie möglich zum Gesäß. Greife den Fuß und ziehe ihn weiter zum Gesäß (A), dabei drückst du bewusst die Hüfte vor. Einsteiger können sich mit der freien Hand an einem Gegenstand oder einer Wand festhalten. Als Option kannst du das Anziehen des Unterschenkels in Bauchlage oder in Seitenlage durchführen.

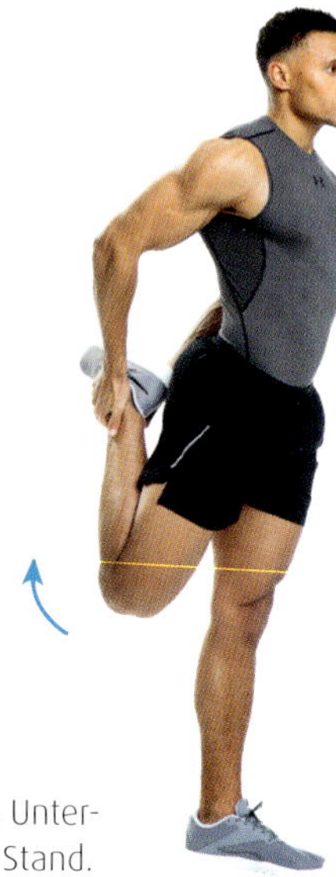

Anziehen des Unterschenkels im Stand.

D8 Grätschstand

Diese Übung dehnt vorrangig die innere Oberschenkelmuskulatur, und zudem die hintere Oberschenkel- und die Wadenmuskulatur. Spreize im aufrechten Stand die Beine auseinander, bis du eine leichte Dehnspannung spürst. Achte darauf, dass die Hüften vorn bleiben und nicht nach hinten ausweichen. Wenn die Dehnspannung nach einigen Sekunden nachlässt, beugst du ein Bein, bis du eine erneute Dehnung spürst und dehnst diese Seite (A). Nun streckst du das Bein und führst die Dehnung zur anderen Seite aus (B). Danach kannst du dich tiefer in den Grätschstand begeben.

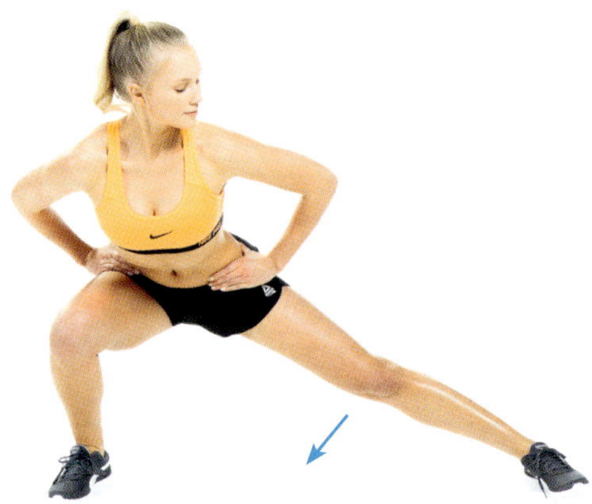

Das Dehnen im Grätschstand.

D 9 Körperdrehung in Seitenlage

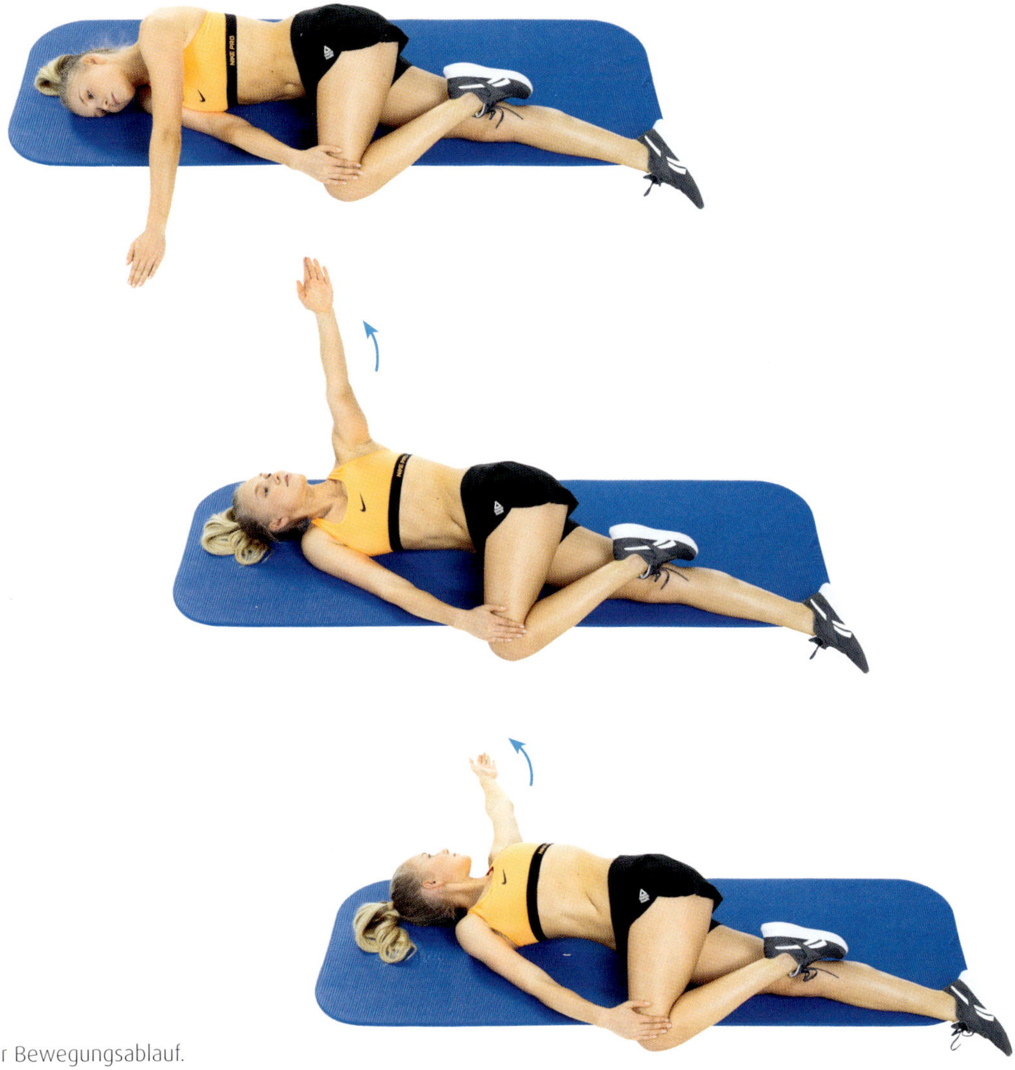

Der Bewegungsablauf.

Diese Übung dehnt die Rumpf-, die Brust-, die vordere Schulter- und die vordere Oberarmmuskulatur. Begib dich in Seitenlage, das obere Bein ist angezogen und das untere Bein gestreckt abgelegt. Fixiere das obere Bein mit der unteren Hand am Boden (A). Nun drehe den Rumpf zur anderen Seite, der obere Arm und der Kopf bewegen sich mit (B)–(C). Geübte können die obere Schulter und den oberen Arm auf dem Boden ablegen. Anschließend führst du die Drehung zur anderen Seite aus.
Ist dir die Übung zu intensiv, dann begib dich in Rückenlage mit angezogenen Beinen. Lass die gebeugten Beine zur Seite sinken.

TEIL 4:
Dein Krafttraining

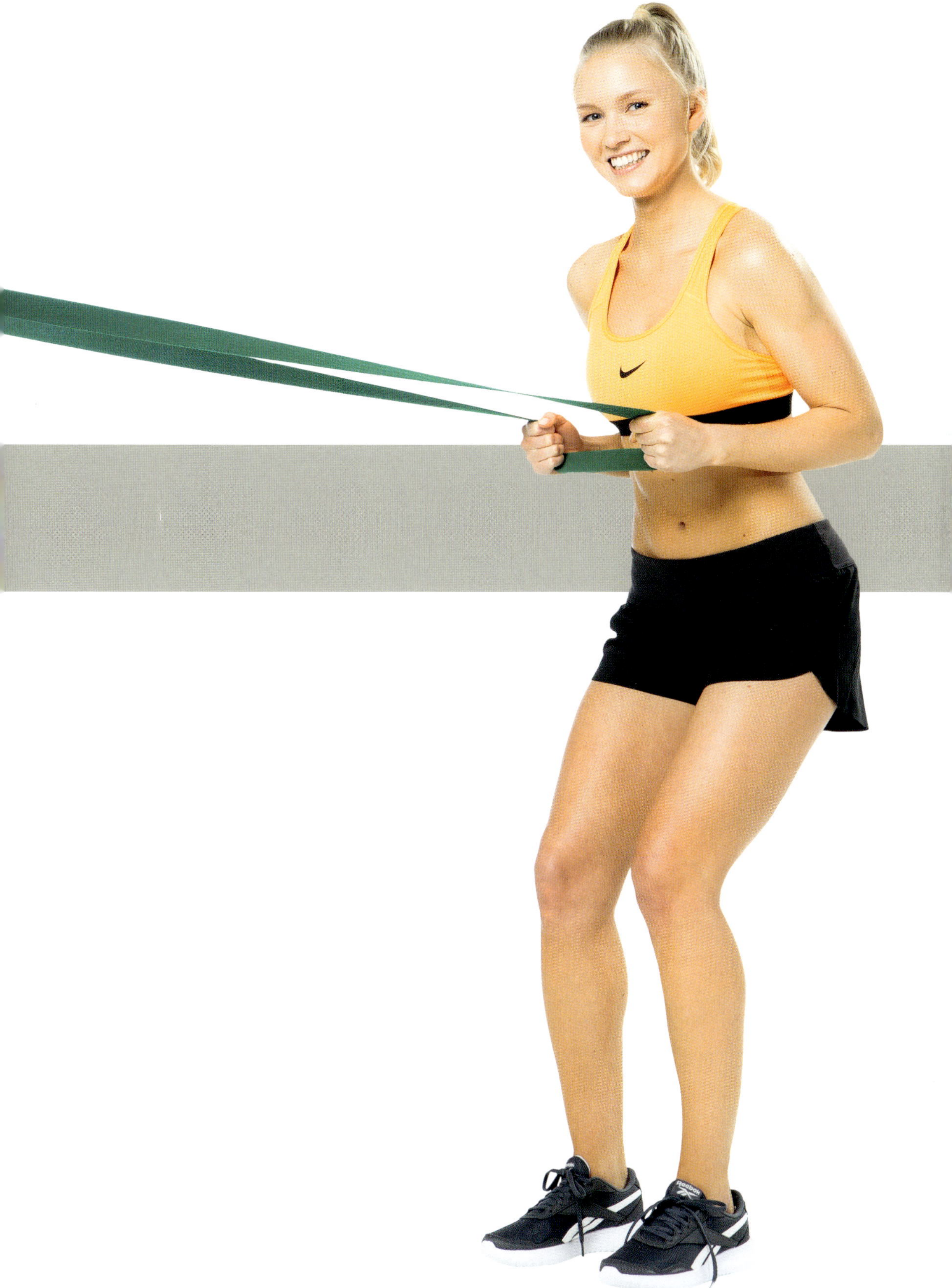

Der Start

Wenn du dein Krafttraining starten willst, gilt es, einen für dich passenden Trainingsplan auszuwählen, den du für 8–12 Wochen durchführst, bevor du einige Umstellungen vornimmst. Du kannst zwischen den folgenden Wocheneinteilungen wählen und dann dazu passende Workouts für die Trainingsperiode auswählen.
Hier siehst du verschiedene Möglichkeiten wie du deine Trainingswoche effektiv planen kannst. Du kannst 2–4 Krafteinheiten pro Woche durchführen. Es ist ratsam, wenn du eher wenig beweglich bist, dass du zumindest für einige Wochen Trainingseinheiten ergänzt, in denen du dich intensiv dem Dehnen widmest. Wenn du bereits eine Sportart ausübst, dann sind im Plan hierfür Einheiten vorgesehen; alternativ kannst du eine Ausdauereinheit wie Schwimmen oder Laufen ausführen oder aber pausieren.
Für langfristigen Erfolg ist es wichtig, dass du die Entwicklung deiner körperlichen Leistungsfähigkeit in einem Trainingsbuch protokollierst (Seiten 12–13). Iss gesunde Nahrungsmittel und verzehre genügend Protein, damit Regeneration und Wachstum der Muskulatur ermöglicht werden. Als empfehlenswert gilt für Fitnesssportler eine Eiweißmenge von 1,5–2 Gramm pro Kilo Körpergewicht.
Die Trainingspläne sind so gestaltet, dass du genügend pausierst und regenerierst. Wenn du dich aber an einem vorgesehen Trainingstag sehr müde fühlst oder einfach keine Trainingszeit verfügbar hast, dann kannst du einen zusätzlichen Regenerationstag einlegen. Genieße Regenerationstage ebenso wie solche Tage, an denen du Lieblingsspeisen verzehrst, die nicht so gesund sind. Fahre dann aber möglichst bald wieder mit dem Training fort, ebenso wie mit gesunder und bedarfsgerechter Ernährung. So führst du deine körperliche Entwicklung im Rahmen deines Körpertrainings langfristig erfolgreich durch.
Alle Pläne sind als Vorschläge und Anregung zu verstehen, die du an deine individuellen Bedürfnisse anpassen kannst.

Wochenplanung

Kraft A, B, C, D, E: Mache das ausgewählte Work-out (Seiten 62–71).
Pause/Sportart/Dehnen: An diesem Tag kannst du pausieren oder eine andere Sportart ausüben. Alternativ kannst du dehnen.
Pause: An diesem Tag verzichtest du zur Regeneration auf Training.

- ### Wochenplanung 1

Diese Wochenplanung beinhaltet zwei Krafttrainings-Einheiten mit Ganzkörper-Work-out A. Bei Bedarf kannst du andere Sportarten und/oder Dehnen ergänzen.

Woche	Tag 1	Tag 2	Tag 3	Tag 4	Tag 5	Tag 6	Tag 7
1	Kraft A	Pause/ Sportart	Pause/ Dehnen	Kraft A	Pause	Pause/ Sportart	Pause

Wochenplanung 2

Diese Einteilung ermöglicht es, etwas öfter das Work-out A auszuführen, wozu zwischen Woche 1 und Woche 2 variiert wird.

Woche	Tag 1	Tag 2	Tag 3	Tag 4	Tag 5	Tag 6	Tag 7
1	Kraft A	Pause/ Sportart	Pause/ Dehnen	Kraft A	Pause	Pause/ Sportart	Kraft A
2	Pause/ Dehnen	Pause/ Sportart	Kraft A	Pause	Pause/ Sportart	Kraft A	Pause/ Dehnen

Wochenplanung 3

Diese Einteilung kannst du nutzen, wenn du drei Krafteinheiten pro Woche planst.

Woche	Tag 1	Tag 2	Tag 3	Tag 4	Tag 5	Tag 6	Tag 7
1	Kraft A	Pause/ Sportart	Kraft A	Pause	Kraft A	Pause/ Dehnen	Pause/ Sportart

Wochenplanung 4

Hier ist eine Planung gezeigt, wenn du die Work-outs in Einheiten für den Oberkörper B und den Unterkörper C aufteilen willst. Du kannst statt B und C auch Zug D und Druck E einsetzen.

Woche	Tag 1	Tag 2	Tag 3	Tag 4	Tag 5	Tag 6	Tag 7
1	Kraft B	Pause/ Sportart	Kraft C	Pause	Kraft B	Pause/ Sportart	Pause/ Dehnen
2	Kraft C	Pause/ Sportart	Kraft B	Pause	Kraft C	Pause/ Sportart	Pause/ Dehnen

Wochenplanung 5

Hier ist eine Planung gezeigt, wenn du vier Work-outs pro Woche ausführen willst. Dies setzt aber schon einige Trainingserfahrung voraus. Du kannst statt D und E auch Oberkörper B und Unterkörper C einsetzen.

Woche	Tag 1	Tag 2	Tag 3	Tag 4	Tag 5	Tag 6	Tag 7
1	Kraft D	Kraft E	Pause	Kraft D	Kraft E	Pause/ Dehnen	Pause/ Sportart

Work-outs

Nachdem du den Trainingsplan festgelegt hast, gilt es die Work-outs auszuwählen. Hier lernst du Work-outs kennen, mit denen du deine Kraftleistungsfähigkeit förderst und deine Körperproportionen formst. »Work-out A« trainiert den ganzen Körper, bei den Work-outs »B«, »C«, »D« und »E« sind die Übungen aufgeteilt.
Die Work-outs dienen als Einstiegsprogramme. Die Work-outs sind so zusammengestellt, dass du mit möglichst wenigen Übungen und geringer Zeitspanne effektiv trainierst. Wähle je eine Übung für die im Work-out aufgelisteten Gruppierungen aus, gegebenenfalls auch für optionale Übungen. Du kannst Übungen variieren und mit solchen austauschen, die dieselbe Muskelgruppe beziehungsweise Bewegungsrichtung trainieren.
Wichtig ist, dass du mit für dich geeigneter Intensität und passenden Übungsvarianten trainierst. Insbesondere Einsteiger müssen darauf achten, dass sie das Training nicht übertreiben. Ziel des Krafttrainings ist es, einen langfristig leistungsfähigen Körper zu entwickeln; hingegen nicht möglichst intensive Kraftleistungen kurzzeitig zu erbringen, die den Körper überfordern und somit eine Verletzung zu riskieren.
Damit du die geeigneten Übungen auswählen kannst, musst du diese testen. Gehe so vor, dass du dich zuerst aufwärmst und dann die Übungen ausprobierst. Wähle solche Übungen beziehungsweise Varianten aus, die du mindestens zehnmal technisch korrekt ausführen kannst. Dein momentanes Leistungsniveau ist entscheidend, wobei gilt: Nutze besser eine eher leichte als eine zu schwere Übungsvariante. Steigern kannst du später immer noch. Notiere die ausgewählten Übungen in deinem Trainingsplan.
In der folgenden Trainingseinheit übst du nun gemäß Trainingsplan. Ziel ist es, in jedem Training die Wiederholungen/Intervalldauer etwas zu steigern. Auch wenn dies nicht bei jeder Übung gelingt, so soll doch zumindest die Gesamttrainingsleistung steigen. An manchen Trainingstagen wird jedoch keine Leistungssteigerung möglich sein – akzeptiere dies und versuche, deine Leistung das nächste Mal zu steigern.
Nutze die Work-outs als Grundlage für dein Training und passe sie mit wachsender Erfahrung an deine individuellen Präferenzen an.
Achte bei der Zusammenstellung von eigenen Work-outs darauf, dass du jede Muskelgruppe zumindest einmal pro Woche intensiv kräftigen musst, um das erreichte Leistungsniveau zu halten. Auch gilt es, dass das gleiche Work-out nicht an zwei Tagen hintereinander ausgeführt werden soll. Pausiere zumindest an einem Tag pro Woche. Nach einem Trainingszyklus von 6–12 Wochen solltest du Umstellungen am Programm vornehmen.

Work-out A	Ganzkörper	Seiten 62–63
Work-out B	Oberkörper	Seiten 64–65
Work-out C	Unterkörper	Seiten 66–67
Work-out D	Druck	Seiten 68–69
Work-out E	Zug	Seiten 70–71

Vorgehen

Beginne dein Work-out, indem du dich aufwärmst. Es gibt viele Methoden vorzugehen; entscheidend ist, was deinem Körper guttut und in welcher Verfassung sich dein Körper vor der Trainingseinheit befindet (Seiten 36–37).
Beim Fitnessband-Training lassen sich die Übungen recht schnell wechseln, so benötigst du keine längeren Pausen. Am besten machst du für eine Übung einen Satz und pausierst 15–20

Sekunden, um dann einen Satz für die nächste Übung auszuführen. So kannst du einen kompletten Durchgang für das Work-out ausführen. Dann pausierst du 2–3 Minuten, bevor du mit der nächsten Runde beginnst.
Alternativ kannst du zwischen zwei Übungen wechseln, d.h. dass du nach einem Satz für eine Muskelgruppe direkt einen Satz für eine andere Muskelgruppe machst, z.B. Training des Muskelgegenspielers. Wähle zwischen den Methoden abhängig davon, was du an Bändern und Tools für das Work-out verfügbar hast und wie du dieses vorbereiten kannst.
Du könntest zwar die Work-outs auch so ausführen, dass du ein Satz für eine Übung machst und dann wartest, bevor du den nächsten Satz für diese Übung ausführst. Es würde dann erst nach Abschluss der Übung zur nächsten Übung übergangen. Dieses Vorgehen würde jedoch die Gesamtzeitdauer des Work-outs erheblich verlängern.
Du kannst mit Wiederholungen oder Zeitintervallen trainieren. Du kannst beispielsweise mit 15 Wiederholungen (60 Sekunden) starten und um eine Wiederholung (4 Sekunden) möglichst nach 1–2 Trainingseinheiten erhöhen. Wenn du 20 Wiederholungen (80 Sekunden) erreichst, erhöhst du die Intensität, aber nur so weit, dass du noch zumindest 15 Wiederholungen (60 Sekunden) ausführen kannst. Nach diesem Steigerungsprinzip kannst du auch mit 8–12 (32–48 Sekunden) oder 20–30 Wiederholungen (80–120 Sekunden) verfahren. Die Steigerung notierst du in deinem Trainingsbuch, damit sie nicht in Vergessenheit geraten.
Jedes Work-out wird mit der Abwärmphase abgeschlossen. Wähle auch dazu das für dich geeignete Vorgehen.

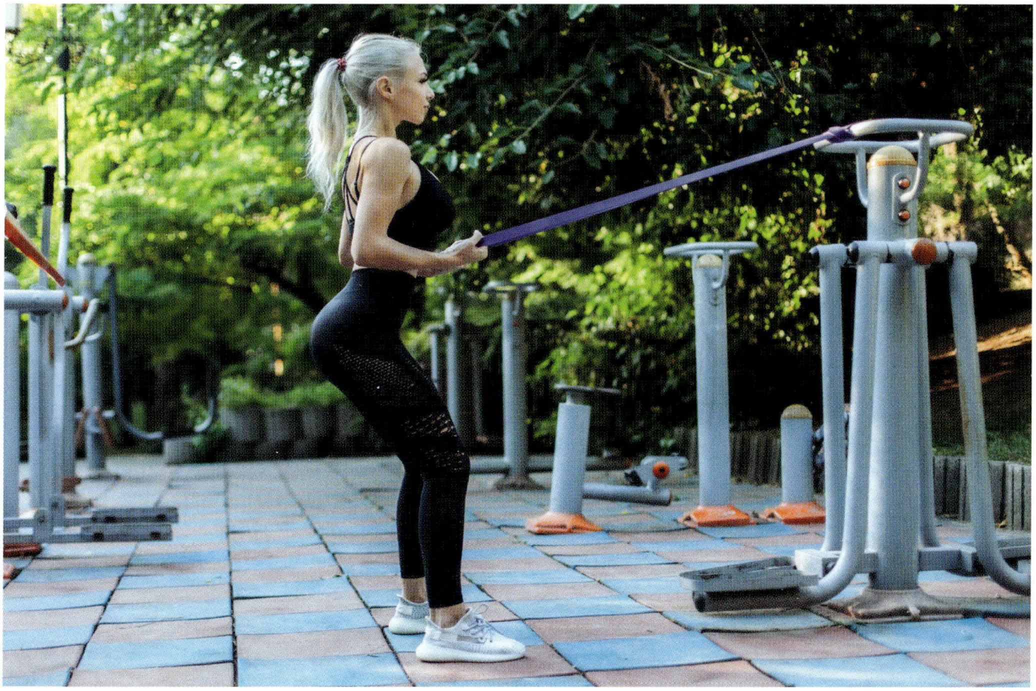

Beim Band-Training kannst du schnell zwischen den Positionen wechseln. Nach »8: Beidarmiger Zug von vorn« kannst du dich drehen und mit »1: Beidarmige Fliegende« weitermachen.

Work-out A Ganzkörper

Mit diesem Work-out trainierst du ausgeglichen den gesamten Körper. Wähle aus der jeweiligen Rubrik eine Übung, die dir technisch korrekt gelingen. Entscheide bei einigen Übungen abhängig vom Leistungsstand, ob du mit oder ohne Band übst.
Möchtest du das Work-out erweitern, kannst du je eine Übung für die vordere und hintere Oberarmmuskulatur und/oder für die Schulterstabilität hinzufügen.
Für Einsteiger empfehle ich 15–20 Wiederholungen, bei mit Band vereinfachten »Klimmzug« 10–15 Wiederholungen und bei Rumpfübungen 40–60 Sekunden Übungsdauer auf dem Timer eingestellt; für den seitlichen Stütz gilt dies pro Seite.
Geübte können je nach Präferenz mit 8–12, 15–20 oder 20–30 Wiederholungen trainieren. Falls du es bevorzugst, mit im Timer eingestellten Zeitintervallen zu trainieren, dann rechne pro Wiederholung circa 4 Sekunden.

Aufwärmphase		5–10 min	
1. Beine	66: Beidbeinige Kniebeuge 67: Beidbeinige Kniebeuge und Fersenheben	15–20 Wdh.	Seite 148 Seite 149
2. Brust	4: Beidarmige Brustpresse 1: Beidarmige Fliegende 7: Liegestütz (ohne Band)	15–20 Wdh.	Seite 82 Seite 78 Seite 85
3. Oberer Rücken	8: Beidarmiger Zug von vorn 11: Zug von oben 10: Klimmzug mit Band vereinfacht	15–20 Wdh. und 10: 10–15 Wdh.	Seite 86 Seiten 90–91 Seite 89
4. Gesäß und Beine	72: Gebeugtes Beinheben im Vierfüßlerstand 74: Beidbeinige Gesäßbrücke und Abspreizen 73: Kniebeuge mit erhöhtem hinteren Fuß (ohne Band)	15–20 Wdh.	Seite 154 Seite 157 Seite 156
5. Schultern	14: Frontheben 15: Schulterpresse 16: Seitheben	15–20 Wdh.	Seite 94 Seite 95 Seite 96
Optional: Vordere Oberarme	32: Beidarmiger Bizeps-Curl 33: Alternierender Bizeps-Curl	15–20 Wdh.	Seite 112 Seite 113
Optional: Hintere Oberarme	37: Trizeps-Strecken nach unten 38: Trizeps-Strecken in Vorbeuge	15–20 Wdh.	Seite 117 Seite 118
Optional: Stabilität der Schultern	25: Rückwärtige A-Fliegende 26: Außenrotation am Körper	15–20 Wdh.	Seite 105 Seite 106
6. Vorderer Rumpf	41: Crunch 45: Unterstützer Sit-up 48: Abwechselndes Knieanziehen im Liegestütz	40–60 Sek. oder 10–15 Wdh.	Seite 122 Seite 126 Seite 129
7. Seitlicher Rumpf	51: Körperanheben in Seitenlage 52: Diagonaler Crunch mit Beinanziehen	40–60 Sek. oder 10–15 Wdh.	Seite 132 Seite 133
8. Hinterer Rumpf	60: Diagonales Strecken im Vierfüßlerstand 61: Superman (ohne Band)	40–60 Sek. oder 10–15 Wdh.	Seite 141 Seite 142
Abwärmphase		5–10 min	

Satzzahl	2–3 Sätze je Übung

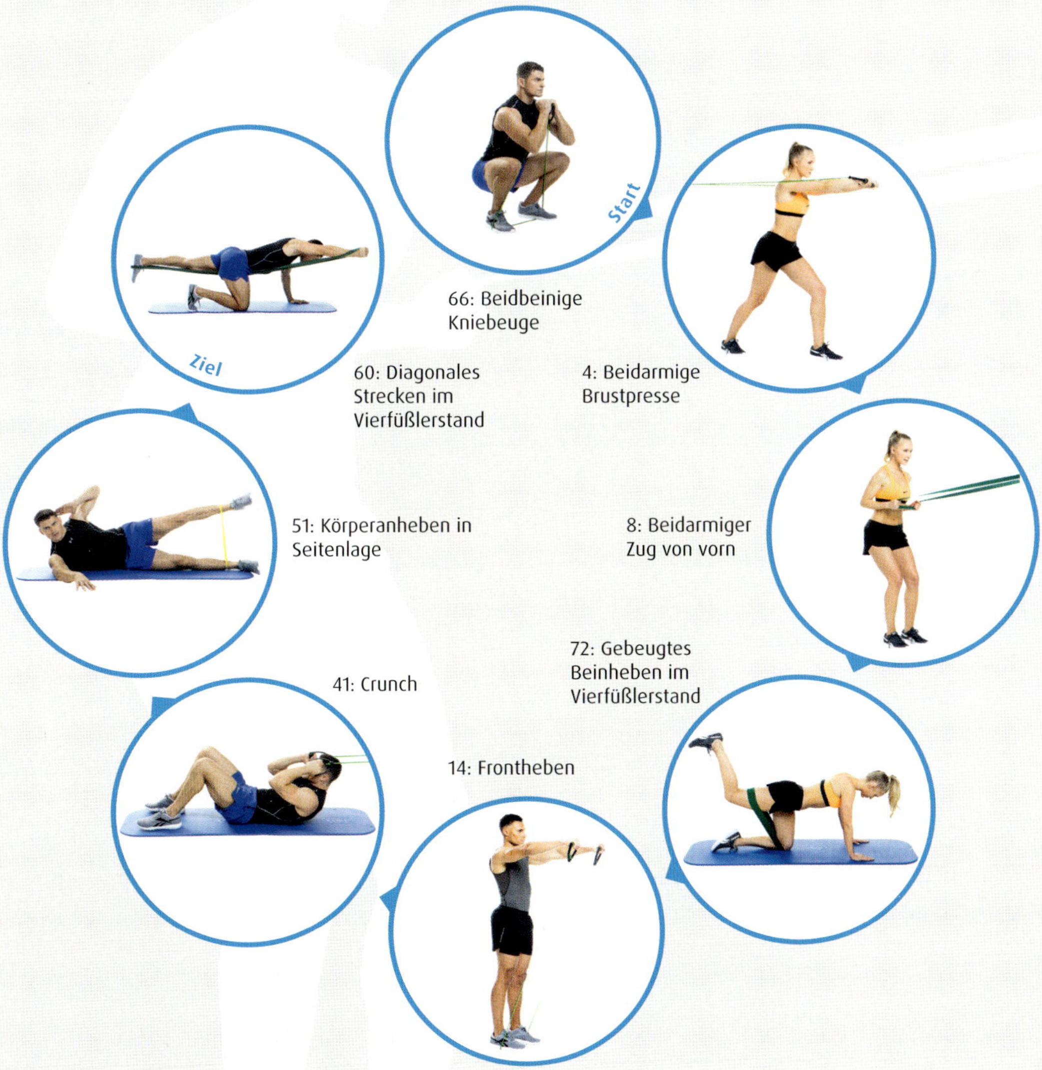
Start
66: Beidbeinige Kniebeuge
4: Beidarmige Brustpresse
8: Beidarmiger Zug von vorn
72: Gebeugtes Beinheben im Vierfüßlerstand
14: Frontheben
41: Crunch
51: Körperanheben in Seitenlage
60: Diagonales Strecken im Vierfüßlerstand
Ziel

Work-out B Oberkörper

Dieses Work-out ist vorrangig auf den Oberkörper ausgerichtet; es setzt bereits Trainingserfahrung voraus. Wähle je eine Übung pro Kategorie oder nutze andere dir bekannte Übungen für die gleiche Zielmuskulatur. Ist dir das Work-out nicht intensiv genug, dann ergänze Übungen aus den optionalen Rubriken.

Hier ist vorgeschlagen, mit 8–12 Wiederholungen zu üben und bei hinteren Schulter- und Rumpfübungen mit 10–15 Wiederholungen oder 40–60 Sekunden. Willst du mehr in Richtung »Kraftausdauer« trainieren, kannst du 15–20 (20–30) Wiederholungen wählen. Entsprechend kannst du mit 60–80 (80–120) Sekunden üben.

Aufwärmphase		5–10 min	
1. Rücken (Zug nach unten)	11: Zug von oben 10: Klimmzug (mit Band)	8–12 Wdh.	Seiten 90–91 Seite 89
2. Seitliche Schultern	15: Schulterpresse 16: Seitheben 17: Einarmiges Seitheben	8–12 Wdh.	Seite 95 Seite 96 Seite 97
3. Rücken (Zug nach hinten)	8: Beidarmiger Zug von vorn 13: Einarmiger Zug von unten	8–12 Wdh.	Seite 86 Seite 93
4. Brust	4: Beidarmige Brustpresse 5: Einarmige Brustpresse von unten 6: Boxen	8–12 Wdh.	Seite 82 Seite 83 Seite 84
Optional: Schultern	14: Frontheben 18: Schulterheben	8–12 Wdh.	Seite 94 Seite 98
5. Hintere Schultern	19: Rückwärtige Fliegende 21: Mittleres Ziehen nach außen 20: Hohes Rudern 22: Ziehen von oben nach außen	10–15 Wdh.	Seite 99 Seite 101 Seite 100 Seite 102
6. Vordere Oberarme	32: Beidarmiger Bizeps-Curl 33: Alternierender Bizeps-Curl 34: Hoher beidarmiger Bizeps-Curl	8–12 Wdh.	Seite 112 Seite 113 Seite 114
7. Hintere Oberarme	40: Einarmiges Trizeps-Strecken nach oben 37: Trizeps-Strecken nach unten 38: Trizeps-Strecken in Vorbeuge	8–12 Wdh.	Seite 120 Seite 117 Seite 118
8. Vorderer Rumpf	43: Crunch mit Knieanziehen 48: Abwechselndes Knieanziehen im Frontstütz 50: Rudern im Frontstütz	40–60 Sek. oder 10–15 Wdh.	Seite 124 Seite 129 Seite 131
Optional: Hinterer Rumpf	61: Superman 60: Diagonales Strecken im Vierfüßlerstand	40–60 Sek. oder 10–15 Wdh.	Seite 142 Seite 141
Abwärmphase		5–10 min	

Satzzahl	2–3 Sätze je Übung

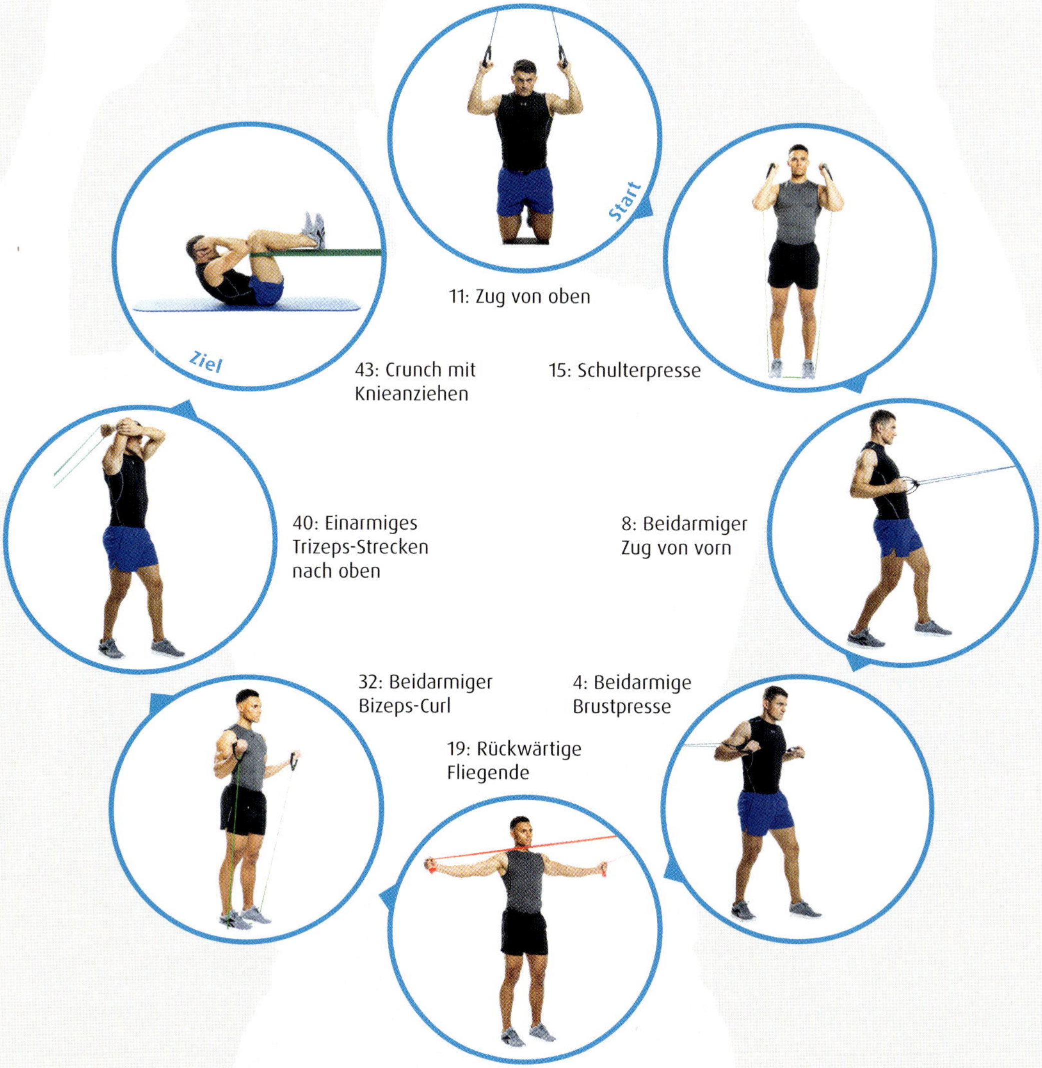
Start
11: Zug von oben
15: Schulterpresse
8: Beidarmiger Zug von vorn
4: Beidarmige Brustpresse
19: Rückwärtige Fliegende
32: Beidarmiger Bizeps-Curl
40: Einarmiges Trizeps-Strecken nach oben
43: Crunch mit Knieanziehen
Ziel

Work-out C Unterkörper

Dieses Work-out ist vorrangig auf den Unterkörper ausgerichtet; es setzt Trainingserfahrung voraus. Wähle je eine Übung aus den Kategorien aus oder nutze andere dir bekannte Übungen für die gleiche Zielmuskulatur. Ist dir das Work-out nicht intensiv genug, ergänze Übungen aus den optionalen Rubriken.
Hier sind Wiederholungszahlen und Satzdauern vorgeschlagen. Willst du mehr in Richtung Kraftausdauer trainieren, dann erhöhe auf 15–20 (20–30) Wiederholungen beziehungsweise verlängere die Belastungen auf 60–80 (80–120) Sekunden.

Aufwärmphase		5–10 min	
1. Beine beidbeinig	66: Beidbeinige Kniebeuge 67: Beidbeinige Kniebeuge mit Fersenheben 68: Beidbeinige Y-Kniebeuge	8–12 Wdh.	Seite 148 Seite 149 Seite 150
2. Gesäß und Beine	73: Kniebeuge mit erhöhtem hinteren Fuß 75: Einbeinige Gesäßbrücke	8–12 Wdh.	Seite 156 Seite 158
3. Beine einbeinig	70: Beinstrecken aus dem Ausfallschritt 71: Einbeinige Kniebeuge	8–12 Wdh.	Seite 152 Seite 153
4. Beine hinten	76: Unterstütze Standwaage 77: Fersenanziehen in Bauchlage	40–60 Sek. oder 10–15 Wdh.	Seite 159 Seite 160
Optional: Oberschenkel vorn	65: Beinstrecken im Sitz	8–12 Wdh.	Seite 147
Optional: Beine außen	82: Beinabspreizen im Stand 81: Beinabspreizen in Seitenlage	10–15 Wdh.	Seite 165 Seite 164
Optional: Beine innen	83: Seitliches Beinanziehen	10–15 Wdh.	Seite 166
5. Waden	85: Wadenheben 86: Wadenheben mit gebeugten Knien	10–15 Wdh.	Seite 168 Seite 170
Optional: Schienbein	87: Zehenanziehen	10–15 Wdh.	Seite 171
6. Vorderer Rumpf	41: Crunch 47: Einrollen 44: Rückwärts-Crunch	40–60 Sek. oder 10–15 Wdh.	Seite 122 Seite 128 Seite 125
7. Seitlicher Rumpf	53: Rumpfrotation am Boden 54: Mittlere Rumpfrotation im Stand 59: Seitstütz und Rudern	40–60 Sek. oder 10–15 Wdh.	Seite 134 Seite 135 Seite 140
8. Hinterer Rumpf	63: Kreuzheben 64: Rückenstrecker im Stand	40–60 Sek. oder 10–15 Wdh.	Seite 144 Seite 145
Abwärmphase		5–10 min	

Satzzahl	2–3 Sätze je Übung

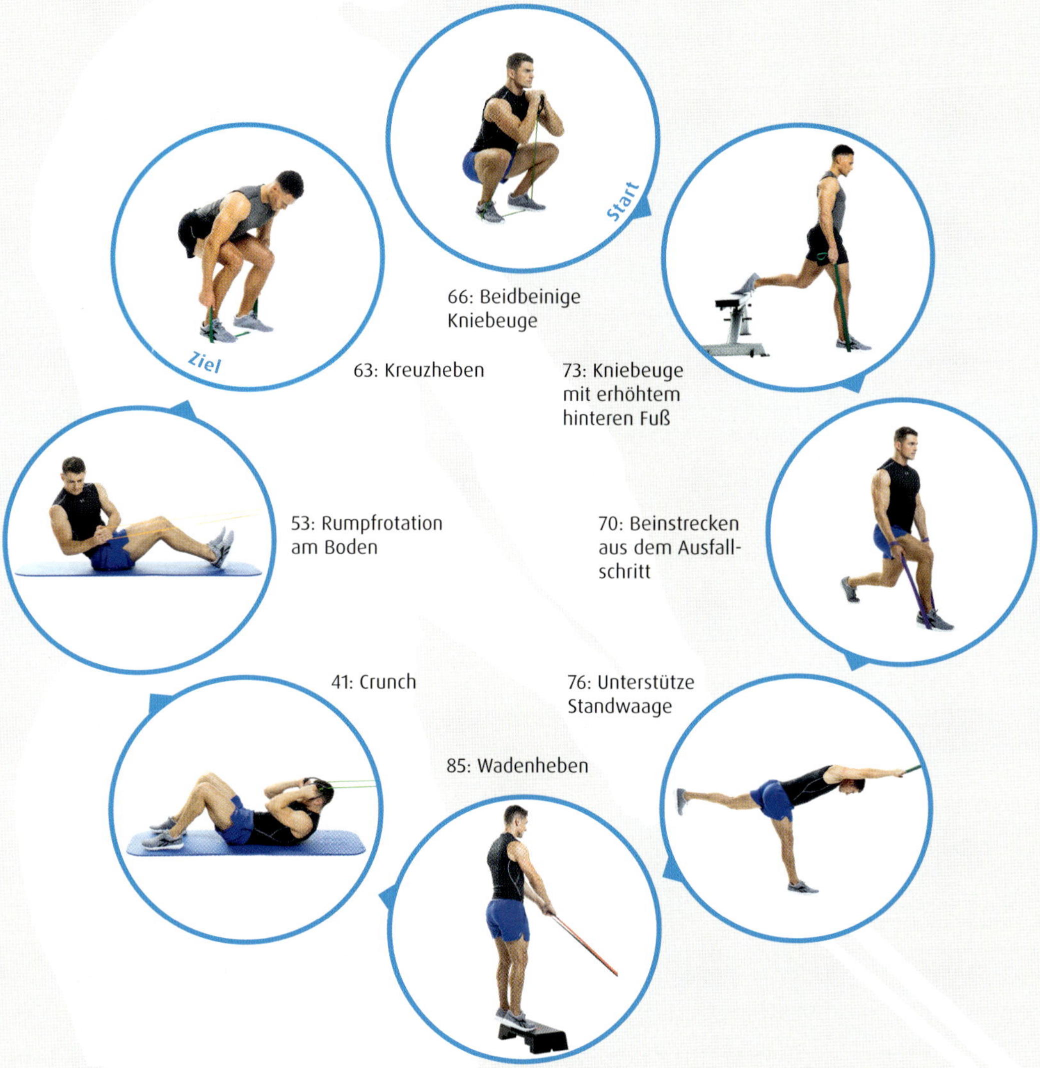
Start
66: Beidbeinige Kniebeuge
73: Kniebeuge mit erhöhtem hinteren Fuß
70: Beinstrecken aus dem Ausfall-schritt
76: Unterstütze Standwaage
85: Wadenheben
41: Crunch
53: Rumpfrotation am Boden
63: Kreuzheben
Ziel

Work-out D Druck

Nachdem du einige Monate Krafttraining ausgeführt hast, kannst du dieses Work-out nutzen. Es enthält viele drückende Bewegungen für Oberkörper und Beine.
Wähle je eine Übung aus den Kategorien aus. Du kannst die Rubriken 1 und 3 tauschen, beispielsweise dann, wenn du eine Vorermüdung bei einbeinigen Kniebeugen vermeiden willst. Ist dir das Work-out nicht intensiv genug, dann ergänze eine Übung aus der optionalen Rubrik. Es ist vorgeschlagen, die Übungen mit 8–12 Wiederholungen zu machen und die Rumpfübungen mit etwas weniger Intensität, dafür längerer Zeitdauer (mehr Wiederholungen). Dies ist ein Vorschlag; du kannst frei wählen abhängig vom Trainingsziel. Du kannst mit 8–12, 10–15 oder 15–20 (20–30) Wiederholungen üben beziehungsweise mit Zeitintervallen von 32–48, 40–60 oder 60–80 (80–120) Sekunden.

Aufwärmphase		5–10 min	
1. Beine beidbeinig	68: Beidbeinige Y-Kniebeuge 66: Beidbeinige Kniebeuge 84: Seitliche Schritte	8–12 Wdh.	Seite 150 Seite 148 Seite 167
2. Brust (Druck nach vorn)	5: Einarmige Brustpresse von unten 4: Beidarmige Brustpresse 7: Liegestütz 6: Boxen	8–12 Wdh.	Seite 83 Seite 82 Seite 85 Seite 84
3. Beine einbeinig	71: Einbeinige Kniebeuge 75: Einbeinige Gesäßbrücke	8–12 Wdh.	Seite 153 Seite 158
4. Schultern (Druck nach oben)	15: Schulterpresse	8–12 Wdh.	Seite 95
Optional: Brust	2: Beidarmige Fliegende von unten 3: Einarmige Fliegende 1: Beidarmige Fliegende	8–12 Wdh.	Seite 79 Seite 80 Seite 78
5. Hintere Oberarme	39: Trizeps-Strecken nach vorn 40: Einarmiges Trizeps-Strecken nach oben	8–12 Wdh.	Seite 119 Seite 120
6. Vorderer Rumpf	46: Intensiver Sit-up 47: Einrollen 42: Crunch auf Gymball 49: Diagonale Schritte im Frontstütz	40–60 Sek. oder 10–15 Wdh.	Seite 127 Seite 128 Seite 123 Seite 130
7. Seitlicher Rumpf	58: Beinheben im Seitstütz 55: Diagonale Rotation nach unten 56: Diagonale Rotation nach oben 57: Seitneigen	40–60 Sek. oder 10–15 Wdh.	Seite 139 Seite 136 Seite 137 Seite 138
Abwärmphase		5–10 min	

Satzzahl	2–4 Sätze je Übung

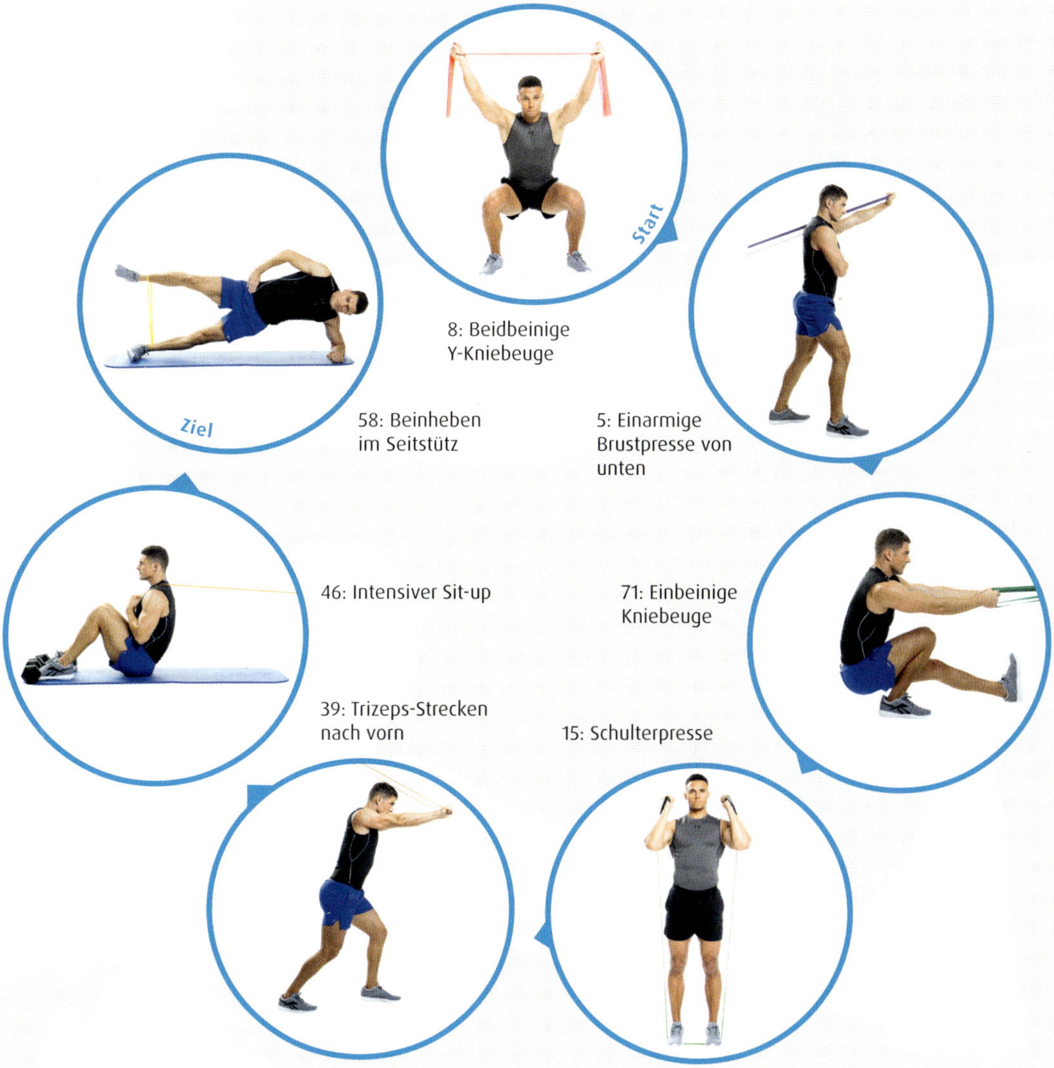
Start
8: Beidbeinige Y-Kniebeuge
5: Einarmige Brustpresse von unten
71: Einbeinige Kniebeuge
15: Schulterpresse
39: Trizeps-Strecken nach vorn
46: Intensiver Sit-up
58: Beinheben im Seitstütz
Ziel

Work-out E Zug

Dieses Work-out umfasst viele ziehende Bewegungen. Wähle je eine Übung aus den Kategorien aus oder nutze andere dir bekannte Übungen für die gleiche Zielmuskulatur.
Hier sind Wiederholungszahlen und Satzdauern vorgeschlagen. Für die stabilisierenden Schulterübungen sowie für den Rumpf schlage ich etwas höhere Wiederholungszahlen (Übungsdauern) vor als für die intensiven Kraftübungen. Du kannst jedoch frei wählen:
Willst du mehr in Richtung Kraftausdauer trainieren, dann erhöhe auf 15–20 (20–30) Wiederholungen beziehungsweise verlängere die Belastungen auf 60–80 (80–120) Sekunden.

Aufwärmphase		5–10 min	
1. Beine, Gesäß und hinterer Rumpf	63: Kreuzheben 73: Kniebeuge mit erhöhtem hinteren Fuß	8–12 Wdh.	Seite 144 Seite 156
2. Rücken (Zug nach unten)	10: Klimmzug (mit Band) 11: Zug von oben	8–12 Wdh. oder maximal	Seite 89 Seite 90
3. Beine hinten	79: Oberkörpervorbeugen bei fast gestreckten Beinen 78: Fersenanziehen und Gesäßheben 80: Rückwärtiger Stütz mit Beinanziehen	8–12 Wdh.	Seite 162 Seite 161 Seite 163
4. Rücken (Zug nach hinten)	12: Beidarmiger Zug von unten 9: Einarmiger Zug von vorn 13: Einarmiger Zug von unten	8–12 Wdh.	Seite 92 Seite 88 Seite 93
5. Schultern	18: Schulterheben 17: Einarmiges Seitheben 23: Hinterer Schulterzug einarmig	15–20 Wdh.	Seite 98 Seite 97 Seite 103
6. Vordere Oberarme	35: Einarmiger Bizeps-Curl von hinten 36: Klimmzug mit Handrücken vor 34: Hoher beidarmiger Bizeps-Curl	8–12 Wdh./Klimmzug maximal	Seite 115 Seite 116 Seite 114
7. Hinterer Rumpf	64: Rückenstrecker im Stand 62: Superman mit Rudern	10–15 Wdh. oder 40–60 Sek.	Seite 145 Seite 143
8. Stabilität der Schulter	24: Hoher Facepull 27: Außenrotation angehoben 28: Diagonales Ziehen nach oben 29: Wand-Walk 25: Rückwärtige A-Fliegende	10–15 Wdh. oder 40–60 Sek.	Seite 104 Seite 107 Seite 108 Seite 109 Seite 105
Abwärmphase		5–10 min	

Satzzahl	2–4 Sätze je Übung

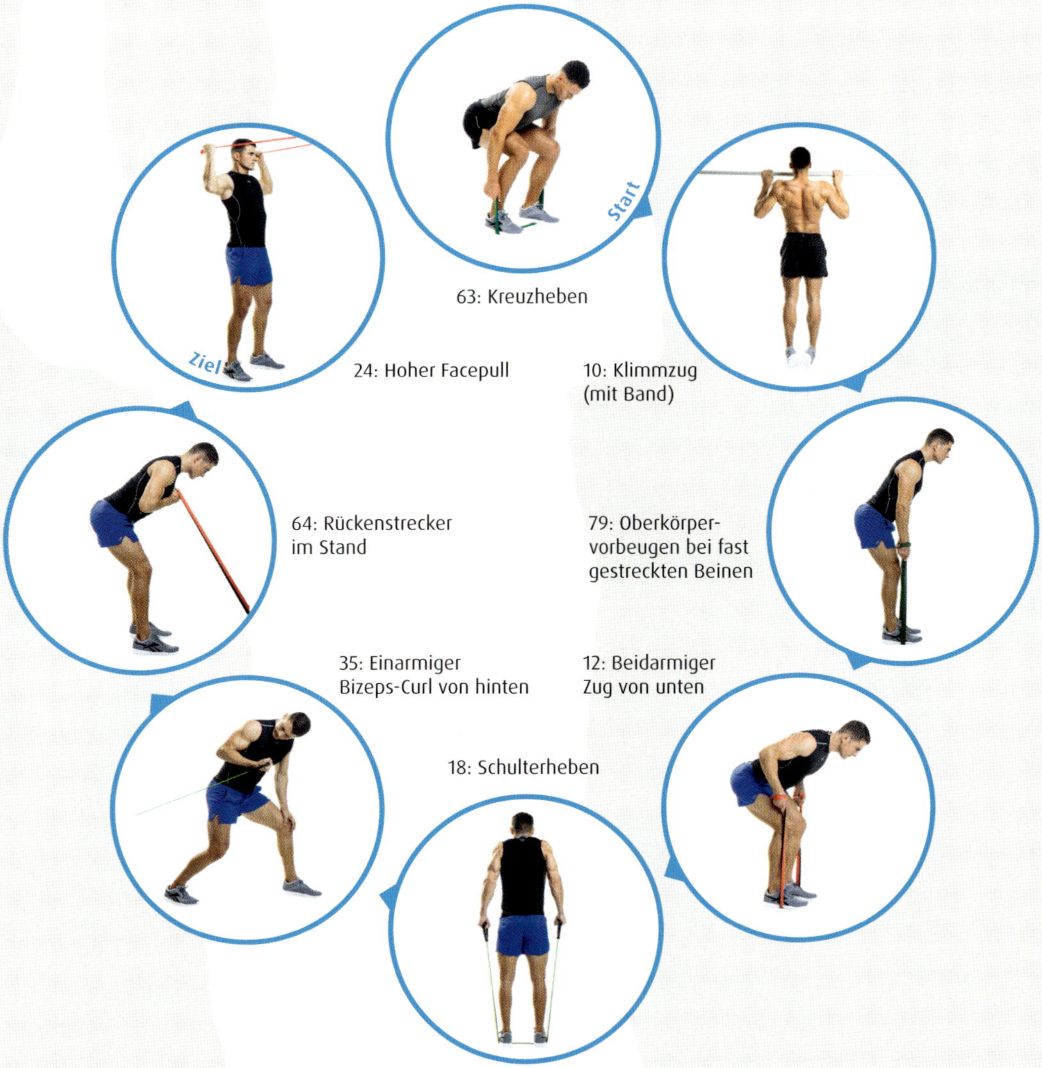

Start
63: Kreuzheben
10: Klimmzug (mit Band)
79: Oberkörper-vorbeugen bei fast gestreckten Beinen
12: Beidarmiger Zug von unten
18: Schulterheben
35: Einarmiger Bizeps-Curl von hinten
64: Rückenstrecker im Stand
24: Hoher Facepull
Ziel

TEIL 5:
Die Übungen

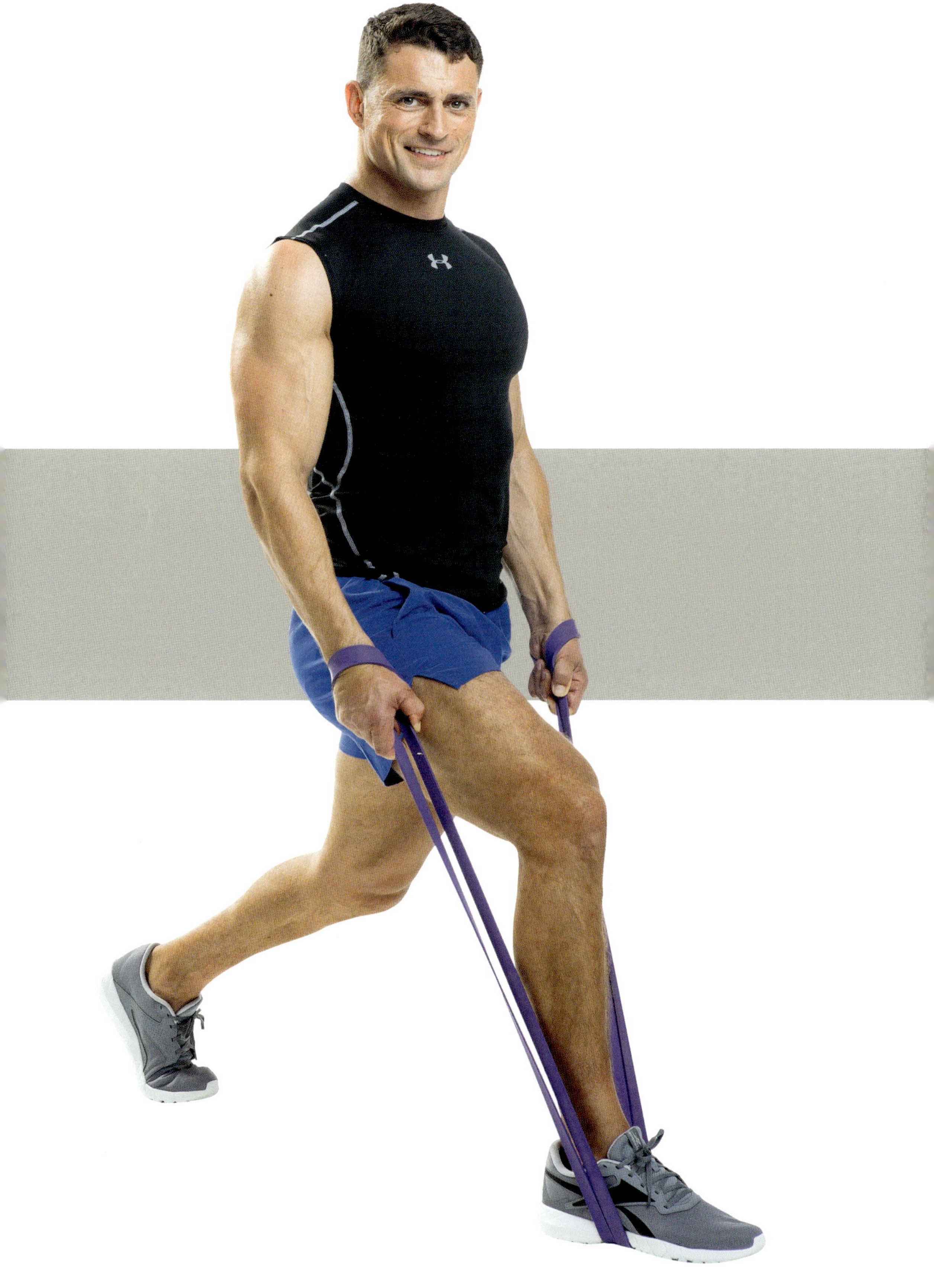

So führst du die Übungen aus

In den folgenden Abschnitten findest du Übungen zur Übersichtlichkeit unterteilt in »Oberkörper«, »Rumpf« und »Gesäß und Beine«. Den Bereich, den die Übungen vorrangig kräftigen, findest du unter »Kräftigung« bei der Übungsbeschreibung.

Beginne die Übung in einer stabilen Anfangsposition, baue Körperspannung auf und halte sie aufrecht. Aktiviere die Bauch- und die Gesäßmuskulatur, halte den Rücken gerade und spanne die Schulterblätter nach hinten unten. Kontrolliere hin und wieder deine Anfangsposition und die Übungsdurchführung vor einem Spiegel. Achte darauf, dass die Schultern auf gleicher Höhe bleiben und darauf, dass du die aufgebaute Körperspannung durchgehend bewahrst und somit der Rücken gerade bleibt. Führe die Übung konzentriert aus und achte auf technisch korrekte Bewegungen. Vermeide jede Form von Ausweichbewegungen wie Verdrehen des Körpers und Schwung holen, denn dies führt nicht zu einem besseren Trainingsergebnis, sondern erhöht die Verletzungsgefahr und kann vorzeitigen Gelenkverschleiß verursachen.

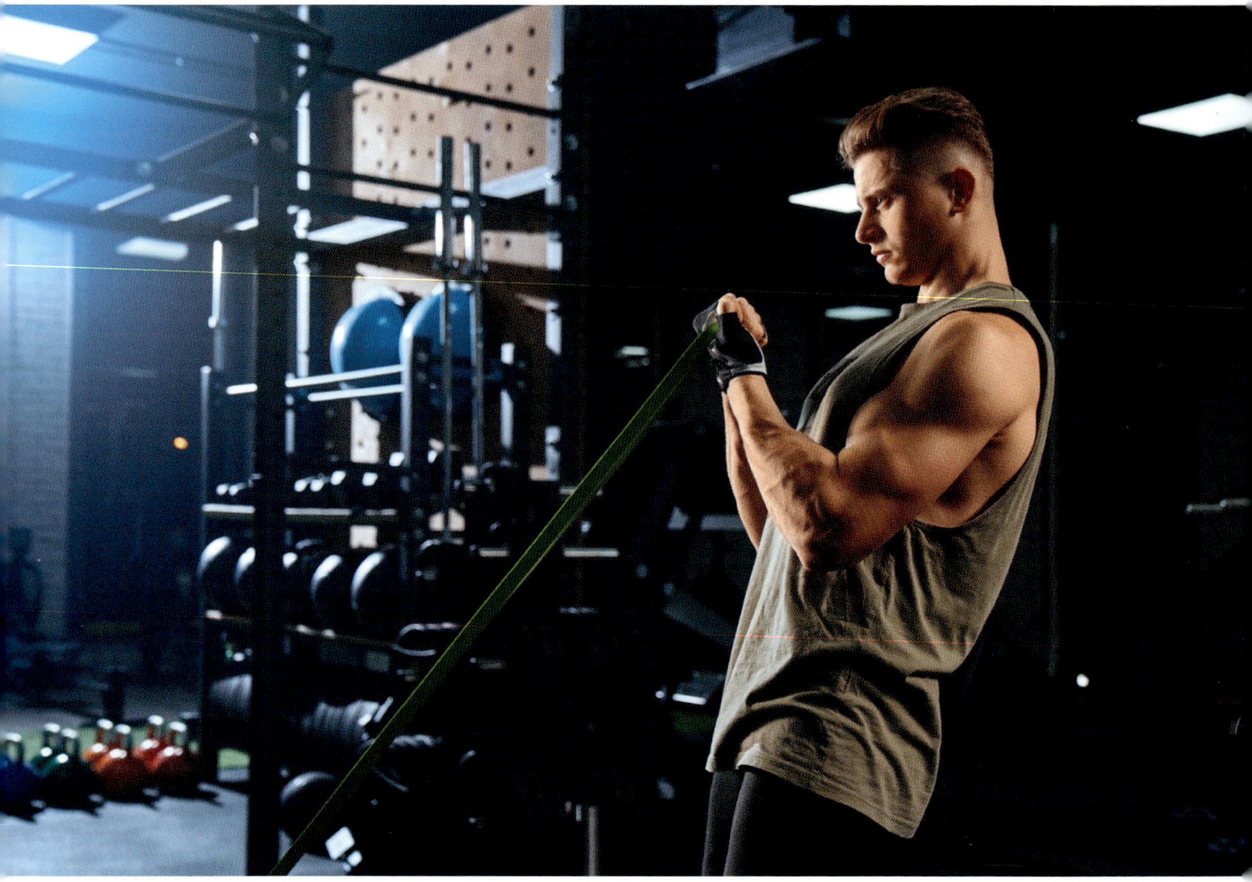

Trainiere intensiv, aber vermeide Fehlstellung und Schmerzen beim Training.

INFO: Übungsdurchführung

Bei dem Training mit Fitnessband ist es wichtig, dass du das Band beziehungsweise die Bandspannung so wählst, dass du den vollständigen Bewegungsumfang der Übung technisch korrekt ausführen kannst.
Nimm die Anfangsposition ein und stabilisiere die Position, indem du deine Körperspannung aufbaust.
Beginne die Übung mit einer Vorspannung des Bandes und bewahre Bandspannung während des gesamten Übungsverlaufs.
Führe die Übung entsprechend der Beschreibung durch, ohne Ausweichbewegungen und Fehlstellungen. Wiederhole die Übung so lange beziehungsweise so oft, wie es deinem Leistungsniveau entspricht und im Trainingsplan vorgesehen ist.
Achte auf technisch korrekte Ausführung. Wenn du Ausweichbewegungen benötigst, um die geplante Intervalldauer oder Wiederholungszahl zu erreichen, dann reduziere die Bandspannung oder nutze eine einfachere Übungsvariante. Du musst immer beide Körperseiten kräftigen, auch wenn eine Übung nur zu einer Seite beschrieben ist.
Wenn du die Übungen mit Zeitintervallen ausführst, dann gilt es, dass du den Körper möglichst intensiv in der Übungszeit belastest. Du sollst hingegen nicht möglichst schnell viele Wiederholungen ausführen.
Intensiviere erst dann eine Übung, wenn du mindestens zwölf Wiederholungen (beziehungsweise zirka 48 Sekunden Übungszeit) technisch perfekt ausführen kannst oder mehr Wiederholungen (Übungszeit), wenn dies deine Planung vorsieht.
Die Zeichen (++) und (+) verdeutlichen, ob eine Übung einen Muskel vorrangig kräftigt oder mitkräftigt.

Du wirst beispielsweise bei »10: Klimmzug« (Seite 89) feststellen, wie die Rücken-, Hand-, Unterarm- und vordere Oberarmmuskulatur zittern und ermüden. Durch ruckartige Bewegungen, Verdrehen der Schulter und Anheben des Nackens gelingt es dir vielleicht, eine Wiederholung mehr auszuführen, dadurch wird die Muskulatur aber nicht besser trainiert, sondern die Übung mit Körperfehlstellungen bewältigt.
Die Zielmuskulatur muss während der gesamten Übungsdurchführung aktiviert bleiben. Du sollst beispielsweise bei »32: Beidarmiger Bizeps-Curl« (Seite 112) die Arme bei der Streckbewegung nicht durchhängen lassen, sondern leicht gebeugt in Spannung halten. Die Muskelaktivität nimmt während der Bewegung zu und ist in der Endposition am stärksten, deshalb kann die Übung auch durch Halten der Endposition und Teilbewegungen intensiviert werden.
Führe dein Krafttraining ausgeglichen aus, d. h. trainiere die rechte und die linke Körperseite mit der gleichen Intensität. Kräftige eine Bewegungsrichtung (Muskelgruppe) mit der gleichen Satzzahl wie die Gegenbewegung (Gegenspieler), Wenn du dein Training in unterschiedliche Work-outs aufteilst, dann achte darauf, dass die Bewegungen im Wochenplan ausgeglichen vorhanden sind.
Grundlegend ist es, dass du alle in diesem Buch als wichtig vorgestellten Bewegungsrichtungen/Körperbereiche zumindest einmal pro Woche trainierst.
Einseitiges Training sowie Verletzungen können dazu führen, dass sich Muskelungleichgewichte bilden und sich daraus eine schlechte Körperhaltung entwickelt. Solche Schwachstellen musst du beseitigen, da diese zu verringerter Leistungsfähigkeit führen, generell die Verletzungsgefahr erhöhen und die Gelenke belasten. Führe zuerst den Satz für die schwächere Körperseite aus. Mache mehr oder sogar die doppelte Anzahl an Sätzen für die schwächere Muskulatur

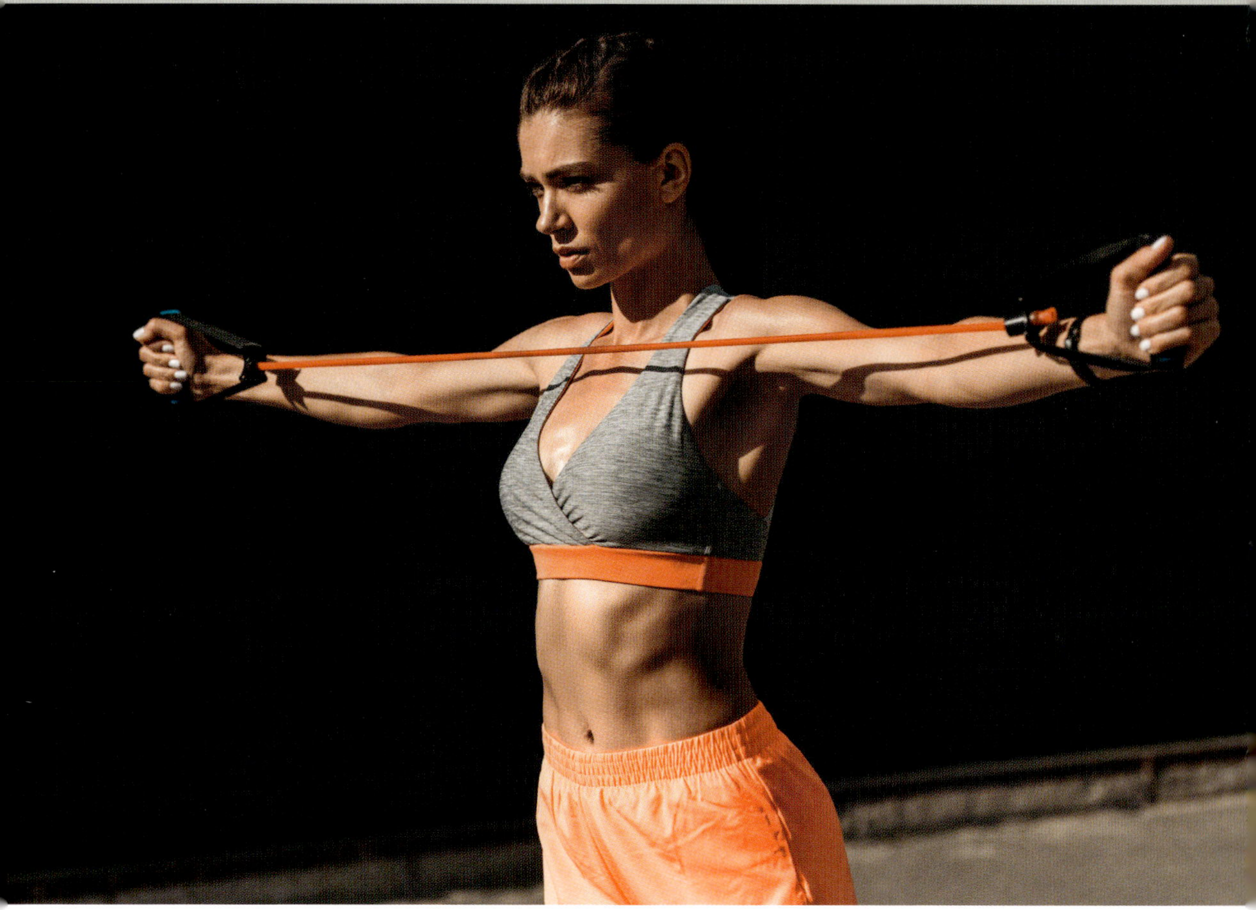

Wähle Bandstärke und Vorspannung so, dass du den vollständigen Bewegungsumfang der Übung korrekt ausführen kannst.

einige Wochen lang, bis sich wieder ein ähnliches Kraftverhältnis eingestellt hat.

Trainiere intensiv, aber ohne Schmerzen. Falls eine Übungsbewegung schmerzt, dann musst du abstoppen. Lässt der Schmerz umgehend nach, dann mache dir deine Körperhaltung bewusst und versuche die Übung erneut. Tritt der Schmerz wieder auf, dann wähle eine andere Übung für dieselbe Bewegungsrichtung oder beginne mit der nächsten Übung im Trainingsplan. Lässt der Schmerz jedoch auch im Ruhezustand nicht nach, dann beende das Training und suche einen Arzt auf. Es ist davon abzuraten, den Schmerz »wegzutapen«, denn eine solche Maßnahme stellt nur im Ausnahmefall und nach Absprache mit Arzt oder Krankengymnasten eine Option dar.

Übungen für den Oberkörper

Richtige Power im Oberkörper entwickelst du mit funktionellen Fitnessband-Übungen da diese eine Vielzahl von Muskeln aktivieren. Ziel ist es, Übungen zu nutzen, die eine Vielzahl von Muskeln gleichzeitig aktivieren; so bekommst du wirkliche Kraft – gleich ob du im Alltag schwere Gegenstände heben musst oder kraftvolle Technikausführung in einer Sportart anvisierst.

Für effektives Training des Oberkörpers achte darauf, dass du den Körper ausgeglichen trainierst. So erfolgen nicht nur die Bewegungen in Alltag und Sport optimal, sondern der Körper ist auch bestmöglich vor Verletzungen und vor Verschleiß geschützt. Trainierst du hingegen einseitig deine »Lieblingsmuskeln«, dann führt dies zu Bewegungseinschränkungen und Verletzungen. Einige Fitnesssportler trainieren beispielsweise die Druckbewegung nach vorn viel intensiver als die Zugbewegung nach hinten. Aus einem solchen Ungleichgewicht können sich Körperfehlstellungen entwickeln wie eine durchgehende Schulterspannung nach vorn oben. Als Folge davon wird der Körper zu Ausweichbewegungen veranlasst, welche die Verletzungsanfälligkeit erhöhen, Schulterschmerzen und erhöhte Gelenkabnutzung verursachen.

Wenn bei dir ein Muskelungleichgewicht besteht, dann mache wöchentlich bewusst mehr Sätze für die schwächere Muskulatur beziehungsweise Bewegungsrichtung – so lange, bis das Ungleichgewicht behoben ist.

Bei Schulterproblemen sind häufig Defizite bei der hinteren Schultermuskulatur, den Außenrotatoren und generell der Stabilisation der Schulterblätter feststellbar, weshalb du hierzu entsprechende Ergänzungsübungen findest. Auch lohnt es für einige Fitnesssportler, die Nackenmuskulatur zu trainieren, da diese z. B. aufgrund vielfacher Schreibtischarbeit eingeschränkt sein kann. Die Übungen werden zur übersichtlichen Darstellung in Rubriken geordnet. Zahlreiche Übungen trainieren jedoch mehrere Körperbereiche.

Brust	1–7
Rücken	8–13
Schultern	14–23
Schulterblätter, Außenrotatoren und Nacken	24–31
Vordere Oberarme	32–36
Hintere Oberarme	37–40

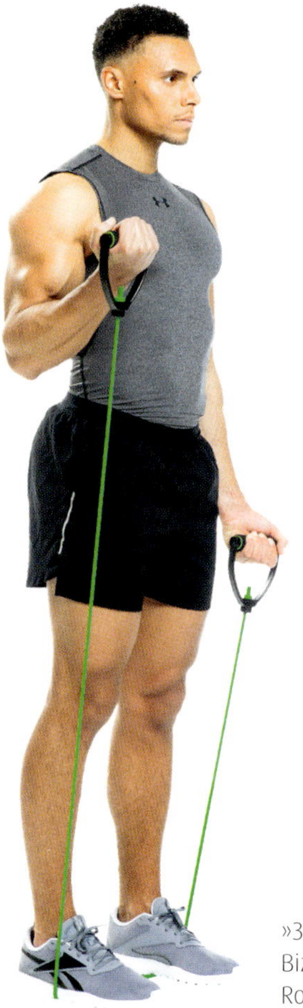

»33: Alternierender Bizeps-Curl ohne Rotation« (Seite 113).

1 Beidarmige Fliegende

KRÄFTIGUNG
++ Brust- und vordere Schultermuskulatur
+ Rumpfmuskulatur

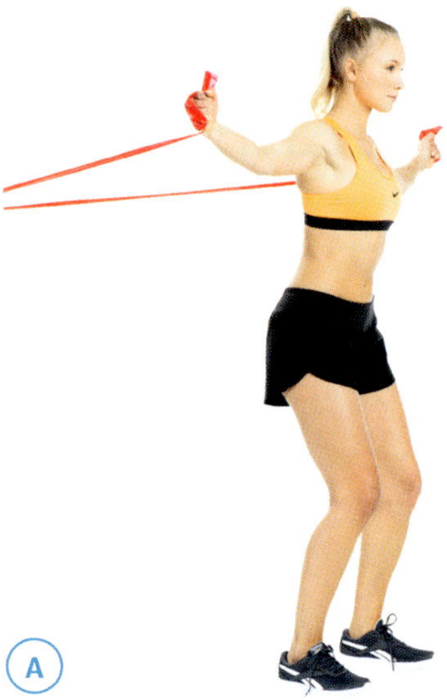

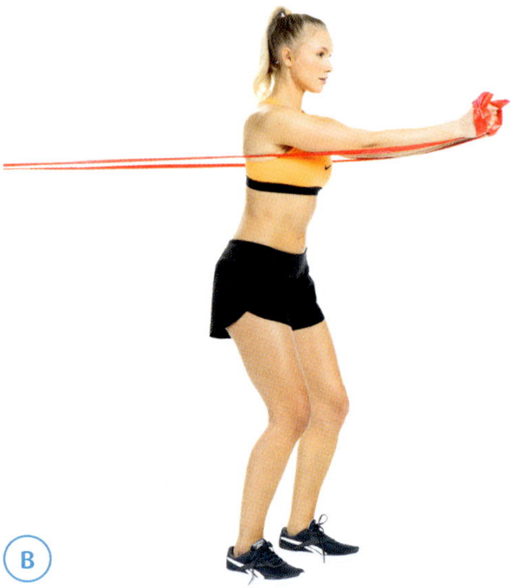

Die Anfangs- und die Endposition.

SO GEHT´S

- Das Band ist etwa in Schulterhöhe befestigt. Du stehst im athletischen Stand, d.h. aufrecht, mit leicht gebeugten Beinen und dem Gewicht gleichmäßig verteilt, mit dem Rücken zur Befestigung. Die Arme sind auf Schulterhöhe nach außen gerichtet und leicht gebeugt, und die Handflächen zeigen vor (A). Das Band befindet sich in mittlerer Spannung.
- Aktiviere die Bauch- und die Gesäßmuskulatur, spanne die Schulterblätter nach hinten unten und atme ein.
- Bewege die Hände zusammen – als würdest du einen Baum umfassen (B), wobei du ausatmest. Die Arme sind durchgehend leicht gebeugt. Halte kurz die Position und achte auf die Brustmuskelaktivität sowie Schulterblattspannung nach unten.
- Bewege die Hände langsam in die Anfangsposition zurück und atme ein, um dann die Übung zu wiederholen.
- Achte darauf, dass sich nur die Arme bewegen. Vermeide die Schultern anzuheben, halte den Rumpf durchgehend aktiviert und die Handgelenke in stabiler Position.

VARIANTEN

Du kannst dich vorlehnen, um mehr Spannung auf das Band zu bekommen.
Du kannst den Zug etwas von oben nach unten beziehungsweise von unten nach oben ausführen, um die Muskelanteile der Brust unterschiedlich zu aktivieren.
Hast du keinen Gegenstand zur Bandbefestigung verfügbar, dann kannst du das Band um den oberen Rücken legen.

2 Beidarmige Fliegende von unten

KRÄFTIGUNG
++ Brust-, insbesondere oberer Anteil, und vordere Schultermuskulatur
+ Rumpfmuskulatur

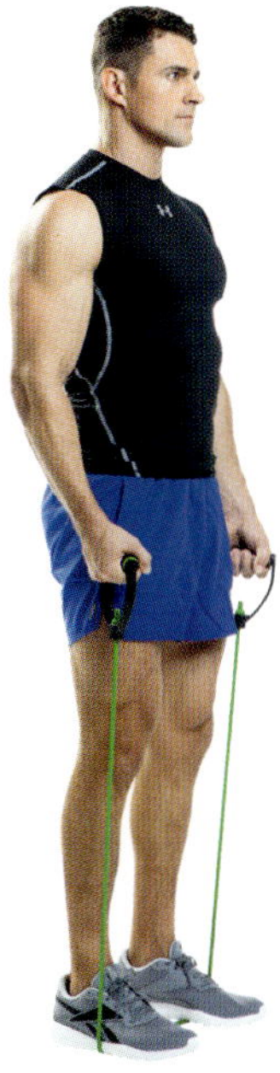

A

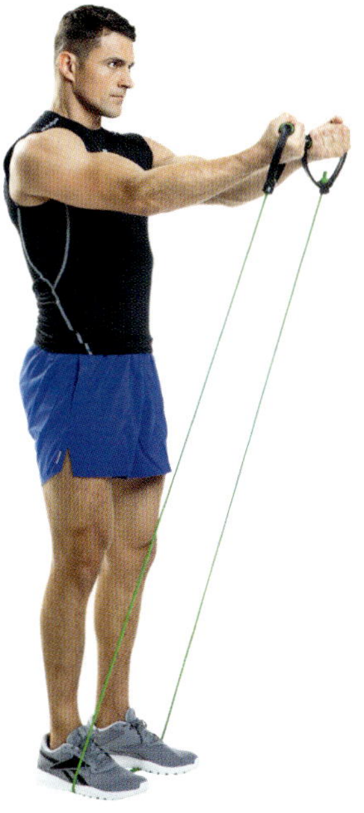

B

Die Anfangs- und die Endposition.

SO GEHT´S

- Du stehst auf dem Fitnessband im breiten Parallelstand. Die Schultern sind tief, die leicht gebeugten Arme hast du unten und die Handflächen zeigen vor. Das Band befindet sich in mittlerer Spannung (A).
- Aktiviere die Bauch- und die Gesäßmuskulatur, spanne die Schulterblätter nach hinten unten und atme ein.
- Hebe die Arme auf Kinn- bis Augenhöhe an und bringe dabei die Handaußenseiten zusammen (B), wobei du ausatmest. Die Arme bleiben leicht gebeugt. Halte kurz die obere Position und konzentriere dich auf maximale Brustmuskelspannung.
- Senke die Arme langsam in die Anfangsposition zurück und atme ein, um dann die Übung zu wiederholen.
- Achte darauf, dass du die Arme hebst, ohne sie zu beugen. Es erfolgt keine Bewegung im Ellbogen. Halte den Rumpf durchgehend aktiviert, die Schulterspannung nach hinten unten und die Handgelenke in stabiler Position.

VARIANTEN

Du kannst mit den Handflächen innen beginnen und sie beim Heben hoch rotieren.
Als Option kannst du das Band an einem tiefen Ankerpunkt anbringen und dich mit dem Rücken nah zu der Befestigung stellen.

3 Einarmige Fliegende

KRÄFTIGUNG
++ Brust- und vordere Schultermuskulatur
+ Rumpfmuskulatur

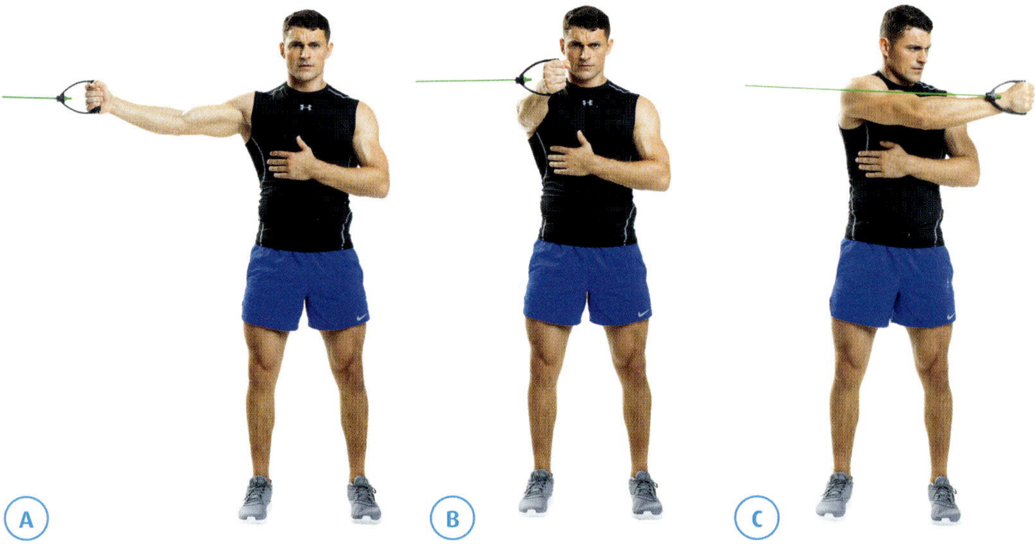

Der Bewegungsablauf.

SO GEHT´S

- Das Band ist etwa in Schulterhöhe befestigt. Du stehst seitlich zur Bandbefestigung. Der leicht gebeugte Übungsarm ist nach außen gerichtet und die Handfläche zeigt nach vorn (A). Die freie Hand kannst du auf die Brust legen, um die Muskelbeanspruchung zu spüren. Alternativ legst du sie auf den Bauch oder an die Hüfte.
- Mache einen Schritt nach außen oder greife das Band enger, damit es sich in mittlerer Spannung befindet.
- Aktiviere die Bauch- und die Gesäßmuskulatur, spanne die Schulterblätter nach hinten unten und atme ein.
- Ziehe den Arm weit nach innen (B)-(C), wobei du ausatmest. Der Arm bleibt leicht gebeugt. Halte kurz die Position und achte auf die Brustmuskelaktivität.
- Bewege die Hand bewusst langsam in die Anfangsposition zurück und atme ein, um dann die Übung zu wiederholen.
- Achte darauf, dass das Ellbogengelenk stabilisiert ist und nicht bewegt wird. Vermeide die Schultern anzuheben und spanne den Rumpf immer wieder bewusst nach.

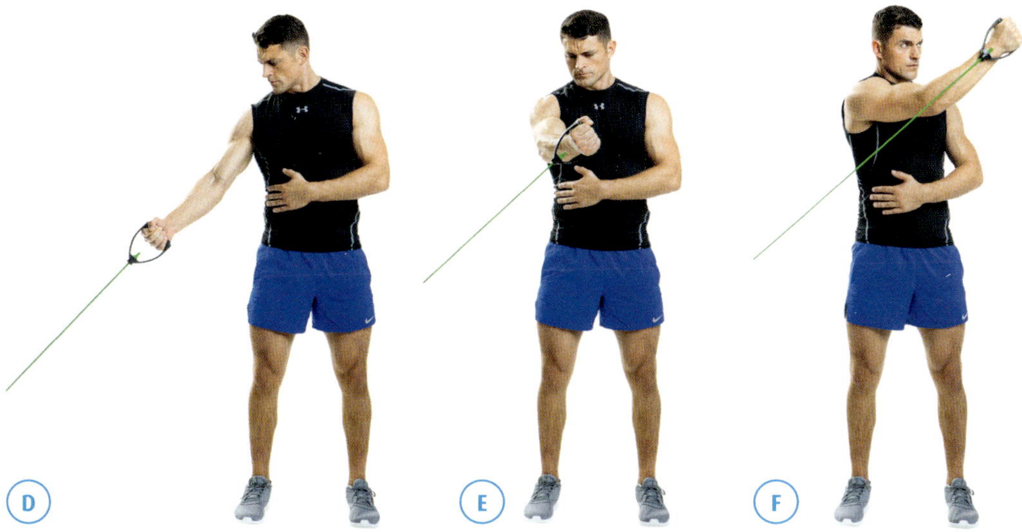

Die diagonale Variante von unten.

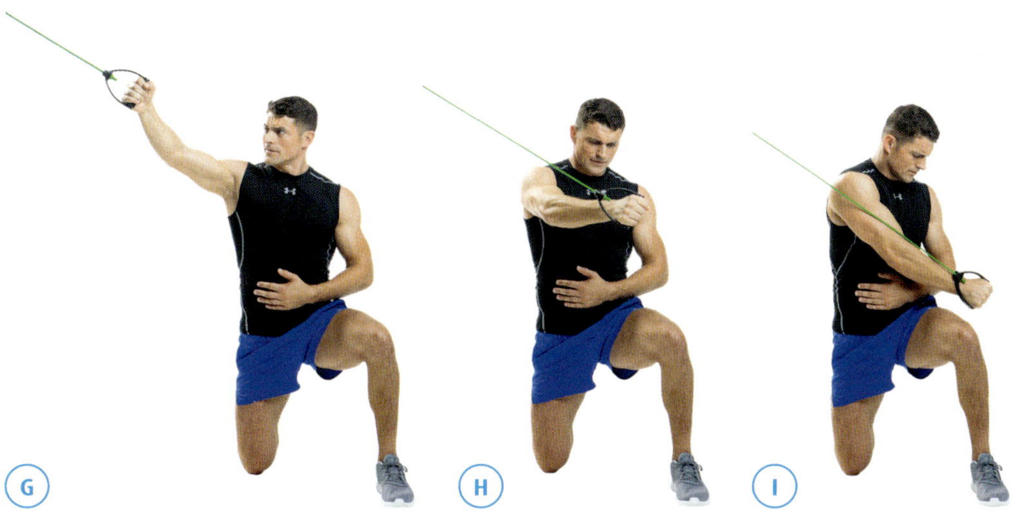

Die diagonale Variante von oben im abgelegten Kniestand.

VARIANTEN

Du kannst einen tiefen Ankerpunkt nutzen und diagonal zur anderen Seite etwa in Kopfhöhe (D)–(F) ziehen, um den oberen Anteil der Brust stärker zu aktivieren.

Du kannst den Ankerpunkt höher wählen und den Zug diagonal nach unten zur anderen Körperseite ausführen, um den Anteil der unteren Brust mehr zu aktivieren.

Als weitere Option kannst du im Kniestand üben (G)–(I), beispielsweise, wenn du von oben ziehen willst und keinen hohen Ankerpunkt verfügbar hast.

4 Beidarmige Brustpresse

KRÄFTIGUNG

++ Brust- und vordere Schultermuskulatur
+ hintere Oberarm- und Rumpfmuskulatur

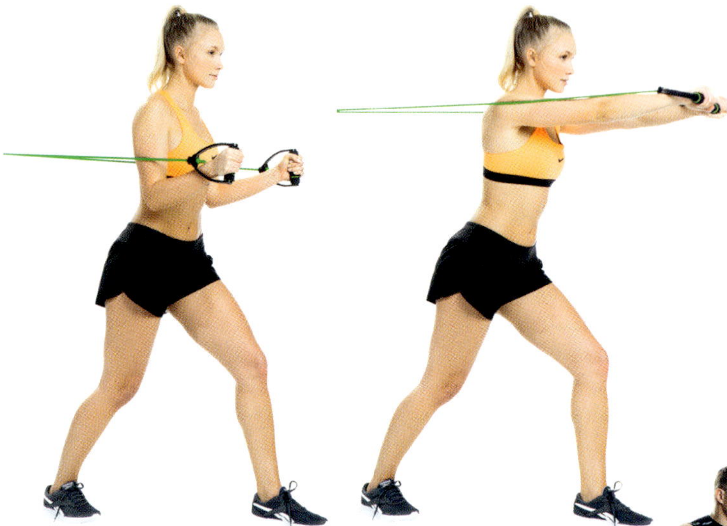

(A) (B)

Die Anfangs- und die Endposition.

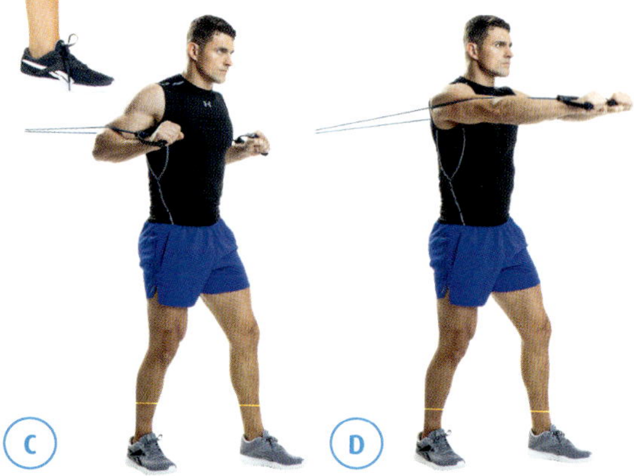

(C) (D)

Die Variante mit den Handflächen zueinander in der Endposition.

SO GEHT´S

- Das Band ist etwa in Schulterhöhe an einem stabilen Gegenstand oder mit Bandanker an der Tür befestigt. Du stehst mit dem Rücken zur Befestigung, im leichten Ausfallschritt. In den Händen hast du die Griffe oder Enden des Bandes. Die Arme sind gebeugt und die Handflächen sind zueinander gerichtet. Mache einen Schritt vor, damit sich das Band mindestens in mittlerer Spannung befindet (A).
- Spanne die Bauch- und die Gesäßmuskulatur an und ziehe die Schulterblätter nach hinten und in Richtung Gesäß. Nun atmest du ein.
- Drücke die Hände gegen des Bandwiderstand gerade nach vorn und zusammen (B), wobei du die Handflächen nach unten drehst. Gleichzeitig atmest du aus. Halte kurz die Position.
- Bewege die Hände langsam zurück und atme ein. Du kontrollierst die Bewegung, lass dich nicht durch die Bandspannung zurückschnellen. Dann wiederholst du die Übung.
- Vermeide die Schultern anzuheben, halte den Rumpf in Spannung und achte auf gerade Handgelenke.

VARIANTEN

Du kannst ohne Handdrehung üben, mit den Handflächen zueinander gerichtet oder nach unten zeigend (C)-(D).

Als Option ohne Anker legst du das Band um den Rücken.

Auch kannst du schräg von oben nach unten/unten nach oben drücken.

5 Einarmige Brustpresse von unten

KRÄFTIGUNG
++ Brust-, insbesondere oberer Anteil, und vordere Schultermuskulatur
+ hintere Oberarm- und Rumpfmuskulatur

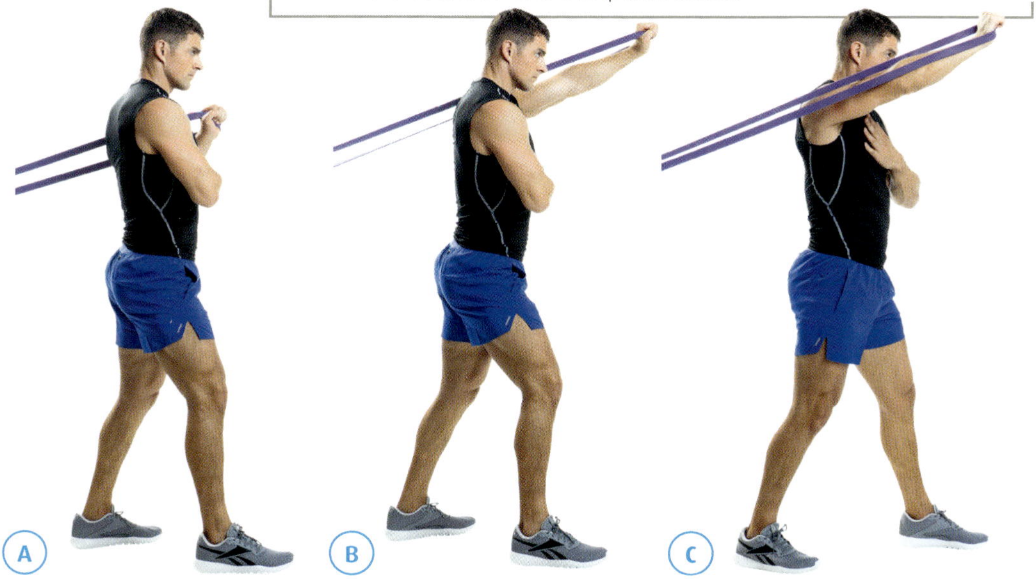

(A) (B) Die Anfangs- und die Endposition mit links.

(C) Die Endposition mit rechts.

SO GEHT´S

- Das Band ist etwa in Hüfthöhe an einem stabilen Gegenstand befestigt. Du stehst mit dem Rücken zur Befestigung, im leichten Ausfallschritt. In der hinteren Hand hast du das Band, die Handfläche zeigt nach unten. Der Ellbogen der Übungsseite ist leicht angehoben, jedoch nicht waagrecht.
- Die vordere Hand stützt du an die Seite oder legst sie auf den oberen Bereich der Brustmuskulatur, um deren Aktivität beim Training zu spüren. Mache einen Schritt vor, damit sich das Band in mittlerer Spannung befindet (A). Spanne die Bauch- und die Gesäßmuskulatur an und atme ein.
- Drücke die Hand gegen des Bandwiderstand schnell nach vorn oben, etwa mittig in Augenhöhe (B). Gleichzeitig atmest du aus. Halte kurz die Position.
- Bewege die Hand langsam in die Anfangsposition zurück und atme ein, um dann die Übung zu wiederholen.
- Vermeide es die Schulter anzuheben, halte den Rumpf durchgehend in Spannung und achte auf gerades Handgelenk.
- Anschließend trainierst du die andere Körperseite (C).

VARIANTEN

Wenn du keinen Ankerpunkt hast, dann stelle dich mit dem hinteren Fuß auf das Band. Drücke nicht zu steil nach oben, sonst übernimmt die Schulter viel der Aktivität und du übst »Schulterpresse«.
Du kannst alternativ waagrecht nach vorn drücken.

6 Boxen

KRÄFTIGUNG
++ Brust- und vordere Schultermuskulatur
+ hintere Oberarm- und Rumpfmuskulatur

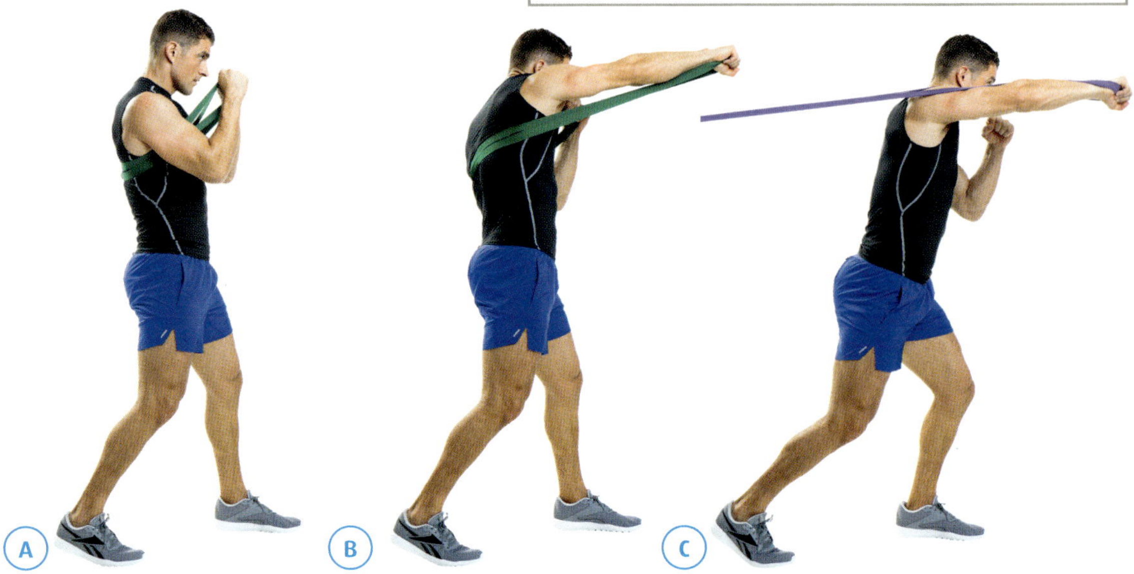

Die Anfangs- und die Endposition.

SO GEHT'S

- Du hast das Band um den Rücken gelegt, unter den Armen, damit es nicht abrutschen kann. Du stehst in Boxposition mit angehobenen Fäusten und dem linken Fuß vorn (A). Das Band ist in Vorspannung. Spanne die Bauch- und die Gesäßmuskulatur an und atme ein.
- Visualisiere dir ein Ziel, gegen das du schlägst. Schlage die rechte Faust schnell gerade nach vorn zum Ziel (B). Gleichzeitig atmest du aus.
- Bewege die Hand kontrolliert in die Anfangsposition zurück und atme ein, um dann wieder explosiv zu schlagen. Mache 10–15 Wiederholungen.
- Wechsel die Auslage und stelle den rechten Fuß vor und schlage hintere Geraden mit der linken Faust.
- Halte den Rumpf durchgehend in Spannung und die Handgelenke gerade. Das Rückführen muss stabilisiert werden; der Arm soll nicht aufgrund des Bandwiderstandes zurückschnalzen.

VARIANTEN

Einsteiger üben den Schlag in mittlerem Tempo und das Rückführen bewusst langsam, um den Bewegungsablauf einzustudieren und stabilisieren zu können.
Fortgeschrittene schlagen explosiv und können auch das Rückführen zügig machen.
Zudem können Fortgeschrittene Schlagkombinationen simulieren wie »Vordere und hintere Gerade« und »Vordere Gerade, hintere Gerade und vordere Gerade«.
Du kannst das Band alternativ an einem brusthohen Anker befestigen und wiederholt hintere Geraden explosiv und kraftvoll schlagen (C).

7 Liegestütz

KRÄFTIGUNG
++ Brust-, hintere Oberarm- und vordere Schultermuskulatur
\+ Rumpfmuskulatur

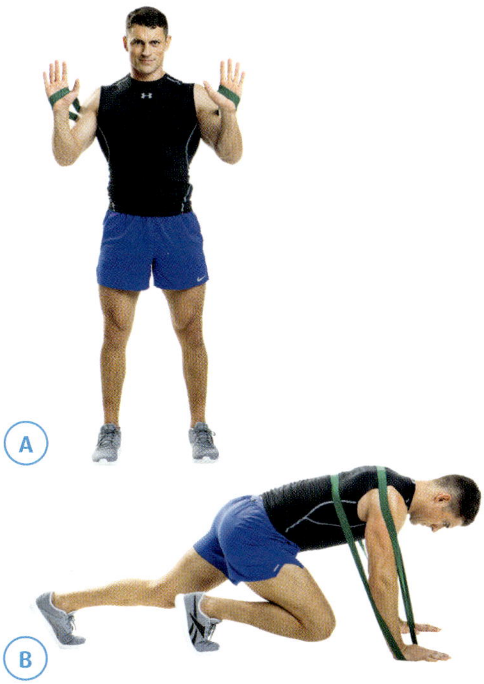

Das Einnehmen der Position.

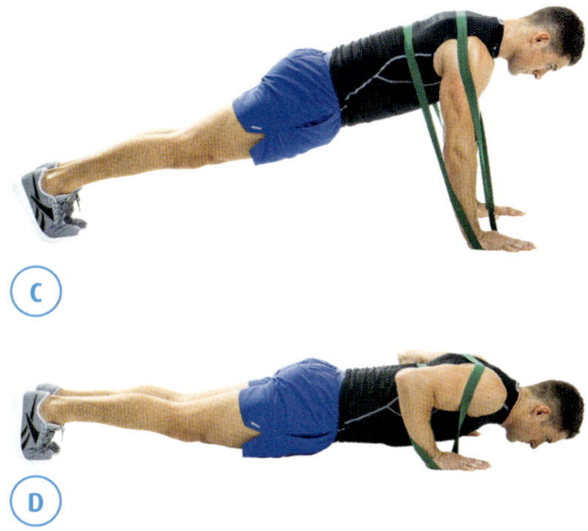

Die Anfangs- und die Endposition.

SO GEHT´S

- Das Band hast du an deine Schulterblätter gelegt, sodass es stabil aufliegt und nicht abrutscht. Bringe die Hände mit gestreckten Armen auf den Boden. Dann streckst du die Beine und nimmst so Liegestütz-Position ein (A)–(B). Die Füße sind nahe beieinander oder ganz zusammengestellt und die Zehen sind aufgestellt.
- Spanne die Gesäß- und die Bauchmuskulatur an. Rotiere die Ellbogeninnenseiten vor, ohne dabei die Schultern anzuheben. Der rechte Arm rotiert im Uhrzeigersinn und der linke Arm seitenverdreht. Die Schulterblätter spannst du in Richtung Gesäß (C).
- Beuge langsam die Arme, bis die Brust fast den Boden berührt (D) und atme ein. Die Ellbogen werden recht nahe am Körper entlang bewegt. Halte kurz diese Position.
- Drücke dich mit Ausatmung schnell nach oben und wiederhole dann die Übung.
- Halte den Körper durchgehend in Spannung und vermeide es, ein Hohlkreuz einzunehmen und den Kopf »runterzuschieben«.

VARIANTEN

Je näher du die Ellbogen am Körper bewegst, desto mehr Aktivität wird von der hinteren Armmuskulatur ausgeführt.
Du vereinfachst die Übung, indem du die Füße weiter auseinander bewegst. Einsteiger üben ohne Band und können zudem die Knie auf dem Boden abstützen oder die Hände auf eine Erhöhung, z. B. einen Stepper, stellen. Fortgeschrittene können das Strecken explosiv ausführen oder ganz langsame Bewegungen machen.

8 Beidarmiger Zug von vorn »Tiefes Rudern«

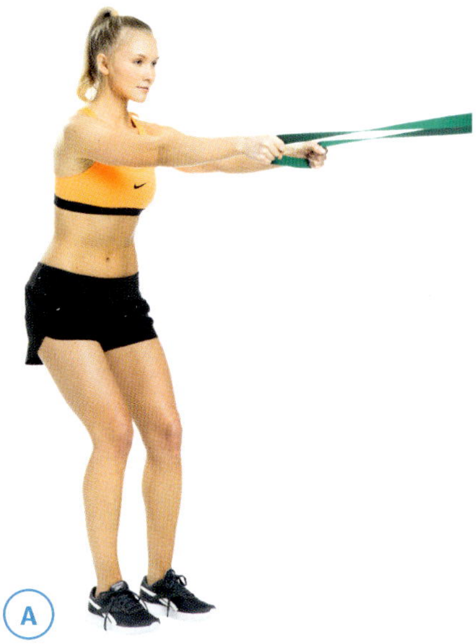

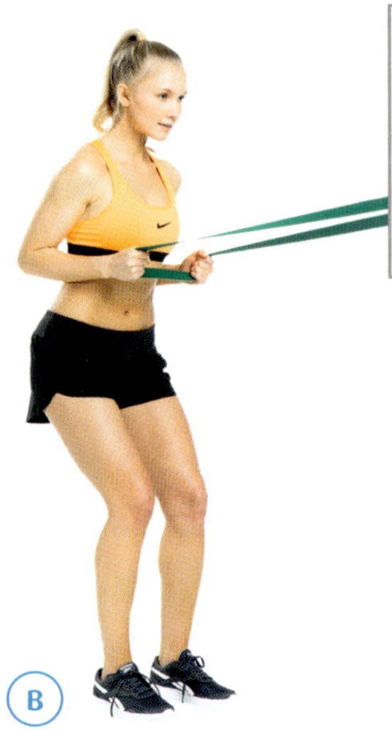

KRÄFTIGUNG

++ obere Rücken-, vordere Oberarm- und Rumpfmuskulatur

+ hintere Schulter- und Nackenmuskulatur

Die Anfangs- und die Endposition.

SO GEHT´S

- Das Band ist etwa in Brusthöhe befestigt und du stehst in Richtung der Befestigung. Du musst einen für dich stabilen Stand einnehmen, sonst zieht das Band dich vor. Im dargestellten Parallelstand muss der Rumpf stark stabilisieren.
- Die Arme sind vorgerichtet, in den Händen hast du das Band, mit den Handflächen nach innen gerichtet. Das Band befindet sich in mittlerer Spannung.
- Hebe das Kinn leicht an und strecke die Brust raus. Aktiviere die Bauch- und die Gesäßmuskulatur, ziehe die Schulterblätter nach hinten unten und atme ein (A).
- Ziehe die Ellbogen eng an dir entlang bis hinter den Körper, ohne den Rücken zu bewegen (B), und atme dabei aus. Die Ellbogen führen die Zugbewegung – nicht die Hände. Halte kurz die Position und achte auf die Schulterblattspannung.
- Strecke die Arme langsam in die Anfangsposition zurück und atme ein, um die Übung zu wiederholen.
- Konzentriere dich auf den Zug der Ellbogen; wenn du dich hingegen auf Zug mit den Händen konzentrierst, aktivierst du automatisch mehr den Bizeps. Vermeide es die Schultern anzuheben, halte den Rumpf durchgehend in Spannung und die Handgelenke in stabiler Position.
- Wähle Bandspannung und Übungsposition so, dass du sie kontrollieren kannst. Lass die Arme beim Rückführen nicht zurückschnellen.

INFO

Du kannst die Schulterblätter durchgehend aktiviert lassen, d. h. nach unten hinten gespannt, oder sie nach jeder Wiederholung lösen. Wenn du das Aktivieren der Schulterblätter einige Zeit geübt hast, dann musst du darüber weniger nachdenken, da es dann instinktiv erfolgt.

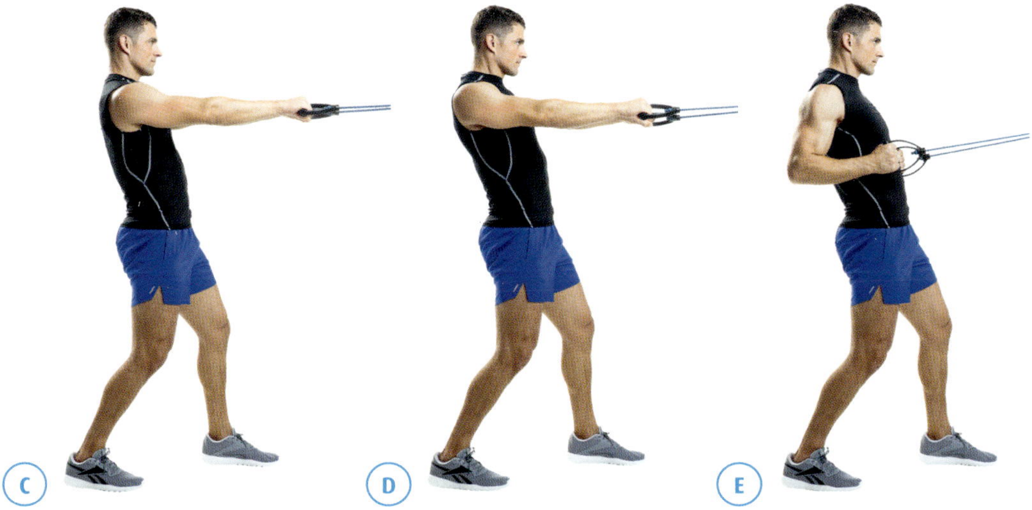

Der Bewegungsablauf im zurückgestellten Schritt, mit Rotation der Hände: Anfangsposition, Aktvierung der Schulterblätter und Endposition.

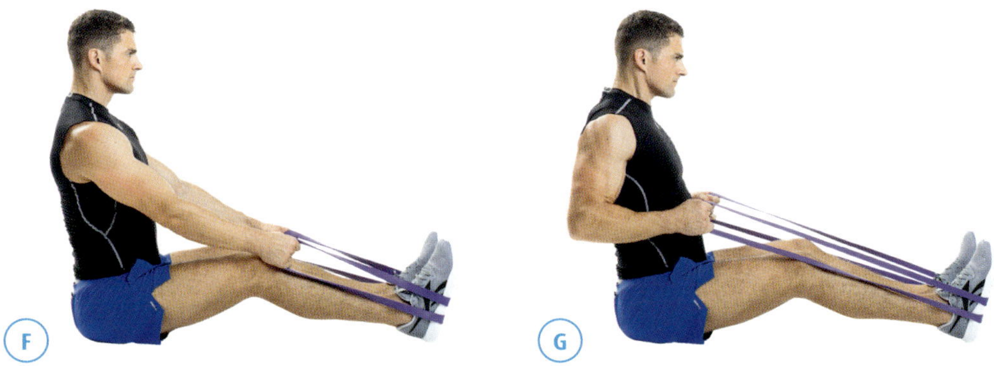

Das beidarmige Ziehen im »Langen Sitz«.

VARIANTEN

Du kannst mit Rotation üben, z. B. mit den Handflächen nach unten zeigend starten und dann diese beim Zug nach innen rotieren. Oder mit den Handflächen nach innen starten und sie beim Zug nach oben rotieren.

Für einen stabileren Stand kannst du aus dem Parallelstand einen Fuß nach hinten stellen und den Oberkörper leicht zurücklehnen (C)–(E) – so trainierst du weniger Rumpf, kannst aber kräftiger ziehen.

Als weitere Option kannst du den beidarmigen Zug im Sitz auf einem Stuhl üben, um dich mehr auf das Ziehen zu fokussieren. Der Rumpf muss dann weniger stabilisieren, wird aber auch weniger mittrainiert. Dazu bringst du das Band an einem etwa hüfthohen Befestigungsanker an.

Du kannst auch auf dem Boden im »Langen Sitz« mit leicht gebeugten Beinen üben. Das Band kannst du an einem tiefen Befestigungsanker befestigen oder um deine Fußsohlen legen (F)–(G).

9 Einarmiger Zug von vorn

KRÄFTIGUNG
++ obere Rücken-, vordere Oberarm- und Rumpfmuskulatur
\+ hintere Schulter- und Nackenmuskulatur

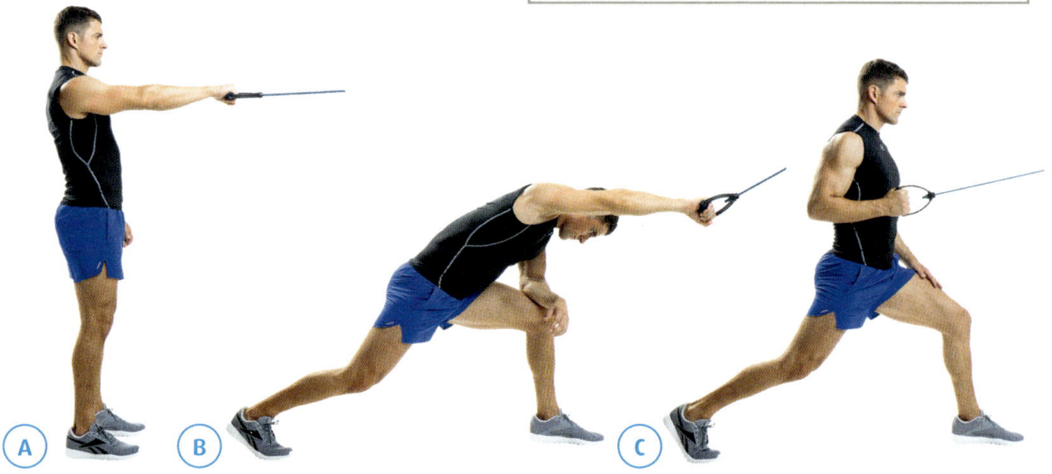

Der Bewegungsablauf.

SO GEHT´S

- Das Band ist hüft- bis brusthoch befestigt. Du stehst im Parallelstand in Richtung Befestigung. Der rechte Arm ist vorgerichtet, in der Hand hast du das Band, mit der Handfläche nach unten zeigend (A).
- Stelle den rechten Fuß zurück und lehne gleichzeitig den Oberkörper vor, das Band befindet sich in mittlerer Spannung. Aktiviere die Bauch- und die Gesäßmuskulatur und atme ein. Das ist die Anfangsposition (B).
- Beginne die Zugbewegung, indem du die Schulterblätter nach hinten unten spannst. Ziehe den rechten Ellbogen eng am Körper so weit wie möglich nach hinten und richte dabei den Oberkörper mit Ausatmung auf. Der Daumen wird gleichzeitig nach oben rotiert (C). Halte kurz die Position.
- Bewege den Arm langsam in die Anfangsposition zurück, wobei du den Oberkörper senkst und einatmest. Dann wiederholst du die Übung.
- Beim Aufrichten mit Zug kannst du dir visualisieren, dass du mit dem Ellbogen einen Widerstand nach hinten drückst
- Anschließend trainierst du die linke Seite, mit dem linken Fuß zurückgestellt.

VARIANTEN

Einsteiger können ohne Oberkörperbewegung üben, d. h. der Oberkörper ist durchgehend aufgerichtet.
Du kannst auch ohne Rotation üben, mit dem Daumen durchgehend hochzeigend.

10 Klimmzug

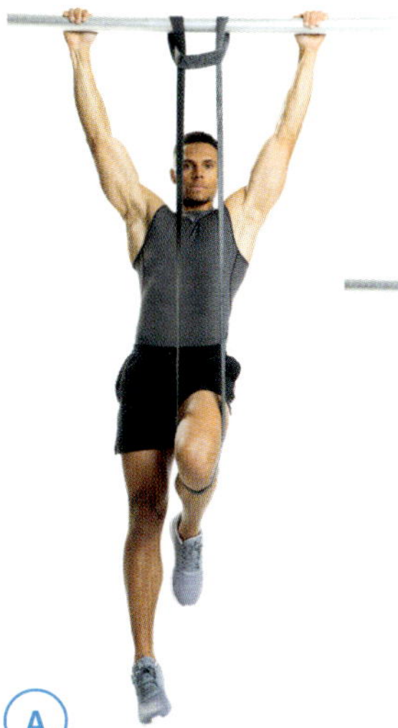

A

Die Anfangsposition.

KRÄFTIGUNG

++ obere Rücken- und Unterarmmuskulatur

\+ vordere Oberarm-, Schulter- und Rumpfmuskulatur

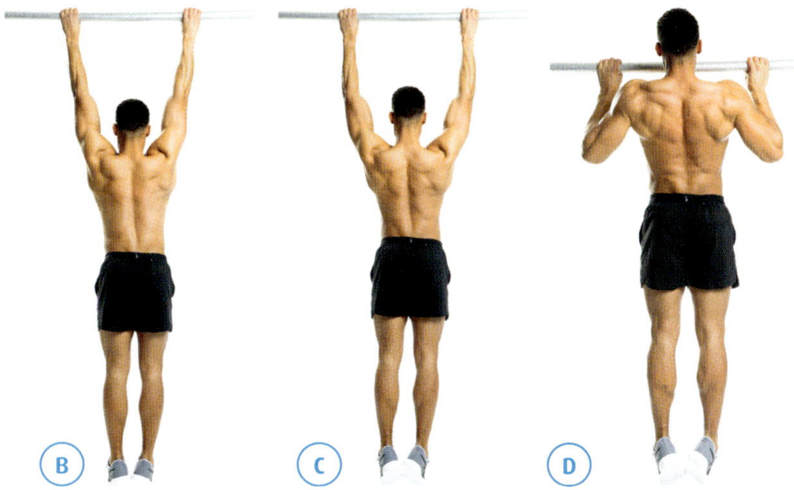

B C D

Der Bewegungsablauf für Fortgeschrittene mit Schulterblattaktivierung.

SO GEHT´S

- Du hängst an einer Stange. Die Arme sind schulterbreit oder etwas weiter auseinander, mit den Handflächen nach vorn gerichtet und festem Griff. Zwischen den Armen hast du ein stabiles Fitnessband an der Stange befestigt. Positioniere das Knie oder den Fuß auf das Band (A).
- Spanne die Bauch- und die Gesäßmuskulatur an und atme ein. Im ersten Schritt aktivierst du die Schulterblätter, indem du sie nach hinten unten ziehst.
- Ziehe die Ellbogen nach unten zu den Rippen und dich so in einer gleichmäßigen Bewegung nach oben, bis die Brust nahe der Stange ist. Dabei atmest du aus. Visualisiere dir, dass du die Stange nach unten ziehst; versuche dich hingegen nicht nach oben zu bringen, denn sonst nimmt du leicht Ausweichbewegungen vor.
- Halte kurz die Position und achte darauf, dass die Schultern unten und die Schulterblätter zusammengespannt sind.
- Senke dich langsam ab und atme ein. Dann wiederholst du die Übung.
- Vermeide Ausweichbewegungen wie Schwungholen und Anheben der Schultern.

VARIANTEN

Beim Zurückkehren in die hängende Position kannst du die Schulterblattaktivierung bewusst lösen und sie vor der nächsten Wiederholung wieder aktivieren, oder du achtest durchgehend auf aktivierte Schulterblattmuskulatur. Fortgeschrittene üben ohne Pull-up-Band (B)–(D).

11 Zug von oben

KRÄFTIGUNG
++ obere Rücken- und vordere Oberarmmuskulatur
+ hintere Schulter-, Nacken- und Rumpfmuskulatur

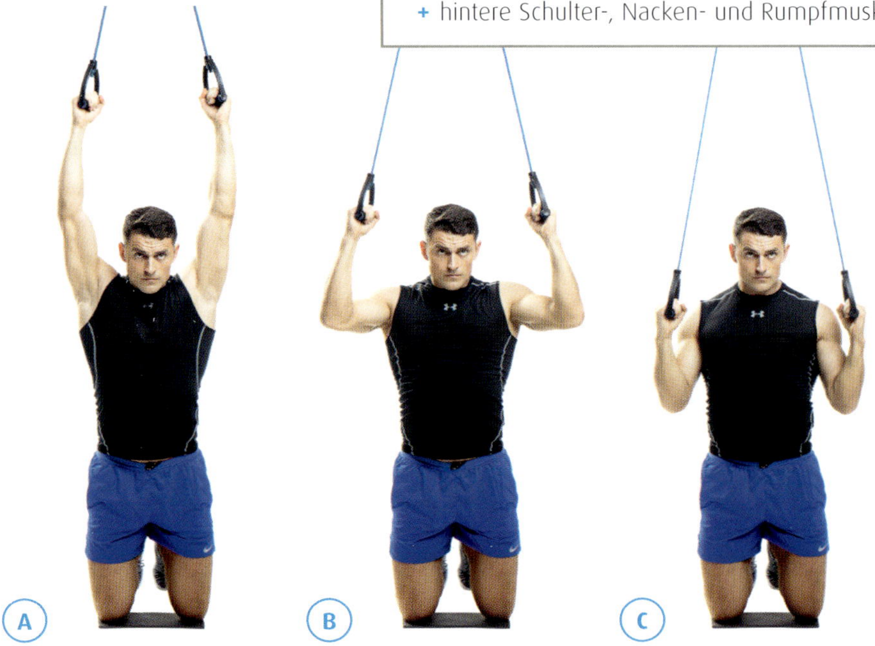

Der Bewegungsablauf.

SO GEHT´S

- Bei dieser Übung erfolgt der Zug möglichst gerade nach unten. Die geeignete Ausführungsposition ist davon abhängig, wie hoch du das Band befestigen kannst und was für eine Stärke dein Fitnessband hat.
- Wenn das Band weit über dem Kopf befestigt ist, dann kannst du im stabilen Stand üben. Ansonsten nimmst du den Kniestand ein. Dein Gesicht ist zum Ankerpunkt gerichtet, das Band hebst du in den Händen mit hochgestreckten Armen. Die Handflächen zeigen zueinander (»Neutralgriff«) oder nach vorn. Das Band ist in mittlerer Spannung (A).
- Aktiviere die Bauch- und die Gesäßmuskulatur und atme ein. Nun ziehst du die Schulterblätter nach hinten unten, ohne die Arme zu beugen.
- Ziehe die Ellbogen außen am Körper zu den Rippen (B)-(C) und atme dabei aus. Halte kurz die Position und achte auf die Schulterblattspannung zusammen und runter.
- Bringe die Arme bewusst langsam in die Anfangsposition zurück, ohne den Rücken zu bewegen. Gleichzeitig atmest du ein. Kontrolliere das Band, lasse deine Arme nicht durch Bandzug zurückschnellen. Dann wiederholst du die Übung.
- Achte darauf, dass sich nur die Arme bewegen, und konzentriere dich auf die Ellbogen – nicht auf das Ziehen mit den Händen. Bewege die Ellbogen so nach unten, als würden sie etwas nach unten drücken. Vermeide die Schultern anzuheben, halte den Rumpf durchgehend gespannt und die Handgelenke stabilisiert.

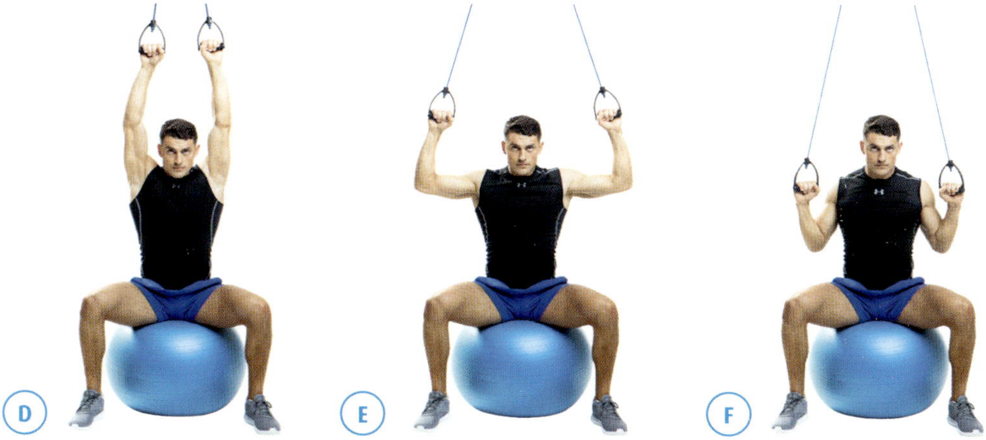

Das Ziehen mit den Handflächen vorn, sitzend auf dem Gymball.

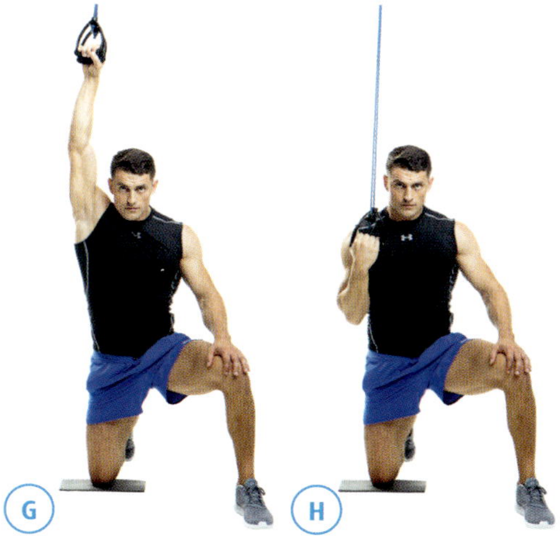

Das einarmige Zug mit Rotation. Durch die Rotation der Handfläche zum Körper vergrößert sich die Aktivität der vorderen Oberarmmuskulatur.

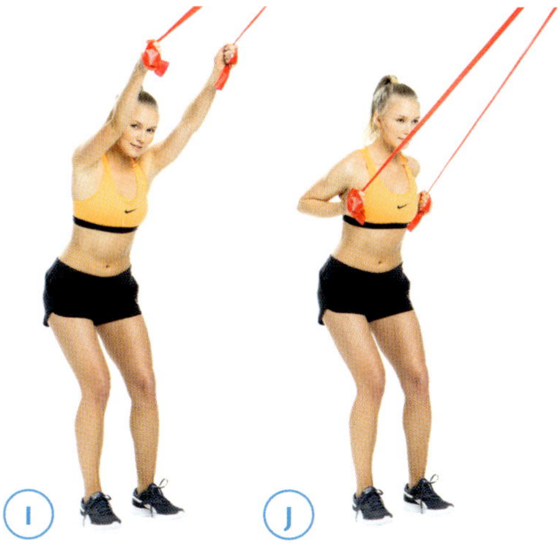

Das diagonale Ziehen nach hinten unten.

VARIANTEN

Du kannst im Sitz auf dem Gymball (D)–(F) oder auf dem Boden üben.

Du kannst auch mit Rotation üben.

Die einarmige Variante (G)–(H) bietet sich an, wenn du ein Band mit eher wenig Spannung nutzt. Zudem bietet sie Fortgeschrittenen die Möglichkeit sich seitlich in die Spannung zu lehnen, um mehr Vordehnung des Latissimus zu erzielen.

INFO

Bei »Zug von oben« werden die Ellbogen nach unten an die Rippen gebracht. Wenn du deine Befestigung oben am Türrahmen wählst, dann kannst du dich mit wenig Abstand mit dem Rücken zur Tür setzen und beim Zug kontrollieren, dass du die Ellbogen gleichmäßig nach unten ziehst und nicht zu weit nach hinten bewegst. Im Gegensatz dazu werden bei »Zug von vorn« die Ellbogen zurückgezogen. Es gibt auch die Möglichkeit als Mischform den diagonalen Zug nach unten zu machen, dann werden die Ellbogen nach hinten unten bewegt (I)–(J).

12 Beidarmiger Zug von unten

KRÄFTIGUNG

++ obere und untere Rückenmuskulatur

\+ Unterarm-, vordere Oberarm-, hintere Schulter-, Nacken- und Bauchmuskulatur

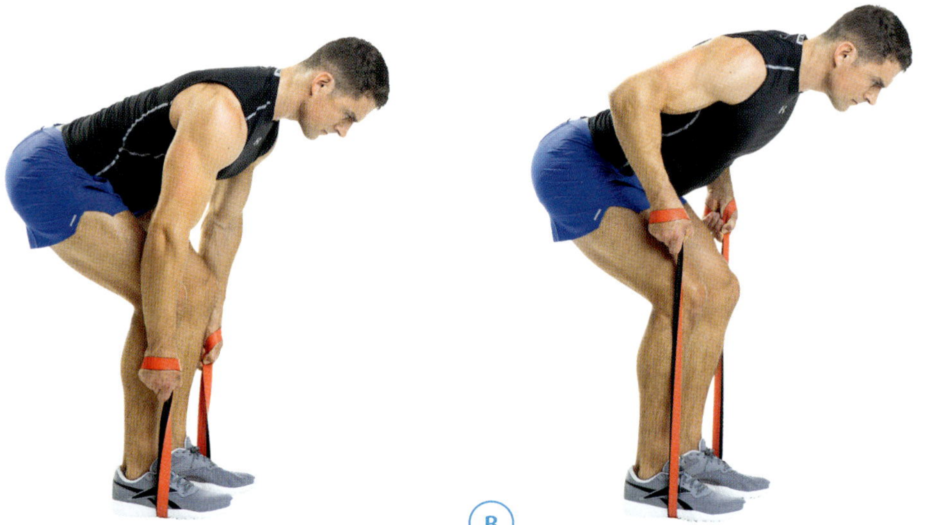

A B

Die Anfangs- und die Endposition.

SO GEHT´S

- Du stehst mittig auf dem Fitnessband im hüftbreiten Stand. In den Händen hast du das Band, die Handflächen zueinander gerichtet. Du beugst die Beine etwas, schiebst das Gesäß nach hinten und verlagerst den Oberkörper nach vorn.
- Richte den Blick nach vorn und strecke die Brust etwas hoch, der Rücken ist gerade (A). Spanne die Bauch- und die Gesäßmuskulatur an, und atme ein. Aktiviere die Schulterblätter nach hinten und zusammen.
- Ziehe die Ellbogen nahe der Rippen nach hinten, ohne den Rücken zu bewegen (B). Gleichzeitig atmest du aus. Am Ende der Zugbewegung spannst du die Schulterblätter nach. Halte kurz diese Position.
- Senke die Ellbogen langsam ab und atme ein. Dann wiederholst du die Übung.
- Achte darauf, dass deine Rumpfmuskulatur in Spannung bleibt, und dass du nach hinten oben ziehst – nicht senkrecht nach oben.

VARIANTEN

Du kannst beim Ziehen die Handflächen von innen nach vorn rotieren.

Bei einem sehr starken Band kannst du etwas schneller ziehen, damit du die Ellbogen hochbekommst, das Senken wird auch bei dieser Variante langsam durchgeführt.

Als Option kannst du das Band an einem tiefen Gegenstand anbringen und die Übung mit dem Gesicht zum Anker gerichtet ausführen.

13 Einarmiger Zug von unten

KRÄFTIGUNG
++ obere Rückenmuskulatur
+ Unterarm-, vordere Oberarm-, hintere Schulter-, Nacken- und Rumpfmuskulatur

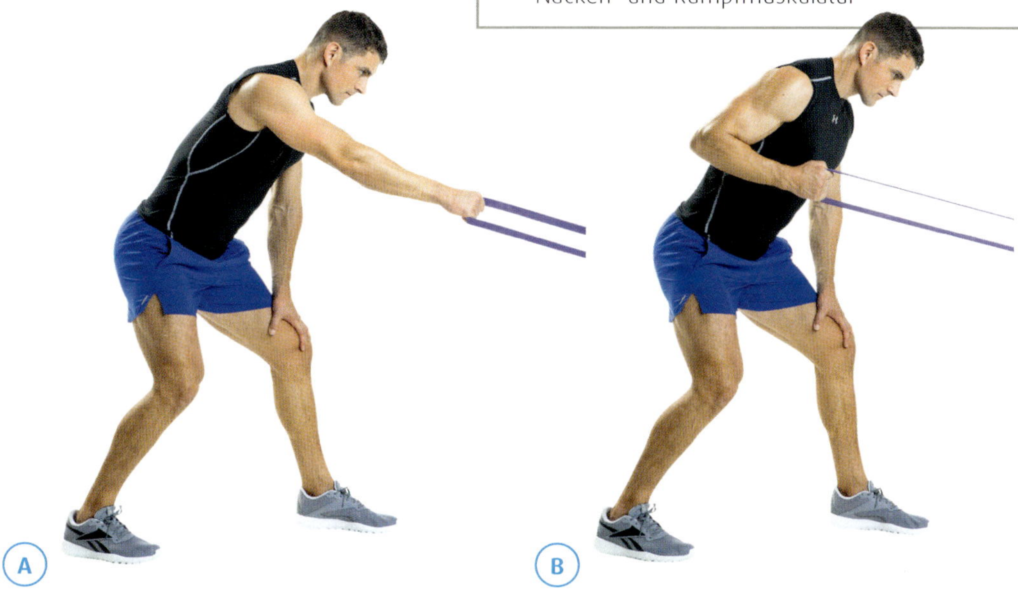

Die Anfangs- und die Endposition.

SO GEHT´S

- Du hast das Fitnessband in tiefer Position angebracht. Du stehst im Ausfallschritt mit dem rechten Fuß hinten. In der rechten Hand hast du das Band, die Handfläche zeigt nach unten. Die linke Hand stützt auf den Oberschenkel zur Stabilisation der Position.
- Der Blick ist nach vorn gerichtet, die Brust ist draußen und der Rücken ist gerade. Spanne die Bauch- und die Gesäßmuskulatur an und atme ein. Aktiviere die Schulterblätter nach hinten unten (A).
- Ziehe den Ellbogen nach hinten, eng am Körper entlang (B), und atme dabei aus. Gleichzeitig rotierst du den Daumen nach oben. Halte kurz die Position.
- Bewege den Ellbogen langsam in die Anfangsposition zurück und atme ein. Dann wiederholst du die Übung.
- Vermeide es, die Schultern hochzuziehen, und halte den Rücken gerade. Der Ellbogen führt die Bewegung. Achte darauf, dass du den Arm nicht, vom Bandwiderstand gezogen, zurückschnellen lässt.

VARIANTEN

Du kannst ohne Rotation der Hand üben. Zudem kannst du ohne Abstützen üben und die freie Hand hinten an den Rücken legen.
Wenn du keinen Gegenstand als Anker verfügbar hast, dann kannst du dich mit dem vorderen Fuß auf das Band stellen.

14 Frontheben

KRÄFTIGUNG
++ Schultermuskulatur, insbesondere vorderer Anteil
+ Nacken- und Brustmuskulatur

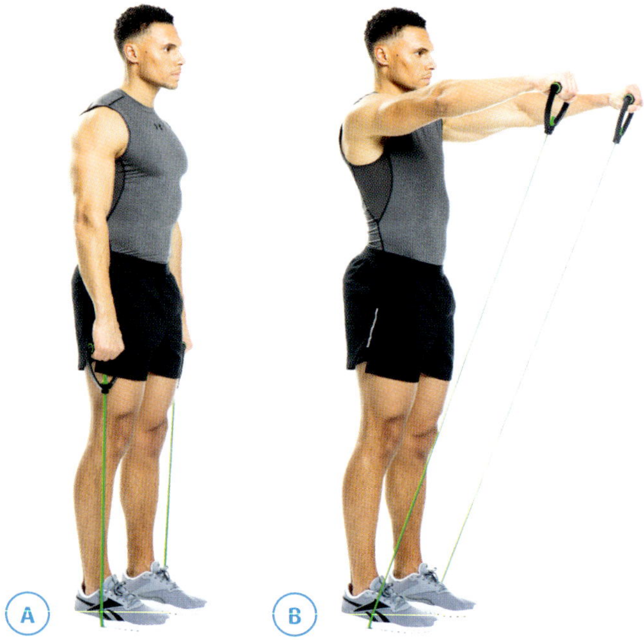

Die Anfangs- und die Endposition.

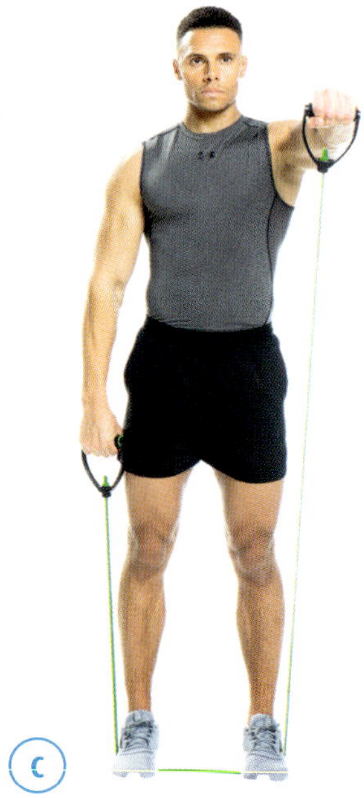

Das abwechselnde Anheben.

SO GEHT´S

- Du stehst mittig auf dem Fitnessband. Die Beine sind leicht gebeugt und gleichmäßig belastet. Die Arme sind an den Beinen, mit den Handrücken vorn (A). Das Band ist leicht- bis mittelstark gespannt.
- Aktiviere die Bauch- und die Gesäßmuskulatur, spanne die Schulterblattmuskulatur zusammen und nach unten und atme ein.
- Hebe die Arme frontal bis auf Schulterhöhe an (B) und atme gleichzeitig aus. Halte kurz die Position und konzentriere dich auf die Aktivität der Schultermuskulatur.
- Senke die Arme langsam ab, jedoch nicht zu weit, damit das Band und somit die Muskulatur in Spannung bleiben. Dann wiederholst du die Übung.
- Führe die Übung ohne Schwung aus, halte die Schultern unten, den Oberkörper aufrecht und die Handgelenke gerade.

VARIANTEN

Du kannst die Arme abwechselnd anheben (C). Du kannst alternativ die Handflächen zueinander gerichtet halten.
Als Option kannst du die Arme bis über den Kopf heben, um die Schulterstabilität zu fördern. Nutze dazu ein Band mit geringer Stärke.

15 Schulterpresse

KRÄFTIGUNG
++ Schultermuskulatur, insbesondere mittlerer Anteil
+ Nacken- und Brustmuskulatur

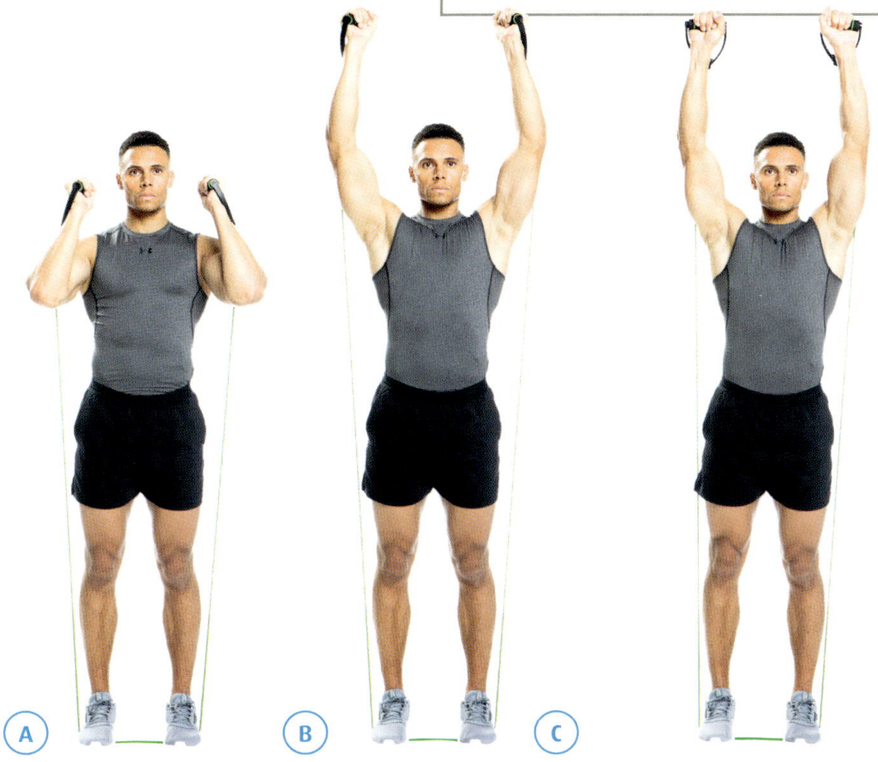

Die Anfangs- und die Endposition.

Die Variante mit vorgerichteten Handflächen.

SO GEHT´S

- Du stehst mittig auf dem Fitnessband. Die Beine sind leicht gebeugt, hüft- bis schulterbreit auseinander und gleichmäßig belastet. Die Arme sind gebeugt angehoben, die Ellbogen weisen nach vorn außen und die Handflächen zeigen zueinander. Das Band befindet sich hinter den Armen und ist vorgespannt (A).
- Aktiviere die Bauch- und die Gesäßmuskulatur, spanne die Schulterblätter nach hinten unten und atme ein.
- Drücke die Hände gerade nach oben und etwas zusammen (B), wobei du ausatmest. Halte kurz die Position.
- Senke die Arme langsam in die Anfangsposition zurück und atme ein. Dann wiederholst du die Übung.
- Führe die Übung ohne Schwung aus und halte den Rücken durchgehend gerade. Vermeide es, den Nacken hochzuziehen, sowie Ausweichbewegungen mit den Händen nach vorn oder hinten.

VARIANTEN

Du kannst die Arme abwechselnd anheben. Du kannst alternativ mit vorzeigenden Handflächen üben (C) und/oder mit Rotation der Hände.

16 Seitheben

KRÄFTIGUNG
++ Schultermuskulatur, insbesondere seitlicher Anteil
\+ Nackenmuskulatur

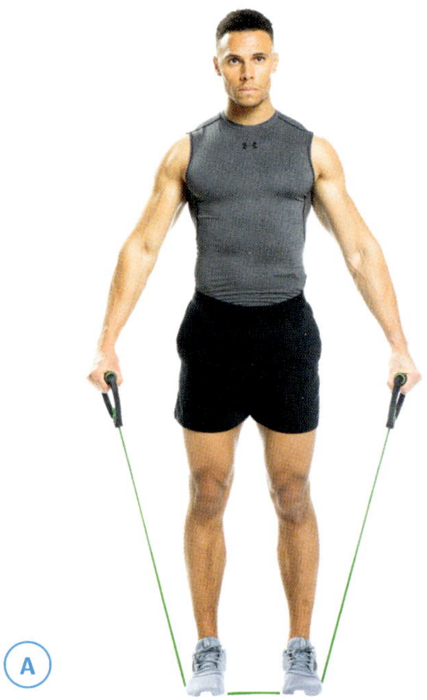

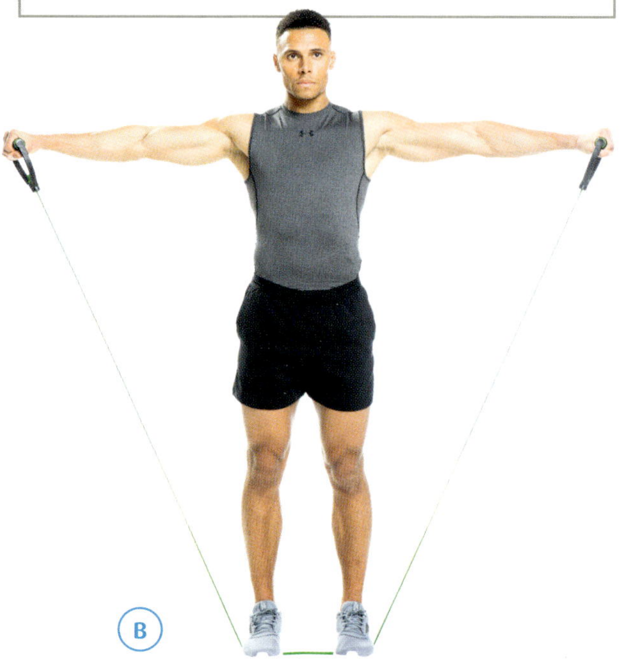

Die Anfangs- und die Endposition.

SO GEHT´S

- Du stehst mittig auf dem Fitnessband. Die Beine sind leicht gebeugt und schulterbreit auseinander. Die Arme hast du seitlich neben oder vor den Oberschenkeln, das Band ist leicht- bis mittelstark gespannt, die Handgelenke sind gerade und die Handrücken zeigen nach außen (A).
- Hebe den Brustkorb etwas an, die Schultern sind bewusst unten. Aktiviere die Bauch- und die Gesäßmuskulatur und atme ein.
- Hebe die leicht gebeugten Arme seitlich bis auf Schulterhöhe an (B) und atme aus. Halte kurz die Position und konzentriere dich auf die seitliche Schultermuskulatur.
- Senke die Arme langsam nach unten, jedoch nicht zu weit, damit das Band und somit die Muskulatur in Spannung bleiben. Dann wiederholst du die Übung.
- Führe die Übung ohne Schwung aus und vermeide Hochziehen von Schultern und Nacken. Fällt dir das schwer, dann nutze ein leichteres Band und konzentriere dich darauf, die Schulterblätter zusammen und runterzuziehen.

VARIANTEN

Du kannst die Arme abwechselnd anheben oder mit vorzeigenden Handflächen üben.
Als Option können Fortgeschrittene die Hände in der Anfangsposition hinter dem Rücken halten, um mehr den hinteren Anteil der Schultermuskulatur zu erreichen.

17 Einarmiges Seitheben

KRÄFTIGUNG
++ Schultermuskulatur, insbesondere seitlicher Anteil
+ Nackenmuskulatur

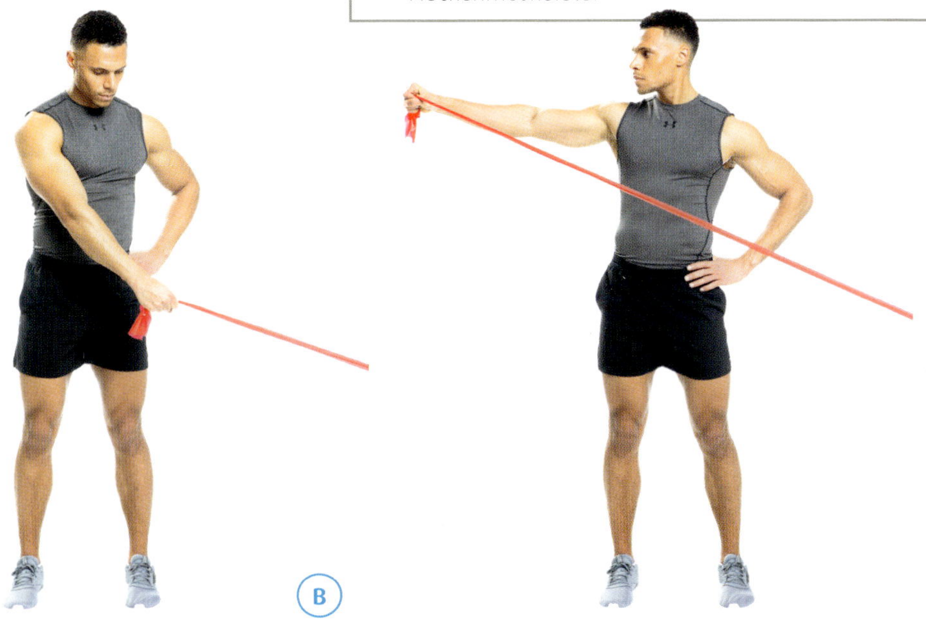

A B

Die Anfangs- und die Endposition.

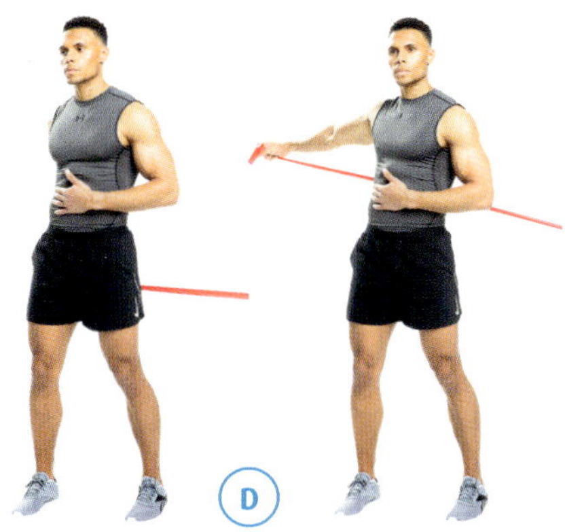

C D

Die Variante mit dem Band hinter dem Rücken.

SO GEHT´S

- Du hast das Fitnessband in tiefer Position befestigst und stehst seitlich zu dem Ankerpunkt. Du hast das Band in der äußeren Hand, die zur Befestigung gerichtet ist, in eher leichter Spannung. Das Handgelenk ist gerade und der Handrücken zeigt vor (A).
- Hebe den Brustkorb etwas an, die Schultern sind bewusst unten. Aktiviere die Bauch- und die Gesäßmuskulatur und atme ein.
- Hebe den leicht gebeugten Arm zur anderen Seite bis auf Schulterhöhe an (B), wobei du ausatmest. Halte kurz die Position.
- Senke den Arm langsam zurück, um die Übung zu wiederholen.
- Führe die Übung ohne Schwung aus und vermeide Hochziehen von Schultern und Nacken.

VARIANTEN

Wenn du keinen Befestigungspunkt hast, dann kannst du dich auf das Band stellen, und zwar mit dem äußeren Fuß für genügend Bewegungsspielraum.
Du kannst in der Anfangsposition die Übungshand hinter dem Rücken halten (C)–(D).

18 Schulterheben »Shrug«

KRÄFTIGUNG
++ Nackenmuskulatur
+ Schultermuskulatur

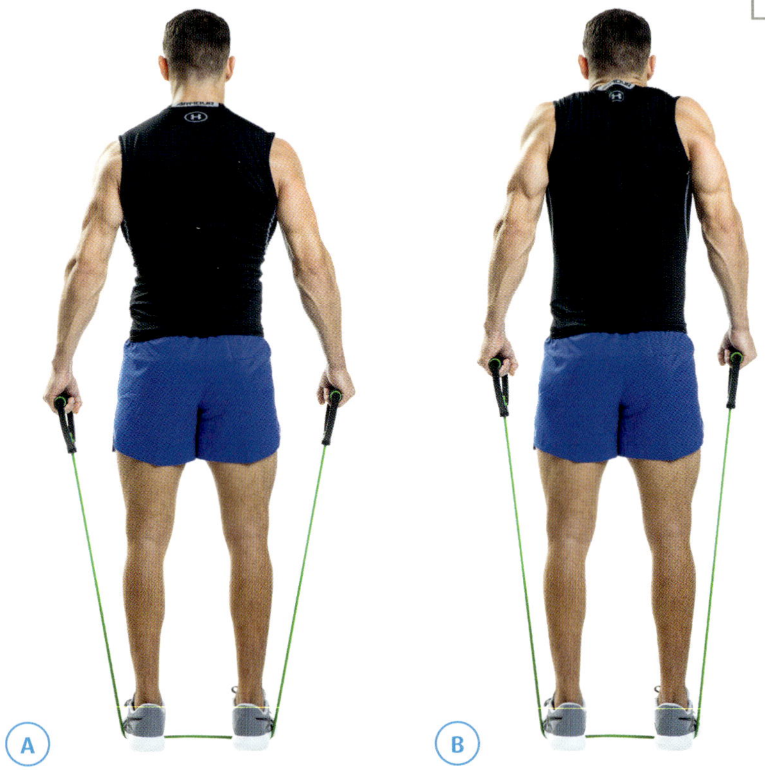

Die Anfangs- und die Endposition.

SO GEHT´S

- Du stehst mittig auf dem Fitnessband. Die Beine sind leicht gebeugt und etwa hüftbreit auseinander. Die Arme hast du seitlich an den Oberschenkeln, das Band ist mittelstark gespannt und die Handflächen zeigen nach innen. Am besten spreizt du die Arme etwas nach außen ab (A).
- Belaste die Füße gleichmäßig, spanne die Bauch- und die Gesäßmuskulatur an und atme ein.
- Ziehe die Schultern senkrecht so hoch wie möglich (B), wobei du ausatmest. Die gesamte Bewegung erfolgt aus den Schultern. Halte kurz die Position und konzentriere dich auf die aktivierte Muskulatur.
- Senke die Arme langsam in die Anfangsposition zurück und atme ein. Vermeide es, die Schultern »fallen« zu lassen. Nun wiederholst du die Übung.
- Achte darauf, dass du das Band nicht durch Beugen der Arme nach oben ziehst.

VARIANTE

Du kannst die Übung variieren, indem du die Schultern nach hinten oben ziehst.

19 Rückwärtige Fliegende »Reverse Flys«

KRÄFTIGUNG
++ obere Rücken- und hintere Schultermuskulatur
+ Nacken- und Rumpfmuskulatur

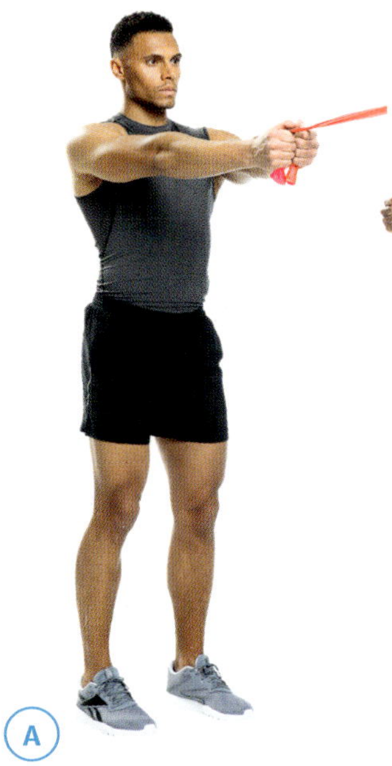
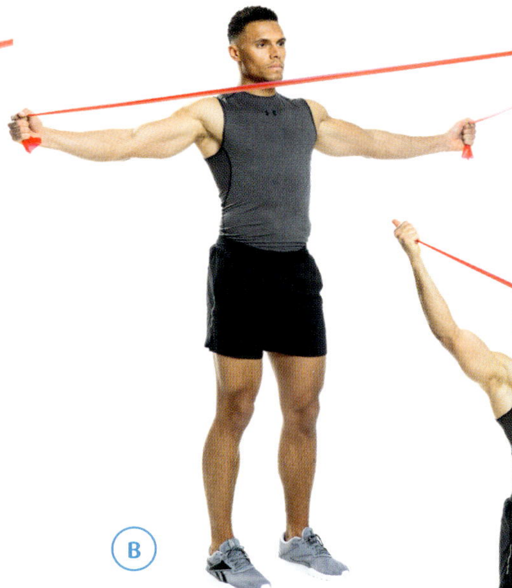

Die Anfangs- und die Endposition.

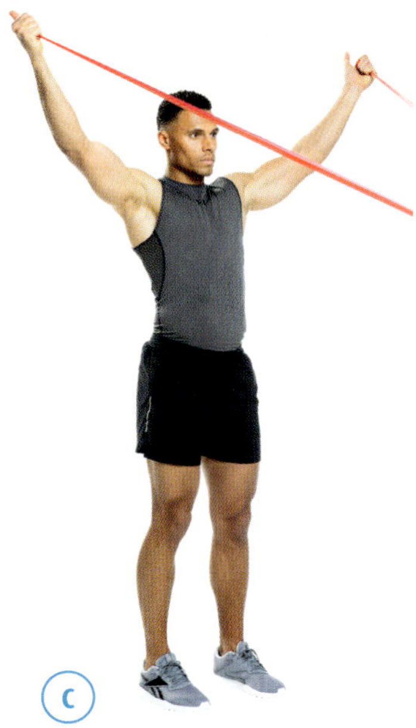

Die Variante mit Zug nach oben in Y-Haltung.

SO GEHT´S

- Das Band ist in Schulterhöhe befestigt und du stehst in Richtung der Befestigung. Die Arme sind fast gestreckt und vorgerichtet. In den Händen hast du das Band, mit den Handflächen zueinander gerichtet. Das Band befindet sich in leichter Spannung.
- Aktiviere die Bauch- und die Gesäßmuskulatur, spanne die Schulterblätter nach hinten unten (A) und atme ein.
- Ziehe die fast gestreckten Arme in Schulterhöhe zurück, ohne den Rücken zu bewegen (B). Gleichzeitig atmest du aus. Spanne die Schulterblattmuskulatur nach und halte kurz die Position.
- Bewege die Arme langsam in die Anfangsposition zurück und atme ein. Dann wiederholst du die Übung.
- Achte darauf, dass sich nur die Arme bewegen. Vermeide es die Schultern anzuheben und halte den Rumpf durchgehend in Spannung.

VARIANTEN

Du kannst mit hochzeigenden Handflächen üben. Du kannst auch mit Rotation üben, z. B. mit den Handflächen unten starten und dann die Daumen beim Zug nach hinten hoch rotieren.
Als weitere Option kannst du aus der oben beschriebenen Anfangsposition nach oben in Y-Haltung ziehen (C).

20 Hohes Rudern

KRÄFTIGUNG
++ hintere Schulter- und obere Rückenmuskulatur
+ Nacken- und Rumpfmuskulatur

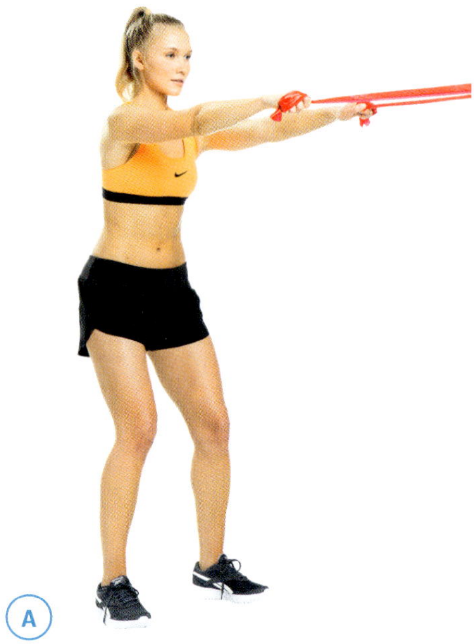

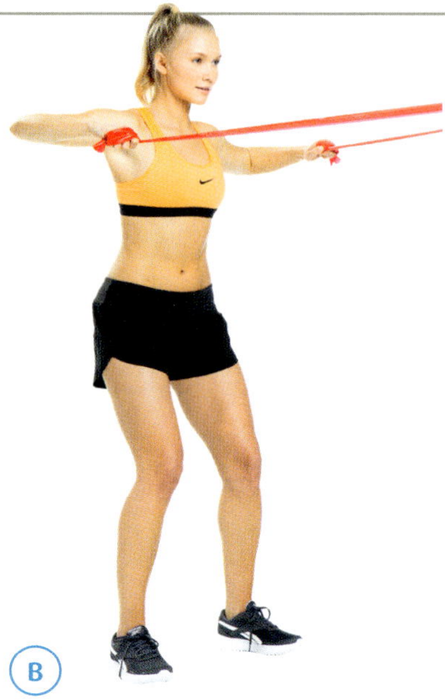

Die Anfangs- und die Endposition.

SO GEHT´S

Beachte die Informationen zur Sicherheit bei Zug in Gesichtsrichtung auf den Seiten 21–23.

- Das Band ist in Kopf- bis Schulterhöhe befestigt. Du stehst mit leicht gebeugten Beinen in Richtung der Bandbefestigung. Die Arme sind vorgerichtet. In den Händen hast du das Band, wobei die Handflächen nach unten zeigen. Das Band befindet sich in leichter Spannung (A).
- Aktiviere die Bauch- und die Gesäßmuskulatur und atme ein. Beginne die Bewegung, indem du die Schulterblätter nach hinten und in Richtung Gesäß ziehst.
- Ziehe die Ellbogen in Schulterhöhe zurück, ohne die Schultern anzuheben (B). Gleichzeitig atmest du aus. Halte kurz die Position und kontrolliere die Schulterblattposition.
- Bewege die Arme langsam in die Anfangsposition zurück, ohne den Rücken zu bewegen, und atme ein. Dann wiederholst du die Übung.
- Hebe die Ellbogen nicht weiter als schulterhoch an. Achte darauf, dass die Schultern unten bleiben und sich nur die Arme bewegen, sowie auf angespannte Rumpfmuskulatur.

VARIANTEN

Du kannst alternativ mit zueinander gerichteten Handflächen üben.

Falls der horizontale Zug sich belastend für deine Schultern darstellt, dann teste den diagonalen Zug etwas von oben nach unten.

21 Mittleres Ziehen nach außen

KRÄFTIGUNG
++ hintere Schulter- und obere Rückenmuskulatur
\+ hintere Oberarmmuskulatur

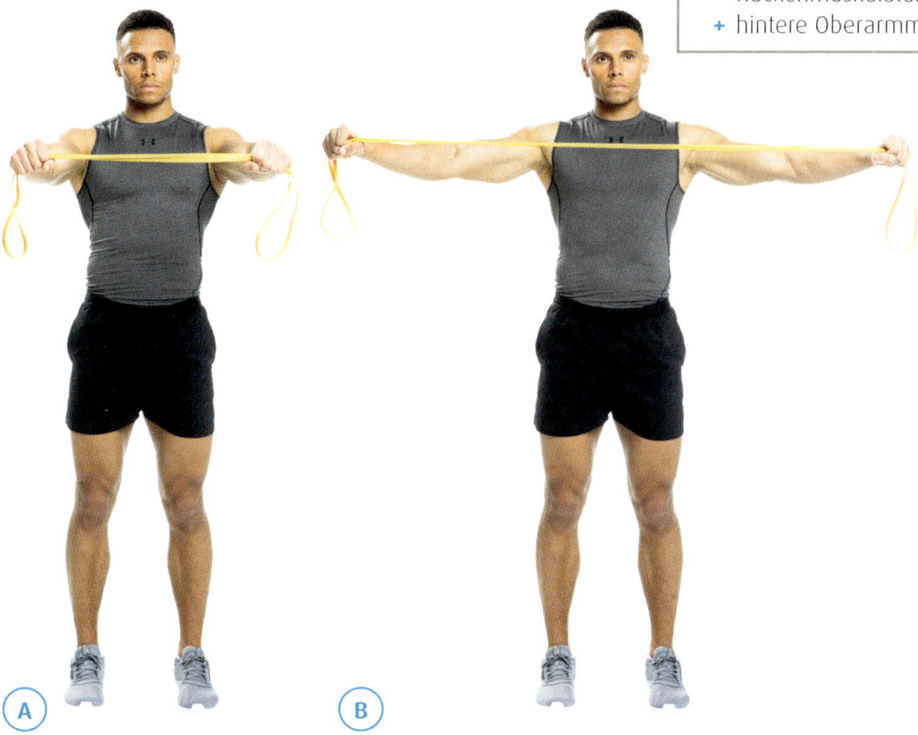

Die Anfangs- und die Endposition.

SO GEHT´S

- Du bist im aufrechten Stand. Die Arme sind vorgestreckt, in den Händen hast du ein Fitnessband. Die Hände sind schulterbreit auseinander, die Handflächen zeigen nach unten und das Band befindet sich in Vorspannung. Aktiviere die Bauch- und die Gesäßmuskulatur und atme ein (A).
- Ziehe das Band mit leicht gebeugten Armen kontrolliert nach außen, wobei du ausatmest. Halte kurz die Position und konzentriere dich auf die Muskelaktivität (B).
- Führe die Hände langsam mit Einatmung in die Anfangsposition zurück.
- Vermeide Schwungholen und halte die Rumpf- und Gesäßspannung aufrecht. Achte darauf, dass die Schultern durchgehend unten sind sowie auf gerade Handgelenke.

VARIANTEN

Du kannst mit nach innen oder hoch gerichteten Handflächen üben, was etwas andere Schwerpunkte setzt und die Aktivität der hinteren Schultermuskulatur verringert. Teste, und wähle was deinen Schultern guttut.
Du kannst dich mit dem Rücken in leichter Schräglage an eine Wand stellen, um Ausweichen durch Schwungholen zu vermeiden.

22 Ziehen von oben nach außen

KRÄFTIGUNG

++ obere Rücken-, insbesondere untere Trapezmuskulatur, und Außenrotatoren

+ hintere Schultermuskulatur

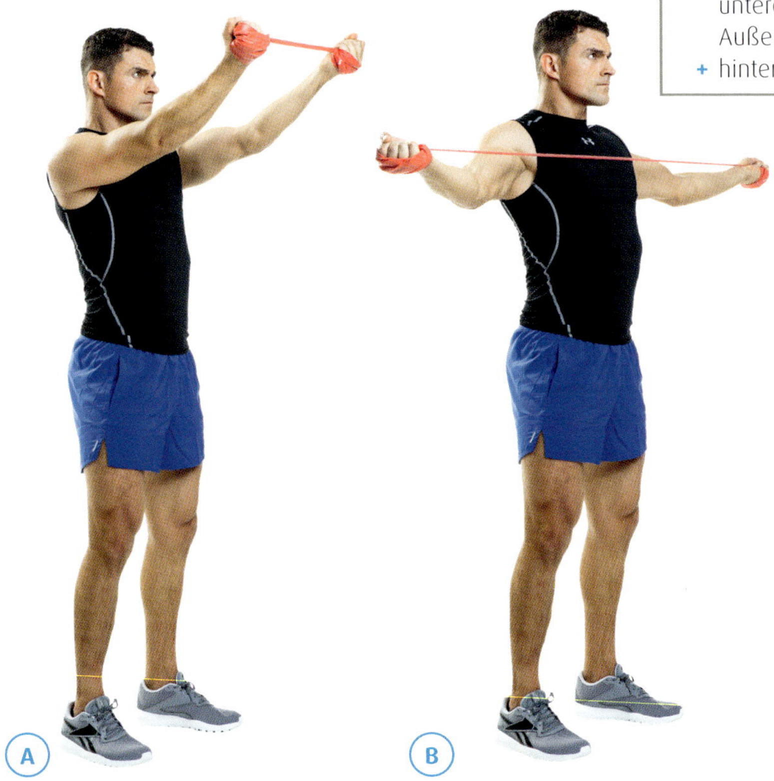

Die Anfangs- und die Endposition.

SO GEHT´S

- Du bist im aufrechten Stand. Die Arme sind etwa im 45-Grad-Winkel nach oben gestreckt. In den Händen hebst du ein dünnes Fitnessband. Die Hände sind schulterbreit auseinander, die Handflächen zeigen hoch und das Band befindet sich in Vorspannung (A).
- Aktiviere die Bauch- und die Gesäßmuskulatur und atme ein.
- Ziehe das Band kontrolliert nach außen unten, wobei du ausatmest. Halte kurz die Position und konzentriere dich auf die Muskelaktivität (B).
- Führe die Hände bewusst langsam mit Einatmung in die Anfangsposition zurück und wiederhole dann die Übung.
- Vermeide Schwungholen und halte die Rumpf- und die Gesäßspannung aufrecht. Achte darauf, dass die Schultern durchgehend unten sind sowie auf stabile Handgelenke.

VARIANTEN

Du kannst mit nach unten oder nach innen gerichteten Handflächen üben, wenn du mehr die hinteren Schultern aktivieren willst.

23 Hinterer Schulterzug einarmig

KRÄFTIGUNG
++ hintere Schultermuskulatur
+ obere Rückenmuskulatur

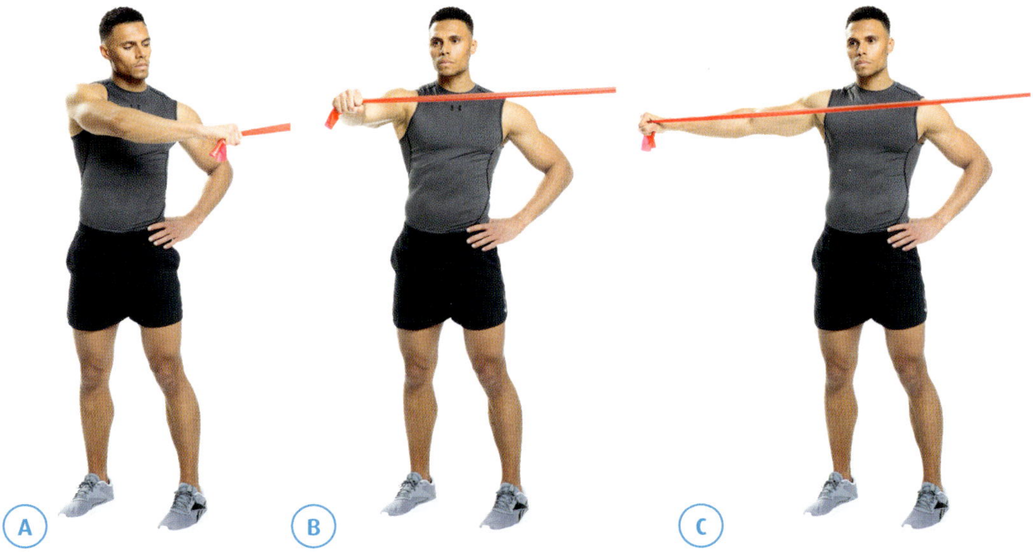

Der Bewegungsablauf.

SO GEHT´S

- Du hast ein Fitnessband an einem Gegenstand schulterhoch fixiert. Du stehst mit der linken Körperseite zur Befestigung und hast deinen rechten Arm dorthin gerichtet. In der Hand hast du das Band, mit der Handfläche nach unten zeigend, bei leichter Bandspannung. Aktiviere die Bauch- und die Gesäßmuskulatur und atme ein (A).
- Ziehe das Band kontrolliert nach rechts außen, wobei du ausatmest (B)–(C). Der Arm ist durchgehend fast gestreckt. Halte kurz die Position und konzentriere dich auf die Aktivität der hinteren Schultermuskulatur.
- Führe die Hand bewusst langsam in die Anfangsposition zurück. Gleichzeitig atmest du ein. Dann wiederholst du mehrfach die Bewegung.
- Nun bringst du die rechte Seite zur Befestigung und trainierst den linken Arm.
- Vermeide Ausweichbewegungen wie Schulterhochheben und Schwungholen. Halte den Rumpf stabil; drehe ihn nicht mit. Achte zudem darauf, dass das Handgelenk gerade ist.

VARIANTEN

Mit dieser Übung aktivierst du die hintere Schultermuskulatur über einen großen Bewegungsumfang. Tut dir diese Ausführung allerdings nicht gut, dann kannst du mit gebeugtem Arm üben oder die Variante mit den Handflächen nach oben zeigend testen.

24 Hoher Facepull

KRÄFTIGUNG
++ hintere Schulter- und obere Rückenmuskulatur und Rotatoren
+ Nacken- und Rumpfmuskulatur

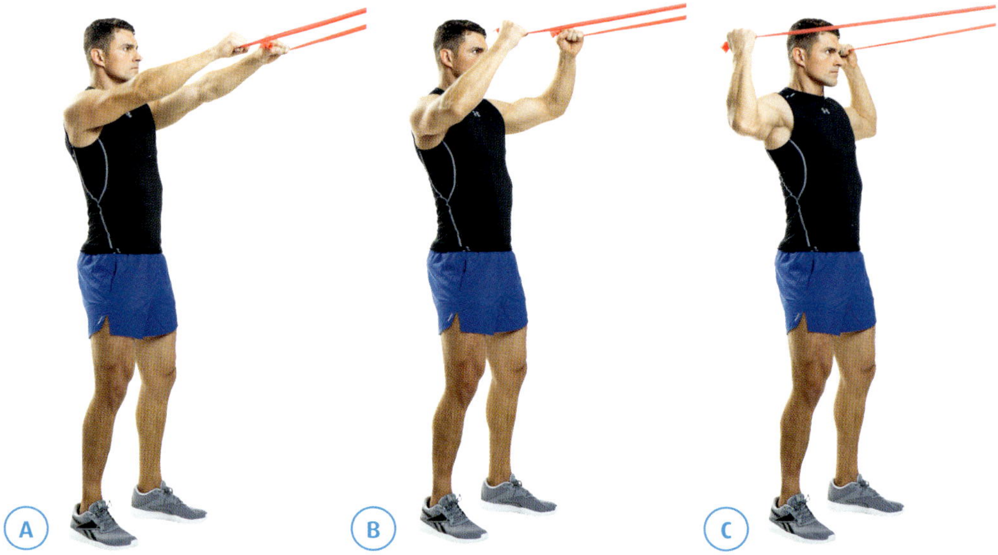

Der Bewegungsablauf.

SO GEHT´S

Da du zu den Augen hintrainierst, musst du sorgsam das Fitnessband und die Befestigung prüfen (Seiten 21–23). Hier ist ein Theraband® gewählt, da es beim Reißen weniger hart zurückschnalzt.

- Das Band ist über Kopfhöhe befestigt. Du stehst im athletischen Stand in Richtung der Befestigung, d. h. aufrecht und mit leicht gebeugten Beinen. Die Arme sind vorgerichtet, die Daumen zeigen diagonal nach hinten und das Band ist in leichter Spannung (A). Aktiviere die Bauch- und die Gesäßmuskulatur und atme ein.
- Die Übung beginnt mit dem Zurückziehen der Schulterblätter nach hinten unten. In direkter Folge ziehst du die Hände in Kopfhöhe zurück. Die Ellbogen bewegen sich auf Schulterhöhe zurück und die Daumen rotieren nach hinten (B)–(C). Gleichzeitig atmest du aus. Spanne die Schulterblätter fest zusammen und halte kurz die Position.
- Bewege die Arme bewusst langsam in die Anfangsposition zurück, ohne den Rumpf zu bewegen und ohne die Schultern anzuheben, und atme ein. Dann wiederholst du die Übung.
- Die Hände führen bei dieser Übung die Bewegung. Achte darauf, dass der Rumpf, die Kopfposition und die Handgelenke stabil sind sowie die Schultern unten.

VARIANTEN

Die gezeigte Ausführung mit hohem Anker zielt auf die Schultergesundheit und beabsichtigt dafür eine große Rotation. Es gibt Varianten mit tieferem Anker und anderer Zielsetzung.
Viele Fitnesssportler nutzen ein dünnes Schlaufenband. Wenn du dieses nutzt, prüfe es unbedingt vorher auf Risse.

25 Rückwärtige A-Fliegende

KRÄFTIGUNG

++ hintere Schulter- und obere Rückenmuskulatur

\+ Nacken-, hintere Oberarm- und Rumpfmuskulatur

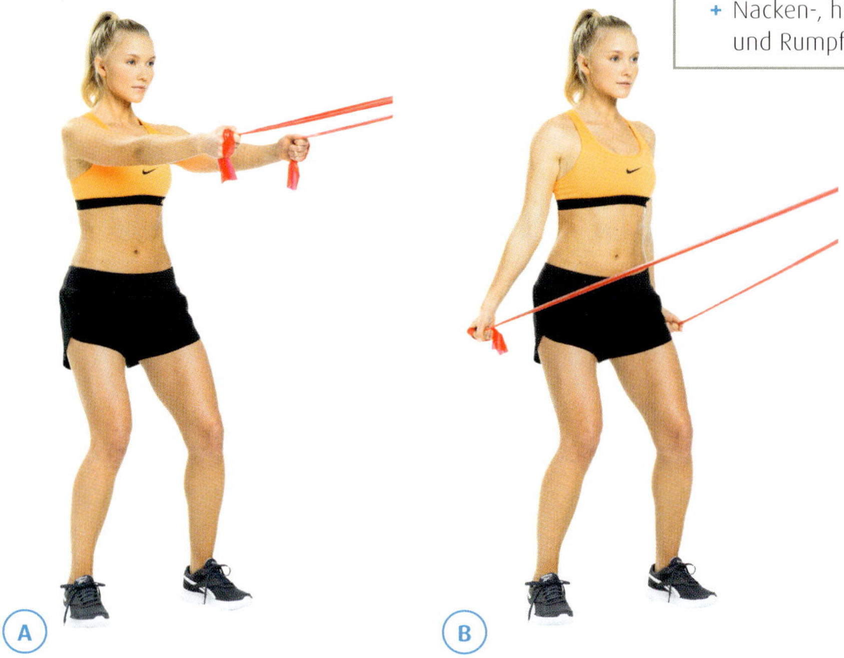

Die Anfangs- und die Endposition.

SO GEHT´S

- Das Band ist mindestens in Kopfhöhe befestigt. Du stehst aufrecht, mit leicht gebeugten Beinen in Richtung der Befestigung. Die Arme sind vorgerichtet, die Handflächen zeigen nach innen und das Band ist in leichter Spannung. Zur besseren Stabilität kannst du dir das Band um die Hände wickeln (A).
- Aktiviere die Bauch- und die Gesäßmuskulatur. Spanne die Schulterblätter nach hinten unten und atme ein.
- Ziehe die leicht gebeugten Arme nach unten, die Daumen werden nach außen rotiert (B). Gleichzeitig atmest du aus. Halte kurz die Position und achte auf die Schulterblattspannung.
- Bewege die Arme langsam wieder in die Anfangsposition, ohne die Schultern anzuheben, und atme ein. Dann wiederholst du die Übung.
- Achte darauf, dass der Rumpf stabil ist und du nur die Arme bewegst. Halte die Handgelenke gerade.

VARIANTEN

Du kannst die Höhe der Anfangsposition verändern.

Du kannst mit den Handflächen unten starten, um eine größere Rotation durchzuführen.

26 Außenrotation am Körper

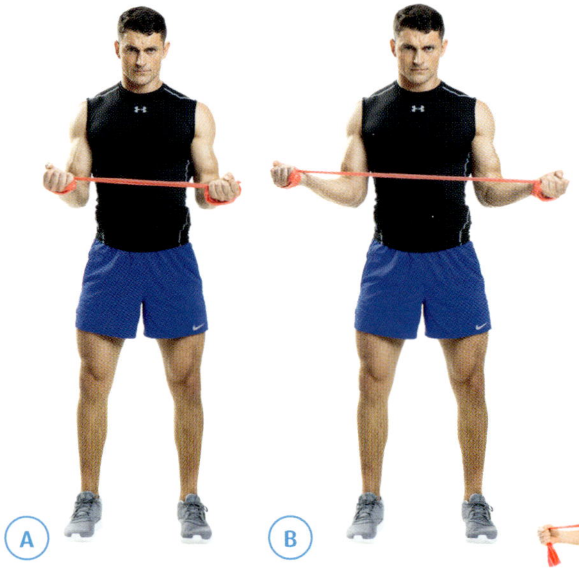

Der Bewegungsablauf, versuche etwas weiter zu rotieren.

KRÄFTIGUNG
++ Außenrotatoren
+ obere Rückenmuskulatur

SO GEHT´S

- Wähle ein Fitnessband mit geringer Stärke. Du stehst stabil und hast das Band so, dass es bei vorgestreckten Unterarmen in leichter Spannung ist. Die Ellbogen sind nah der Rippen und die Handflächen zeigen nach oben (A).
- Spanne die Bauch- und Gesäßmuskulatur an und die Schultern nach hinten unten und atme ein.
- Rotiere die Unterarme so weit wie möglich mit Ausatmung nach außen (B). Achte darauf, dass die Handgelenke gerade bleiben. Halte kurz die Position.
- Bewege die Hände langsam mit Einatmung in die Anfangsposition zurück, jedoch nicht darüber hinaus, damit das Band unter Spannung bleibt.
- Halte die Schulterblätter in stabilisierter Position.

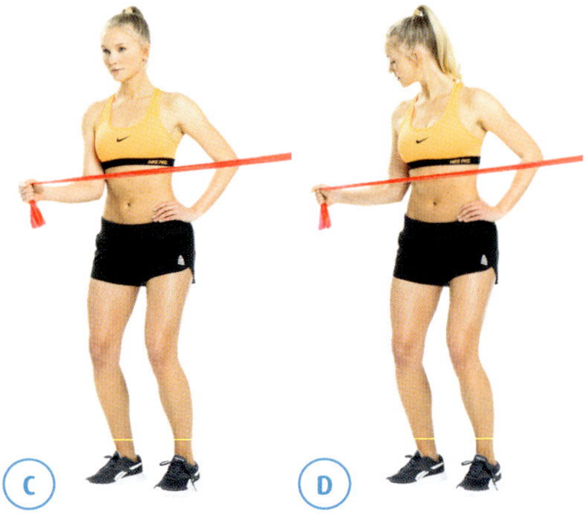

Die einarmige Variante, mit der Handfläche innen.

VARIANTEN

Du kannst mit zueinander zeigenden Handflächen üben.
Einsteiger haben die Ellbogen an den Rippen stabilisiert. Sie können je ein gerolltes Handtuch mit den Ellbogen an die Rippen gedrückt halten. Fortgeschrittene können die Ellbogen leicht mitbewegen, da dies eine weitere Rotation ermöglicht.
Du kannst alternativ einarmig in seitlicher Position üben. Du beginnst mit dem Arm vorzeigend und rotierst ihn nach außen (C)–(D).

27 Außenrotation angehoben

KRÄFTIGUNG
++ Außenrotatoren und hintere Schultermuskulatur
+ obere Rücken-, Nacken- und Rumpfmuskulatur

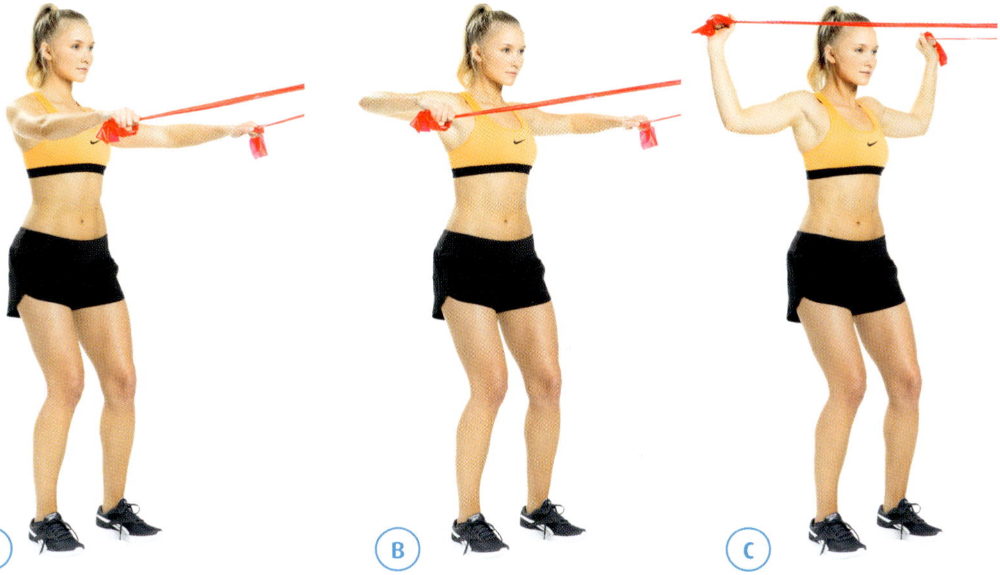

(A) Das Einnehmen der Anfangsposition.

(B) Die Anfangs- und die Endposition.

(C)

SO GEHT´S

Beachte die Informationen zur Sicherheit bei Zug in Kopfrichtung auf den Seiten 21–23.

- Das Fitnessband ist an einem Ankerpunkt etwa in Schulterhöhe befestigt. Du stehst im athletischen Stand in Richtung der Befestigung. Die Arme sind vorgerichtet und in den Händen hast du das Band, wobei die Handflächen nach unten zeigen. Aktiviere die Bauch- und die Gesäßmuskulatur und spanne die Schulterblätter nach hinten unten (A).
- Ziehe die Ellbogen in Schulterhöhe zurück, ohne die Schultern anzuheben. Die Arme befinden sich nun im 90-Grad-Winkel und die Ellbogen zeigen nach außen. Das Band ist leicht bis mittel gespannt. Stabilisiere die Position und kontrolliere die Schulterblattspannung – das ist die Anfangsposition (B).
- Drehe die Hände so weit wie möglich nach oben hinten, ohne die Position der Ellbogen zu verändern (C). Gleichzeitig atmest du aus.
- Rotiere die Arme langsam in die Anfangsposition zurück, ohne Ausweichbewegung, und atme ein. Dann wiederholst du die Übung.
- Hebe die Ellbogen nicht weiter als zur Schulterhöhe an. Achte auf Rumpfspannung und darauf, dass die Schultern unten bleiben und sich nur die Arme bewegen.

VARIANTE

Du kannst mit den Handflächen nach innen gerichtet üben.

Alternativ kannst du einseitig üben und dazu den freien Arm an die Hüfte stützen.

28 Diagonales Ziehen nach oben

KRÄFTIGUNG

++ Außenrotatoren, obere Rücken- und hintere Schultermuskulatur

\+ Armmuskulatur

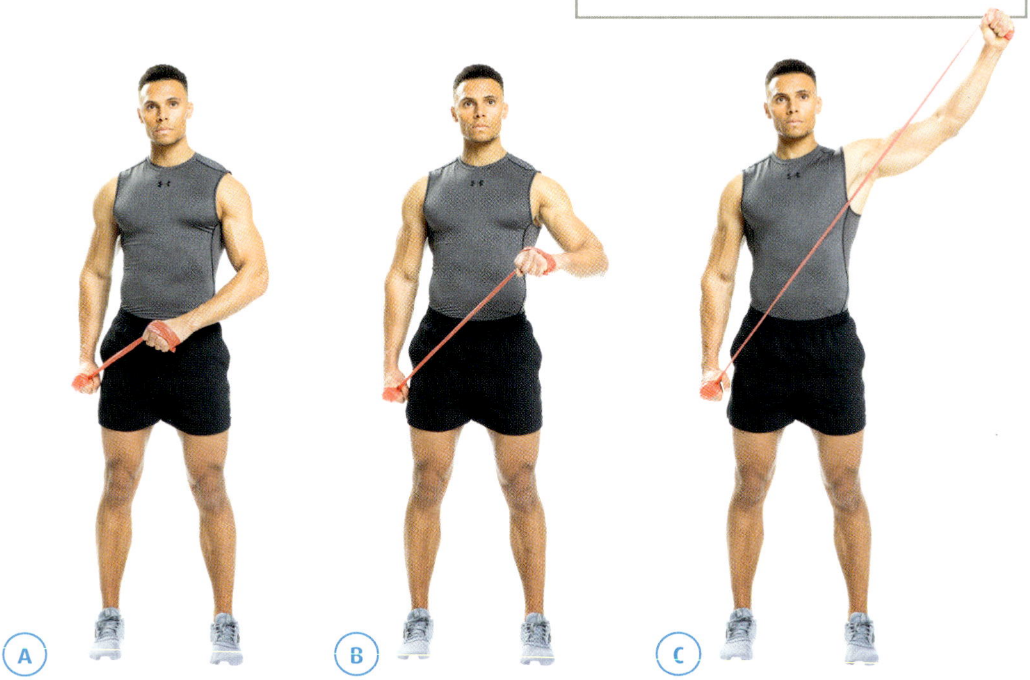

Der Bewegungsablauf.

SO GEHT´S

- Du befindest dich im athletischen Stand. Der rechte Arm ist am Oberschenkel fixiert, der linke Arm befindet sich mit etwas Abstand davor. In den Händen hast du das Fitnessband, die linke Handfläche zeigt zum Körper.
- Spanne die Schulterblätter nach hinten unten und aktiviere die Bauch- und die Gesäßmuskulatur. Hebe den linken Arm etwas an, um das Band in Vorspannung zu bringen (A).
- Ziehe den linken Arm diagonal nach links oben (B)-(C), wobei der Arm rotiert, ohne den rechten Arm zu bewegen. Gleichzeitig atmest du aus. Dabei wird die Handfläche nach vorn gedreht. Halte kurz die Position.
- Senke den Arm mit Einatmung kontrolliert ab, jedoch nur bis zur Anfangsposition, damit das Band in Spannung bleibt. Wiederhole die Übung.
- Achte darauf, dass du die Handgelenke stets gerade hast, und vermeide es, die Schultern hochzuziehen.
- Anschließend trainierst du die andere Körperseite.

VARIANTE

Du kannst das Band an einem tiefen Ankerpunkt anbringen und aus seitlicher Position diagonal hochziehen.

29 Wand-Walk »Spinnen-Lauf«

KRÄFTIGUNG
++ hintere Schultermuskulatur, Rotatoren und obere Rückenmuskulatur

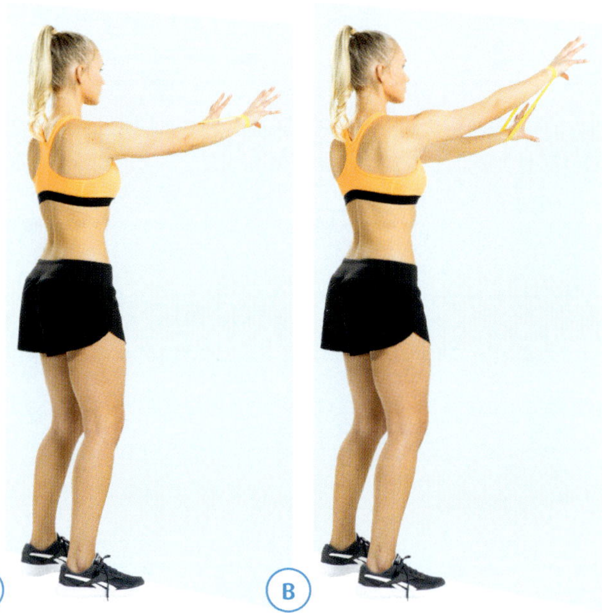

A B

Der Bewegungsablauf nach oben.

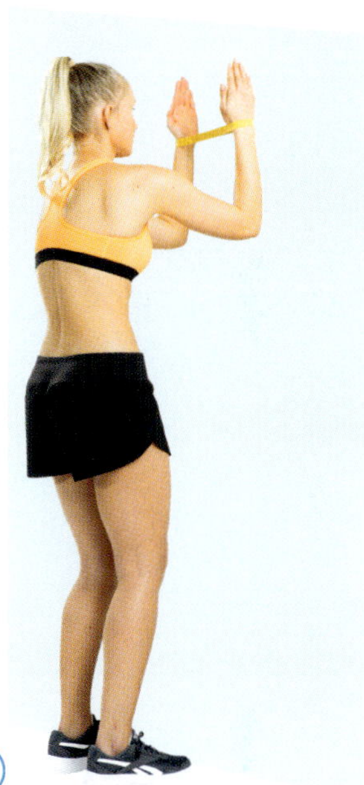

C

Die Variante mit aufgestützten Unterarmen.

SO GEHT´S

- Mit dieser Übung förderst du die Schulterstabilität. Du hast ein Miniband oder ein Theraband® um die Handgelenke gespannt. Du stehst in Wandrichtung, die Arme sind fast gestreckt und die Fingerspitzen an der Wand. Die Hände sind schulterbreit auseinander. Das Band ist in leichter bis mittlerer Spannung.
- Spanne die Gesäß- und die Bauchmuskulatur an. Die Schultern sind unten und die Schulterblätter stabilisiert (A).
- Bewege langsam eine Hand nach oben (B). Setze die andere Hand nach. Fahre so für einige Wiederholungen fort. Das Band bleibt durchgehend gespannt.
- Danach bewegst du die Arme nach unten und schließlich nach außen.
- Plane als Gesamtdauer für einen Satz zwischen 40–90 Sekunden. Die Wiederholungszahl ist nicht entscheidend.
- Halte die Körperspannung aufrecht, die Handgelenke gerade und vermeide es, mit den Händen nach innen auszuweichen sowie die Schultern hochzuziehen.

VARIANTEN

Du kannst die Schulterblätter weiter vorschieben, ohne die Schultern anzuheben. Teste, welche Haltung deinen Schultern guttut.
Du kannst alternativ die Unterarme aufstützen, sodass sie die Nummer »11« zeigen. Schiebe die Schulterblätter vor, sodass eine leichte Wölbung am Rücken entsteht (C). Auch in dieser Position kannst du Armbewegungen machen.

30 Schulterblatt-Anziehen

KRÄFTIGUNG
++ Schulterblattmuskulatur

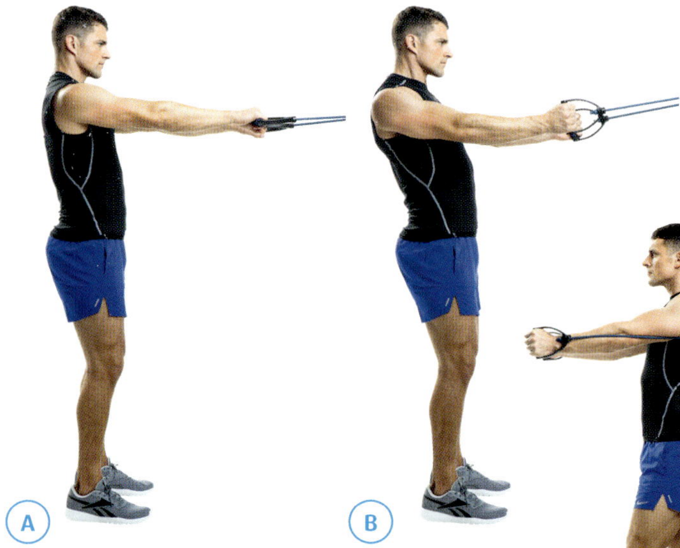

Das Schulterblatt-Anziehen.

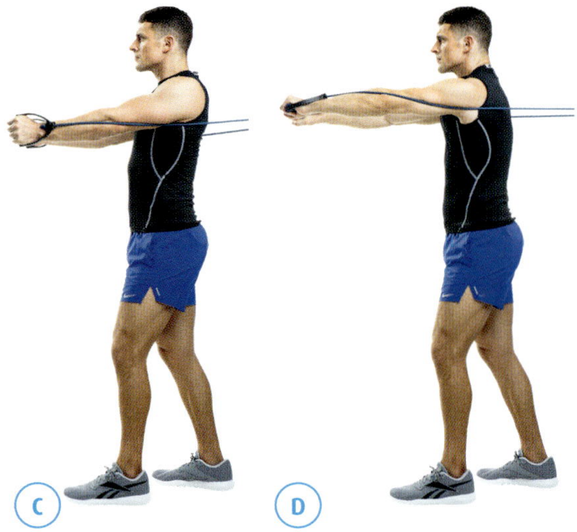

Das Schulterblatt-Rausschieben.

SO GEHT´S

Einige Fitnesssportler haben Probleme, die Schulterblätter zu aktivieren. Ist dies bei dir der Fall, dann übe es gezielt.

- Positioniere das Band etwa in Brusthöhe und stell dich im stabilen Stand davor. Die Arme sind nach vorn gestreckt, mit den Handflächen unten. Gehe etwas zurück, bis du die gewünschte Bandspannung erreichst (A).
- Ziehe die Schulterblätter zurück und nach unten, ohne die Arme zu beugen, und rotiere die Handflächen nach innen. Halte kurz die Schulterblattspannung (B). Kontrolliere und verbessere die Position der Schulterblätter.
- Dann bewegst du die Schulterblätter wieder langsam in die Anfangsposition zurück.
- Mache 15–20 langsame Bewegungen. Du musst die Bewegung vollständig kontrollieren – lass die Arme nicht durch Bandzug nach vorn schnellen.

VARIANTEN

Du kannst die Übung ohne Rotation machen, mit unterschiedlichen Handpositionen und Höhen. Von oben ist das Schulterblatt-Anziehen gut im Hang an einer Stange möglich. Zudem kannst du die Übung einarmig machen.
Du kannst »Schulterblatt-Rausschieben« ergänzen, was im Reha-Training üblich ist. Dazu stehst du mit dem Rücken zum schulterhohen Anker, am besten im leichten Ausfallschritt. Schiebe die Schulterblätter vor, wobei du die gestreckten Arme vorbewegst (C)–(D). Halte kurz die Position und bewege dann die Arme in die Anfangsposition zurück. Achte darauf, dass die Schultern unten bleiben, d. h. weg von den Ohren.

31 Nackenspannen

KRÄFTIGUNG
++ Nacken- und Halsmuskulatur

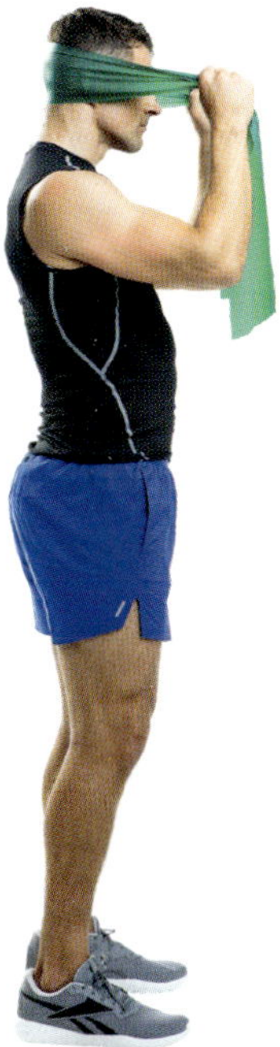
(A)

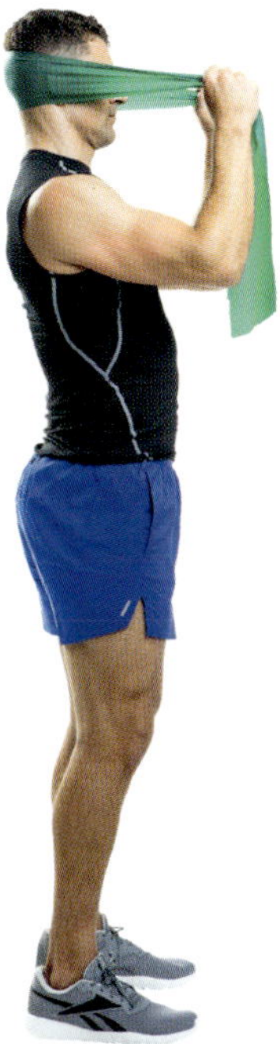
(B)

Der Bewegungsablauf.

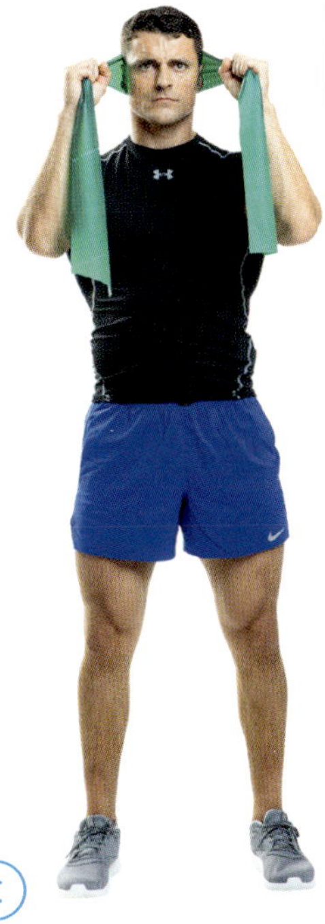
(C)

Die Endposition in frontaler Ansicht.

SO GEHT´S

- Mache zuerst einige Mobilisierungsbewegungen z. B. kleine Kopfkreise, bevor du diese Muskulatur kräftigst.
- Lege ein Fitnessband um den Hinterkopf. Ein Theraband® ist gut geeignet, da du es großflächig anlegen kannst, damit es nicht abrutscht.
- Du nimmst den aufrechten Stand ein. Der Kopf ist gerade, die Blickrichtung ist nach vorn und die Schultern sind auf gleicher Höhe. Ziehe das Kinn leicht an.
- Spanne die Schulterblätter nach hinten unten und aktiviere die Bauch- und die Gesäßmuskulatur. Lehne den Kopf etwas vor und baue Bandspannung auf (A).
- Bewege den Kopf langsam gegen die Bandspannung in die aufrechte Position zurück (B), dabei ziehst du das Kinn weiter an. Die Blickrichtung bleibt gerade nach vorn. Halte kurz die Position.
- Bewege den Kopf wieder langsam vor, in dem du das Kinn vorschiebst, um dann die Übung zu wiederholen.

VARIANTE

Du kannst das Band an einem hohen Ankerpunkt anbringen.
Willst du das Training der Hals- und Nackentraining erweitern, dann kannst du das Band an die Stirn legen und nach vorn spannen. Ebenso kannst du das Band seitlich anlegen und seitliche Spannung aufbauen.

32 Beidarmiger Bizeps-Curl

KRÄFTIGUNG
++ vordere Oberarmmuskulatur
\+ Unterarmmuskulatur

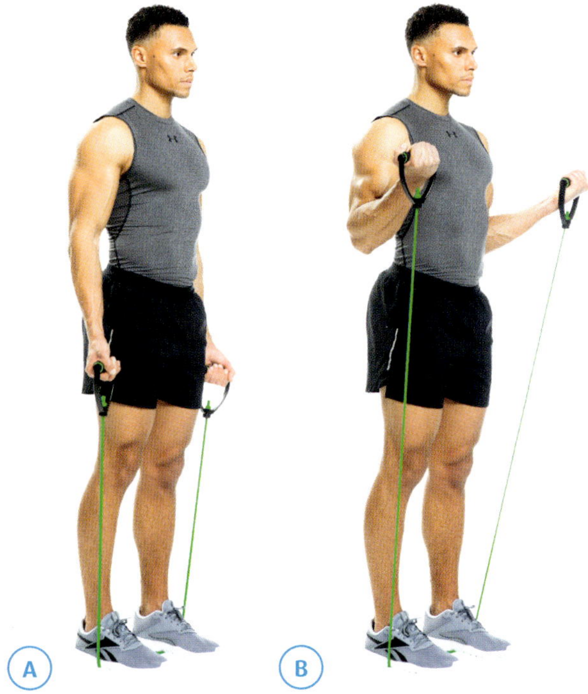

Der Bewegungsablauf.

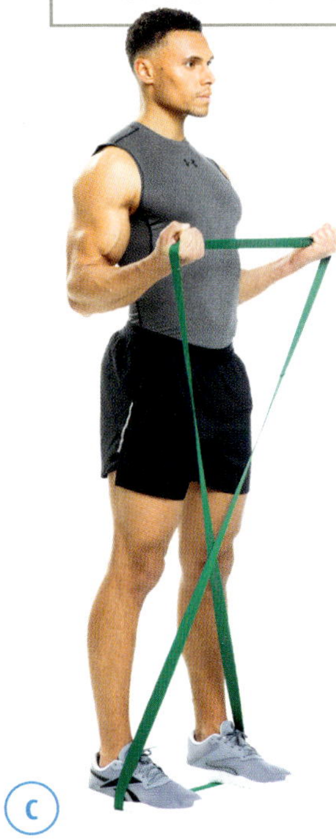

Die Variante mit Schlaufenband.

SO GEHT´S

- Du stehst im athletischen Stand mittig auf dem Fitnessband. Die Arme sind leicht gebeugt, die Ellbogen sind am Körper stabilisiert und die Hände sind an den Oberschenkeln. Halte die Handgelenke gerade und die Handflächen vorgerichtet. Das Band ist leicht- bis mittelstark gespannt.
- Spanne die Bauch- und die Gesäßmuskulatur an, die Schulterblätter nach hinten unten (A) und atme ein.
- Hebe die Unterarme gleichzeitig an, ohne die Position der Ellbogen und der Oberarme zu verändern (B), und atme aus. Halte kurz die Position und spanne die Oberarmmuskeln stark an.
- Senke die Unterarme langsam ab und atme ein, um dann die Übung zu wiederholen.
- Halte die Brust oben, sowie den Rücken und die Handgelenke gerade. Die Bewegung erfolgt über die Kraft der Oberarmmuskulatur, ohne Einsatz der Schultern.

VARIANTEN

Du kannst die Hände enger zusammenführen. Du kannst auch mit Schlaufenband üben (C). Als Option kannst du mit nach innen gerichteten Handflächen »Hammer-Curl« üben oder sie beim Anheben hochrotieren.

33 Alternierender Bizeps-Curl

KRÄFTIGUNG
++ vordere Oberarmmuskulatur
+ Unterarmmuskulatur

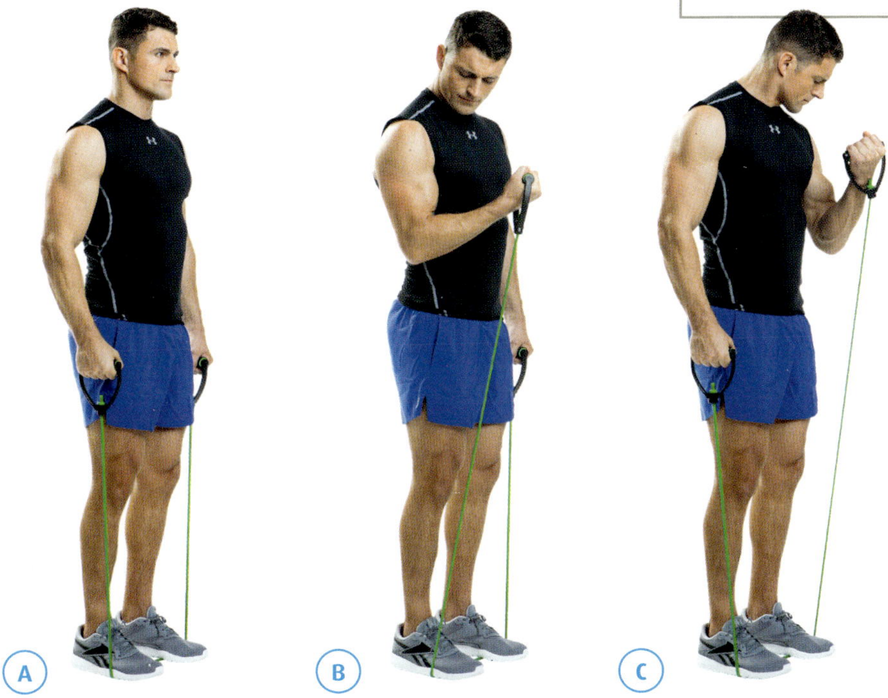

Der Bewegungsablauf.

SO GEHT´S

- Du stehst in stabiler Position mittig auf dem Fitnessband. Die Arme sind leicht gebeugt und die Hände sind an den Oberschenkeln, mit den Handflächen nach innen gerichtet. Das Band ist leicht- bis mittelstark gespannt.
- Spanne die Bauch- und die Gesäßmuskulatur an, die Schulterblätter nach hinten unten (A) und atme ein.
- Hebe den rechten Unterarm mit Rotation an, ohne die Position des Oberarms zu verändern (B), und atme aus. Halte kurz die Position und spanne den Oberarm stark an.
- Senke den Unterarm kontrolliert ab und atme ein. Dann führst du die Aufwärtsbewegung mit dem linken Unterarm aus (C).
- Fahre so lange fort, bis du für beide Arme die benötigte Wiederholungszahl erreicht hast.
- Achte darauf, dass du die Handgelenke stets gerade hast, und halte die Schulterblätter in stabilisierter Position. Die Bewegung erfolgt über die Kraft der Oberarmmuskulatur, ohne Einsatz der Schultern.

VARIANTEN

Als Option kannst du die Curls ohne Rotation als »Hammer-Curl« oder mit vorzeigenden Handflächen üben.

34 Hoher beidarmiger Bizeps-Curl

KRÄFTIGUNG
++ vordere Oberarmmuskulatur
+ Unterarmmuskulatur

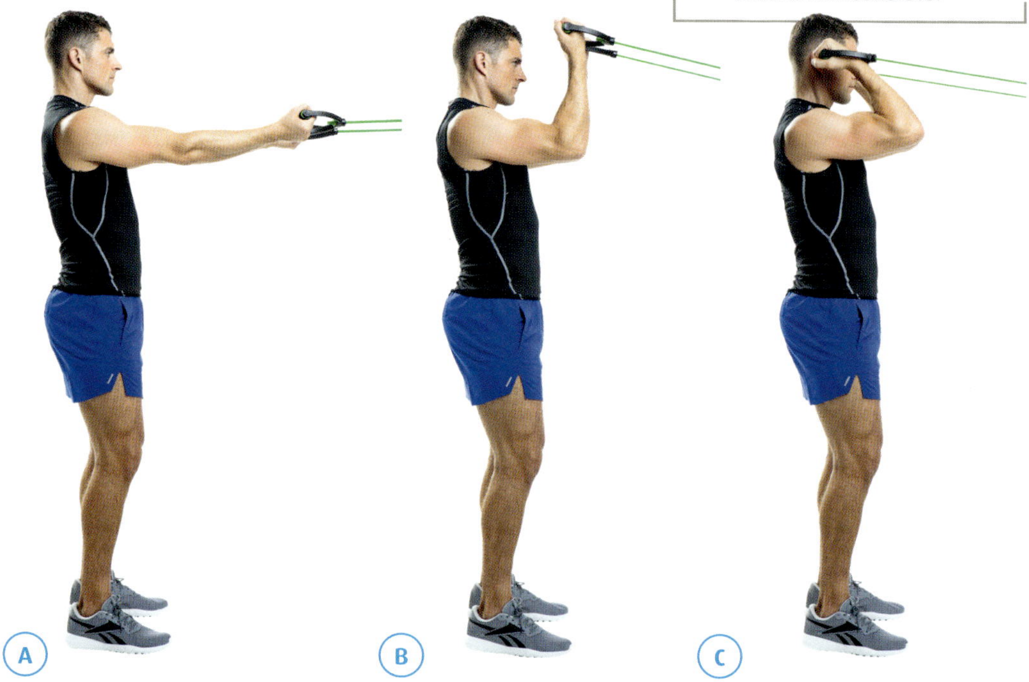

Der Bewegungsablauf.

SO GEHT´S

- Du hast das Band etwa in Brusthöhe angebracht und stehst im stabilen Stand mit dem Gesicht zur Befestigung. Die Arme sind vorgestreckt und in den Händen hast du die Bandenden, mit den Handflächen hoch gerichtet. Das Band ist leicht- bis mittelstark gespannt.
- Spanne die Bauch- und die Gesäßmuskulatur an, die Schulterblätter nach hinten unten (A) und atme ein.
- Hebe die Unterarme an, ohne die Position der Oberarme zu verändern (B)-(C). Dabei atmest du aus. Halte kurz die Position und spanne die Oberarmmuskulatur stark an.
- Senke die Unterarme langsam ab und atme ein, um die Übung zu wiederholen.
- Achte darauf, dass du die Handgelenke stabil hast, und vermeide Ausweichbewegungen und Schwungholen. Die Bewegung erfolgt über die Kraft der Oberarmmuskulatur, ohne Einsatz der Schultern; die Ellbogenposition ist fixiert.

VARIANTEN

Du kannst in der Anfangsposition die Handflächen zueinander gerichtet halten und beim Anheben hochdrehen, sodass die Daumen nach außen kommen.
Du kannst alternativ die Arme abwechselnd anheben.

35 Einarmiger Bizeps-Curl von hinten

KRÄFTIGUNG
++ vordere Oberarmmuskulatur
+ Unterarmmuskulatur

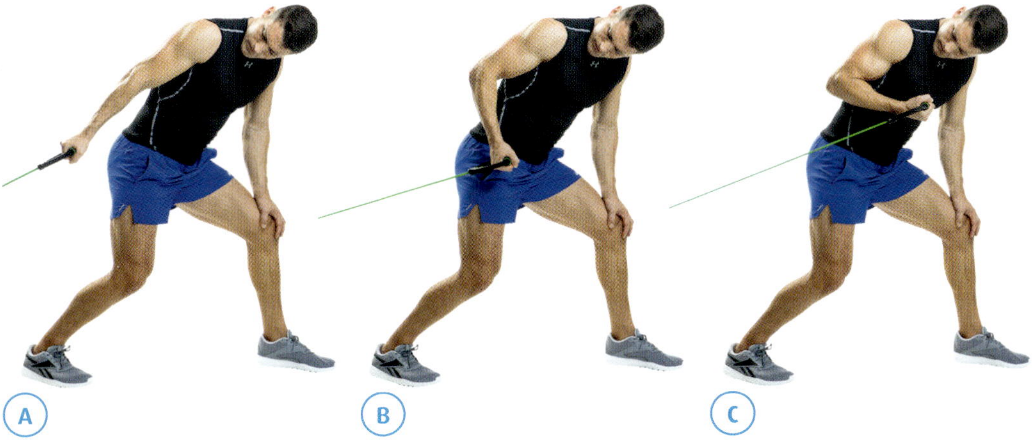

Der Bewegungsablauf.

SO GEHT´S

- Du hast das Band in tiefer Position angebracht. Du stehst im leichten Ausfallschritt mit dem rechten Bein hinten und dem Rücken zur Befestigung. Der rechte Arm ist nach hinten gestreckt und in der Hand hast du das Band, mit der Handfläche vorzeigend. Bewege dich vom Anker weg, bis das Band die geeignete Vorspannung hat.
- Spanne die Bauch- und die Gesäßmuskulatur an, die Schulterblätter nach hinten unten (A) und atme ein.
- Hebe den Unterarm an, ohne die Position von Ellbogen und Oberarm zu verändern (B)-(C), d.h. der Oberarm ist weiter nach hinten gerichtet. Dabei atmest du aus. Halte kurz die Position und spanne den Bizeps stark an.
- Senke den Unterarm ganz langsam ab und atme ein, um die Übung zu wiederholen.
- Achte darauf, dass du keine Oberarmbewegungen vor und zurück machst, sowie dass das Handgelenk stabilisiert ist.

VARIANTE

Du kannst in der Anfangsposition die Handfläche innen halten und beim Anheben nach vorn rotieren.

36 Klimmzug mit vorzeigenden Handrücken

KRÄFTIGUNG
++ vordere Oberarm-, obere Rücken- und Unterarmmuskulatur
+ Schulter- und Rumpfmuskulatur

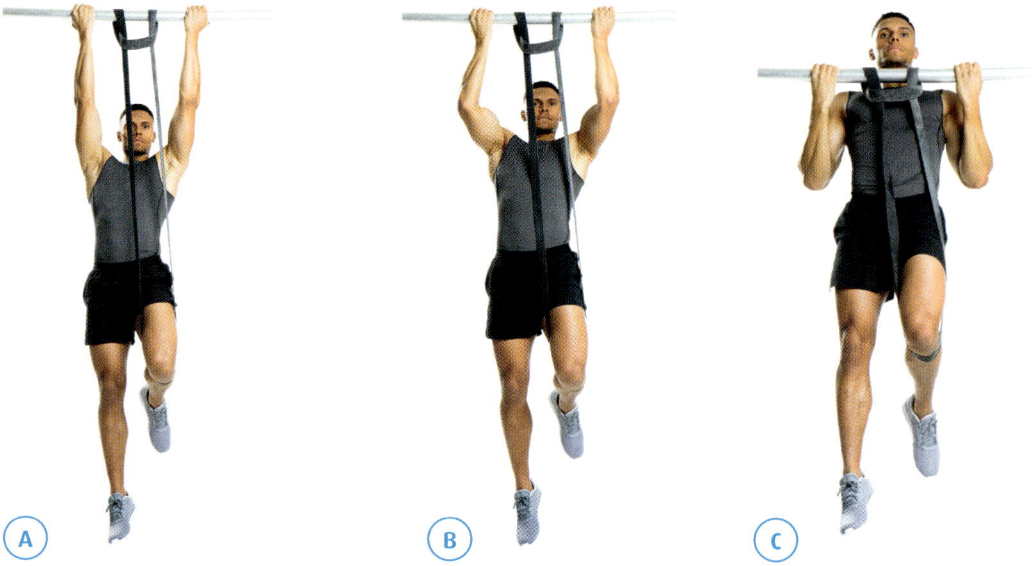

Der Bewegungsablauf.

SO GEHT´S

- Das Fitnessband ist an einer hohen Stange befestigt. Du hängst an der Stange, dein Fuß oder Knie sind im Band positioniert. Die Arme sind etwa schulterbreit auseinander, mit den Handrücken vorgerichtet und festem Griff (A).
- Aktiviere die Bauch- und die Gesäßmuskulatur, spanne die Schulterblätter nach hinten unten und atme ein.
- Ziehe dich in einer gleichmäßigen Bewegung hoch, bis die Brust nahe der Stange ist (B)–(C). Die Ellbogen bewegen sich zu den Rippen. Gleichzeitig atmest du aus.
- Halte kurz die hohe Position und spanne die Oberarmmuskulatur fest an. Kontrolliere deine Haltung: die Schultern sind unten, die Schulterblätter fest zusammen und der Rumpf ist in Spannung.
- Lass dich bewusst langsam sinken und atme ein. Bewege dich nur so tief, dass die Schulterblattmuskulatur noch in Spannung ist und die Schultern unten sind. Dann wiederholst du die Übung.
- Visualisiere dir die Übung so, dass du die Stange nach unten ziehst. Vermeide Ausweichbewegungen wie Schwungholen und Anziehen der Schultern.

VARIANTEN

Fortgeschrittene können ohne unterstützendes Band üben.
Weit-Fortgeschrittene können das Band an einem schweren Gegenstand am Boden befestigen, das Band um die Schultern legen und den Klimmzug gegen die Bandspannung ausführen.

37 Trizeps-Strecken von oben

KRÄFTIGUNG

++ hintere Oberarmmuskulatur

+ Unterarm- und hintere Schultermuskulatur

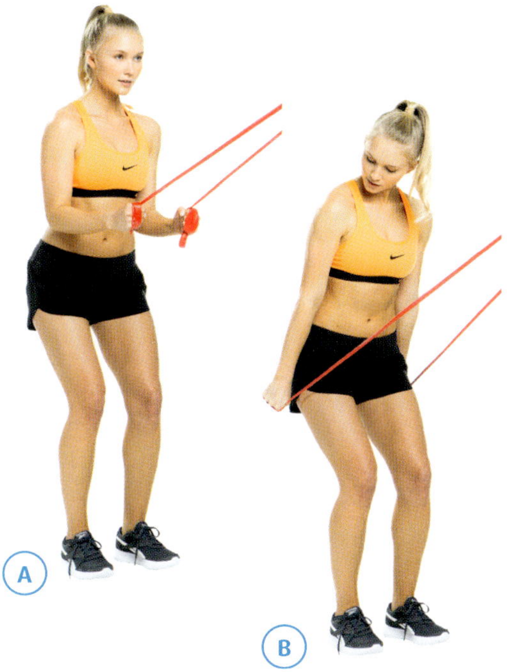

Die Anfangs- und die Endposition.

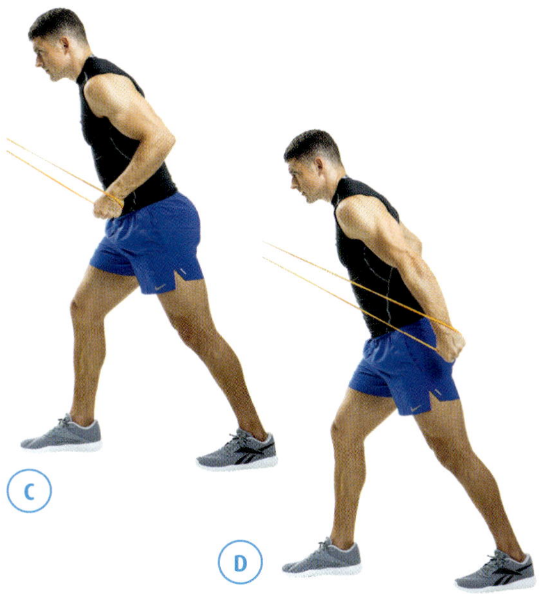

Die einarmige Variante.

SO GEHT´S

- Das Band ist mindestens in Kopfhöhe befestigt. Du stehst im stabilen Stand in Richtung Befestigung. Die Arme sind rechtwinklig und die Unterarme nach vorn gerichtet. In den Händen hast du das vorgespannte Band, mit zueinander gerichteten Handflächen und geraden Handgelenken. Beuge den Oberkörper etwas vor.
- Spanne die Bauch- und die Gesäßmuskulatur an, die Schulterblätter nach hinten unten und atme ein. Die Ellbogen fixierst du an den Körperseiten (A).
- Strecke die Unterarme nach unten hinten (B), möglichst ohne die Ellbogen zu bewegen. Gleichzeitig atmest du aus. Konzentriere dich auf die Trizeps-Aktivität und halte kurz die Position.
- Beuge die Unterarme langsam in die Anfangsposition zurück und atme ein, die Ellbogen bleiben fixiert. Dann wiederholst du die Übung.
- Achte darauf, dass du die Handgelenke stets stabil hast. Die Bewegung erfolgt über die Kraft der hinteren Oberarmmuskulatur, ohne Einsatz der Schultern.

VARIANTEN

Du kannst einarmig üben, wodurch verhindert wird, dass ein Arm mehr von der Aktivität übernimmt (C)–(D).

38 Trizeps-Strecken in Vorbeuge »Kickback«

KRÄFTIGUNG
++ hintere Oberarmmuskulatur
+ Unterarm- und Schultermuskulatur

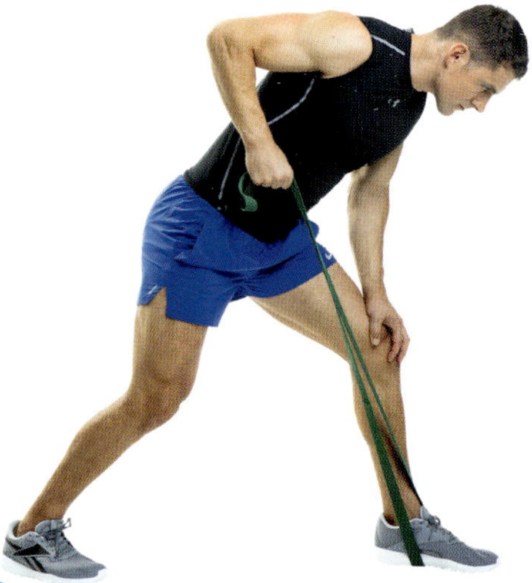

(A)

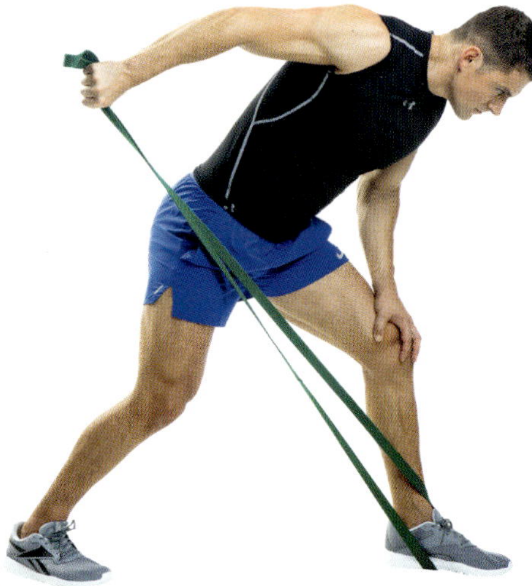

(B)

Die Anfangs- und die Endposition.

SO GEHT´S

- Du bist im Ausfallschritt, der linke Fuß ist vorn und steht auf dem Band. Der rechte Arm ist rechtwinklig, der Ellbogen ist hinter den Rippen stabilisiert und der Unterarm zeigt nach unten. In der Hand hast du das vorgespannte Band, mit der Handflächen nach innen oder unten gerichtet. Die linke Hand kann die Position stützend stabilisieren (A).
- Spanne die Bauch- und die Gesäßmuskulatur an und atme ein.
- Strecke den rechten Unterarm mit Ausatmung (B), ohne Oberarmbewegung und Schwungholen. Halte kurz die Position und spanne den Trizeps stark an.
- Senke den Unterarm langsam in die Anfangsposition zurück. Dann wiederholst du die Übung.
- Vermeide Ausweichen mit der Schulter und Abknicken des Handgelenks. Der Ellbogen bleibt durchgehend hinter dem Körper und wird nicht bewegt.
- Danach wechselst du die Körperseite und trainierst den linken Arm.

VARIANTEN

Du kannst das Band an einem hüfthohen Anker z. B. Türgriff befestigen. Du übst in Richtung Ankerpunkt mit vorgebeugtem Oberkörper. Du kannst auch beidarmig üben.

39 Trizeps-Strecken nach vorn

KRÄFTIGUNG
++ hintere Oberarmmuskulatur
+ Unterarm-, Schulter- und Rumpfmuskulatur

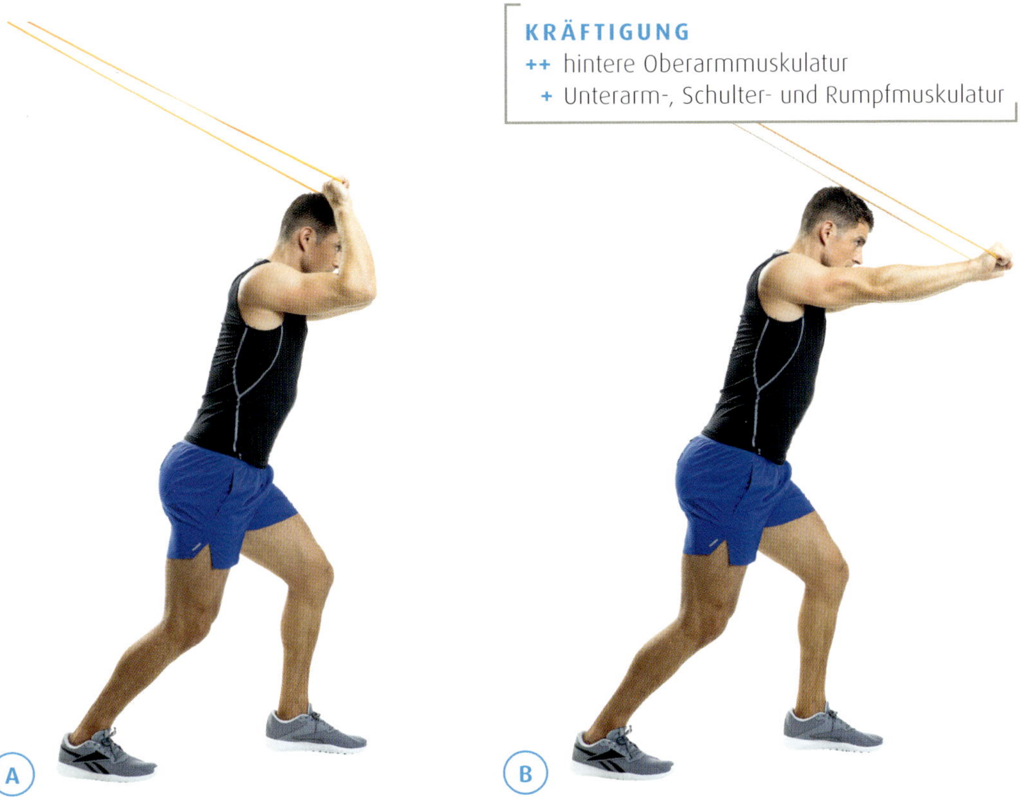

A B

Die Anfangs- und die Endposition.

SO GEHT´S

- Du hast das Band in hoher Position angebracht, z. B. mit Anker über der Tür, und stehst im Ausfallschritt mit dem Rücken zur Befestigung. Halte das Band mit gebeugten, hoch gerichteten Armen. Die Hände sind etwa am Hinterkopf und die Handflächen hoch gerichtet.
- Lehne dich in Schräglage vor, damit das Band mittelstark gespannt ist. Stabilisiere die Ellbogenposition, aktiviere die Bauch- und die Gesäßmuskulatur (A) und atme ein.
- Strecke die Unterarme eng am Kopf entlang nach vorn (B) und atme aus. Halte kurz die Position und konzentriere dich auf die Trizeps-Aktivität.
- Beuge die Unterarme bewusst langsam in die Anfangsposition zurück und atme ein. Dann wiederholst du die Übung.
- Halte die Ellbogenposition stabil, den Rumpf angespannt und achte auf gerade Handgelenke.

VARIANTEN

Du kannst mit nach innen gerichteten Handflächen üben.
Du intensivierst die Übung, indem du die Schräglage vergrößerst.

40 Einarmiges Trizeps-Strecken nach oben

KRÄFTIGUNG
++ hintere Oberarmmuskulatur
+ Unterarm- und Schultermuskulatur

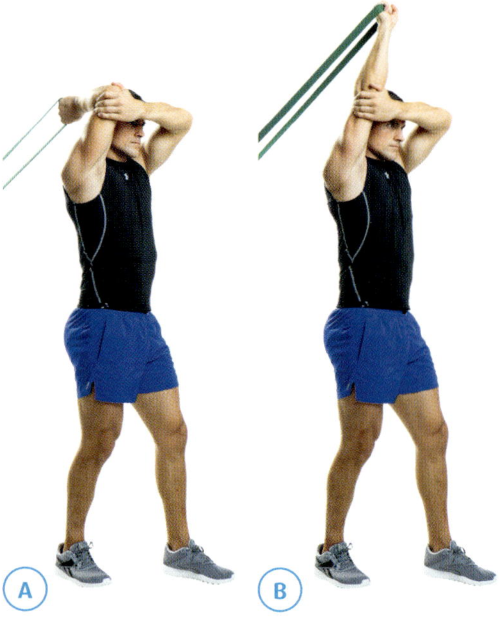

Die Anfangs- und die Endposition mit tiefem Ankerpunkt.

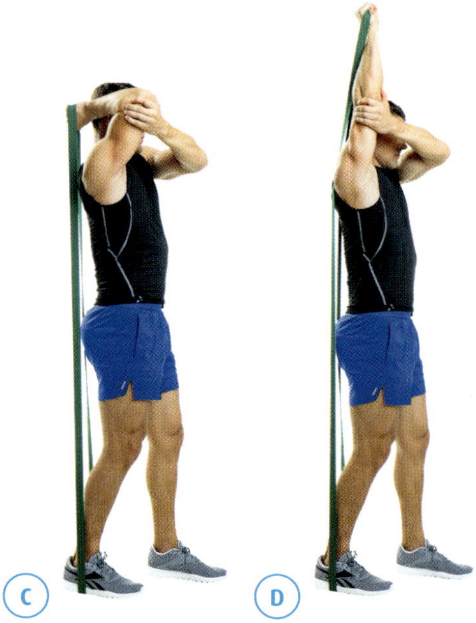

Die einarmige Ausführung im Stand auf Band.

SO GEHT´S

- Du hast das Band an einem tiefen Gegenstand angebracht oder ein kurzes Band in mittlerer Höhe. Du stehst mit dem Rücken zur Befestigung. Den Übungsarm hast du gebeugt in der Luft, der Ellbogen zeigt nach außen vorn, in der Hand hast du das vorgespannte Band. Die freie Hand kann die Position stabilisieren (A).
- Spanne die Bauch- und die Gesäßmuskulatur an und atme ein.
- Strecke den Unterarm mit Ausatmung, ohne dabei den Oberarm zu bewegen (B). Halte kurz die Position und konzentriere dich auf die Muskelaktivität.
- Beuge den Unterarm bewusst langsam in die Anfangsposition zurück und atme ein, um dann die Übung zu wiederholen.
- Vermeide Ausweichbewegungen wie Schwungholen, Bewegen des Ellbogens und Abknicken des Handgelenks. Lass den Arm beim Senken nicht durch den Bandzug zurückschnellen, sondern kontrolliere die Bewegung.

VARIANTEN

Du kannst dich mit dem hinteren Fuß in die Bandschlaufe stellen (C)-(D).
Alternativ hebst du das Band mit dem anderen Arm hinter dem Rücken.

Übungen für den Rumpf

Der Aufbau einer starken Rumpfmuskulatur ist grundlegend für einen kräftigen Körper, da der Rumpf bei allen körperlichen Aktivitäten entscheidend für die Kraft- und Energieweiterleitung in der Bewegungskette ist. Effektives Rumpftraining erfordert ausgewogenes Training. So können die Bewegungen in Alltag und Sport optimal erfolgen und der Körper ist gut vor Verletzungen und Verschleiß geschützt. Wenn du hingegen den Rumpf einseitig trainierst, dann führt dies zu Bewegungseinschränkungen und Verletzungen.

Kräftige den Rumpf in Bewegung ebenso wie mit Halteübungen im Stütz. Nutze gerade ausgeführte Übungen sowie Übungen mit Drehungen. Auch empfehlenswert sind Übungen auf einem instabilen Untergrund, z. B. auf einem Gymball, um eine intensive Aktivierung der tieferliegenden Muskulatur wie die Stabilisatoren der Wirbelsäule zu erreichen.

Viele Fitnesssportler trainieren jedoch den vorderen Rumpfbereich, also die vordere Bauchmuskulatur, deutlich intensiver, beispielsweise mit »Sit-up« und »Crunch«-Varianten, was zu einer vorgezogenen Haltung führen kann, aus der Rückenbeschwerden resultiert. Auch haben einige Sportler ein deutliches Defizit bei den seitlichen Bauchmuskeln. Bestehen bei dir Ungleichgewichte im Kräfteverhältnis, dann trainiere wöchentlich mehr Sätze für die schwächere Rumpfseite, bis sich wieder ein ausgeglichenes Verhältnis entwickelt hat.

Zur übersichtlichen Darstellung sind die Übungen den Rumpfbereichen zugeordnet, die sie vorrangig kräftigen: vordere, seitliche und hintere Rumpfmuskulatur. Zahlreiche Übungen trainieren jedoch mehrere Körperbereiche. Den oberen Anteil der vorderen Bauchmuskulatur erreichst du am besten mit »Einrollen des Oberkörpers«, den unteren Anteil durch »Einrollen der Hüften« (Beinheben).

Vorderer Rumpf	41–50
Schräger Bauch und seitlicher Rumpf	51–59
Hinterer Rumpf	60–64

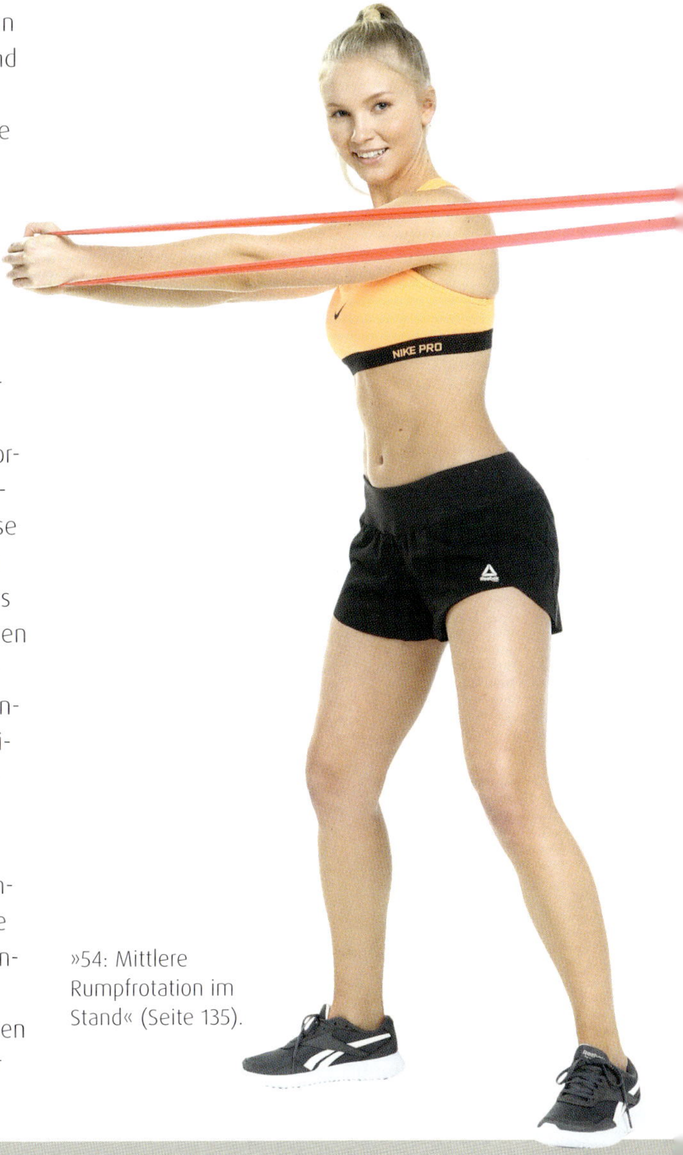

»54: Mittlere Rumpfrotation im Stand« (Seite 135).

41 Crunch

KRÄFTIGUNG
++ vordere Bauchmuskulatur
+ seitliche Bauchmuskulatur

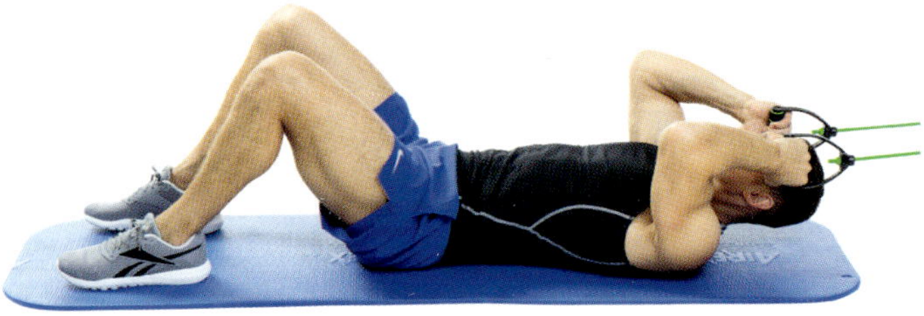

(A)

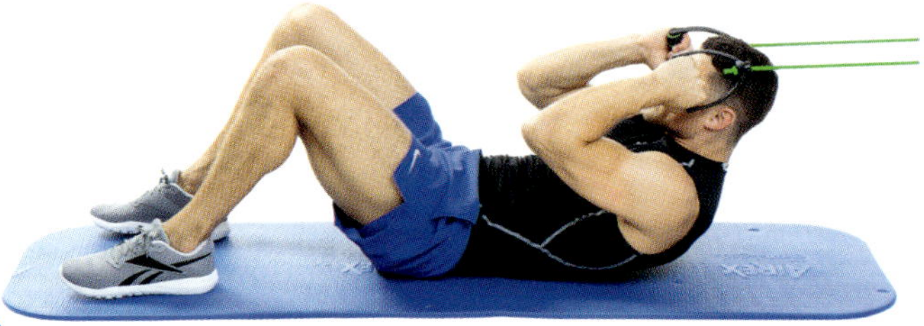

(B)

Der Bewegungsablauf.

SO GEHT´S

- Das Band ist an einem tiefen Anker befestigt. Du liegst auf dem Rücken, die Arme sind leicht gebeugt neben den Schläfen, in den Händen hast du die Griffe oder Enden des vorgespannten Bandes.
- Hebe den Kopf etwas an und ziehe das Kinn leicht zur Brust. Spanne die Bauch- und die Gesäßmuskulatur an und drücke die Füße fest auf den Boden auf, um die Position zu stabilisieren (A) und atme ein.
- Hebe den Oberkörper gegen den Zug des Bandes mit der Kraft der Bauchmuskulatur an (B), wobei du ausatmest. Die Hände sind Anker und halten die Position – sie ziehen nicht nach vorn. Halte kurz die Position und spanne die Bauchmuskulatur fest an.
- Senke den Oberkörper langsam mit Ausatmung, ohne den Oberkörper vollständig abzulegen, damit die Bauchmuskulatur in Spannung bleibt. Dann wiederholst du die Übung.

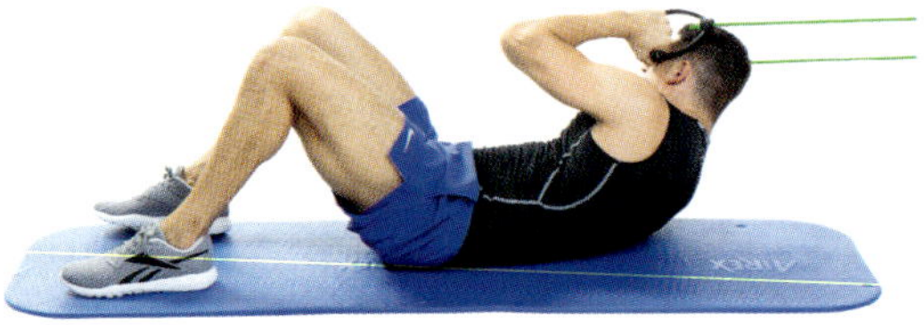

(C)

Das Einrollen nach rechts.

- Achte darauf, dass du beim Absenken kein Hohlkreuz einnimmst. Spanne deshalb immer wieder die Bauch- und die Gesäßmuskulatur nach.

VARIANTEN

Fortgeschrittene können mit gestreckten Armen üben.

Du kannst den Crunch nach rechts und links vorn (C) ausführen, um den seitlichen Bauchbereich intensiver zu aktivieren.

42 Crunch auf Gymball

KRÄFTIGUNG
++ vordere Bauchmuskulatur
+ seitliche und hintere Rumpfmuskulatur

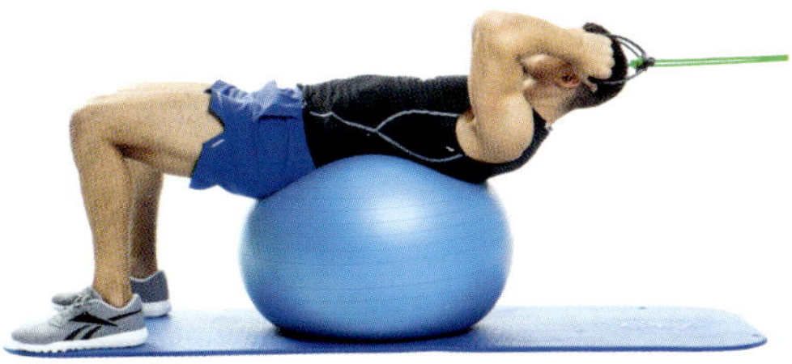

A

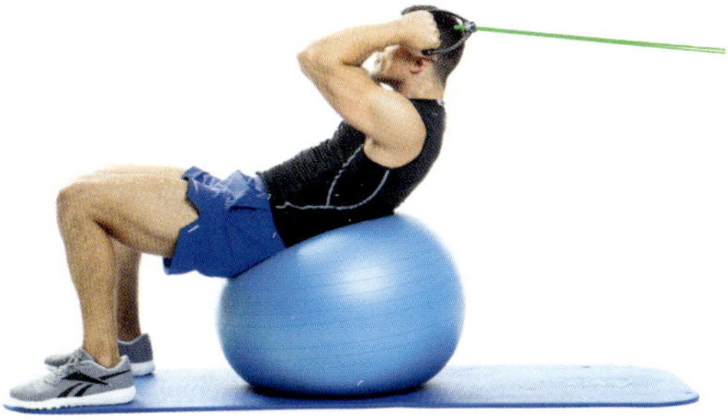

B

Die Anfangs- und die Endposition.

SO GEHT´S

- Du hast das Fitnessband an einem tiefen Anker angebracht. Du liegst mit dem Rücken auf dem Ball. Die Arme sind gebeugt nach oben gerichtet und in den Händen hast du das vorgespannte Band. Das Kinn ist leicht zur Brust gezogen.
- Spanne die Bauch- und die Gesäßmuskulatur an, drücke die Füße auf den Boden (A) und atme ein.
- Konzentriere dich auf die Bauchmuskulatur. Rolle den Oberkörper langsam mit Ausatmung nach vorn ein. Die Bewegung erfolgt über die Kraft der Bauchmuskulatur, mit dem Ziel, die Distanz zwischen Brust und Becken zu verkürzen. Die Arme werden stabilisiert gehalten und mitbewegt. Bleibe kurz in der angehobenen Position und spanne die Bauchmuskulatur fest an (B).
- Senke langsam den Oberkörper in die Anfangsposition zurück und atme ein. Dann wiederholst du die Übung.

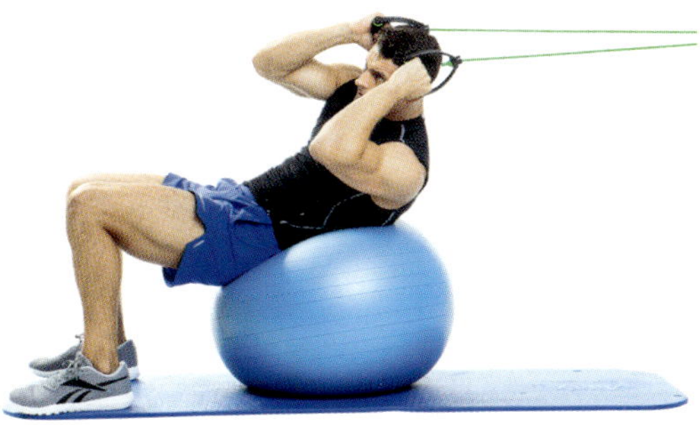

C

Die Variante nach links vorn.

- Achte auf eine stabile Ballposition und gerade Hüften sowie darauf, dass die Arme nicht den Bandzug ausführen, sondern nur mitbewegt werden.

VARIANTEN

Fortgeschrittene können mit gestreckten Armen üben.
Du kannst den Crunch abwechselnd nach rechts (C) und links vorn machen.

43 Crunch mit Knieanziehen

KRÄFTIGUNG
++ vordere Bauchmuskulatur
+ seitliche Bauch- und Hüftmuskulatur

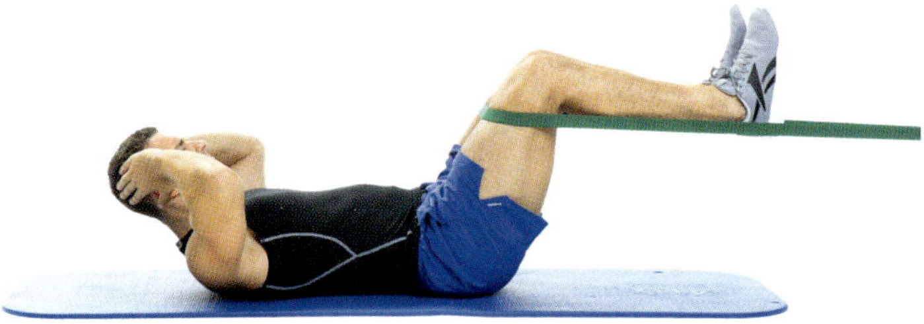

A

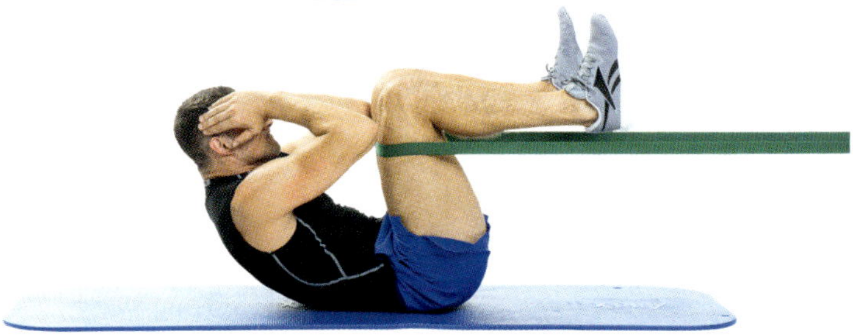

B

Die Anfangs- und die Endposition.

SO GEHT´S

- Du hast das Fitnessband an einem tiefen Anker angebracht und die Schlaufe um deine Oberschenkel gelegt. Du liegst auf dem Rücken mit den Händen an den Schläfen. Die Beine sind weniger als 90 Grad angezogen in der Luft, und das Band ist vorgespannt.
- Ziehe das Kinn leicht zur Brust und hebe den Oberkörper etwas vom Boden ab (A). Spanne die Bauch- und die Gesäßmuskulatur an, um die Position zu stabilisieren.
- Hebe den Oberkörper an und ziehe gleichzeitig die Knie weiter an (B)–(C), und atme aus. Spanne die Bauchmuskulatur fest an und halte kurz die Position.
- Senke langsam den Oberkörper, ohne ihn abzulegen, und bringe die Beine wieder in die Anfangsposition, um die Übung zu wiederholen. Gleichzeitig atmest du ein.
- Achte darauf, dass du beim Absenken kein Hohlkreuz einnimmst. Spanne deshalb die Bauch- und die Gesäßmuskulatur nach.

VARIANTEN

Du kannst das Band um die Füße legen. Fortgeschrittene können mit gestreckten Beinen und hochgestreckten Armen üben.

Du kannst alternativ das Band in den Händen halten und von oben mitziehen, anstatt es um die Beine zu spannen. So verlagerst du mehr Aktivität auf den oberen Bereich der Bauchmuskulatur; entsprechend wird der untere Bereich weniger aktiviert.

44 Rückwärts-Crunch

KRÄFTIGUNG

++ vordere Bauchmuskulatur, insbesondere unterer Anteil
+ seitliche Bauch- und untere Rückenmuskulatur

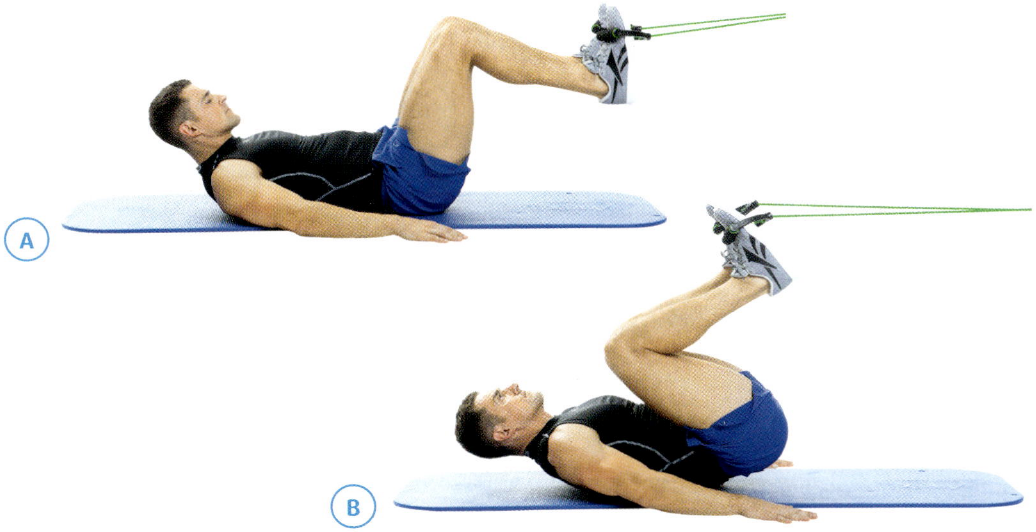

Die Anfangs- und die Endposition.

SO GEHT´S

- Du hast das Fitnessband um einen tiefen Anker gelegt und um die Füße gespannt. Du befindest dich in Rückenlage, die Beine sind etwa im 90-Grad-Winkel angehoben und das Band ist in Vorspannung. Die Handflächen sind auf dem Boden. Hebe den Kopf leicht an, ziehe das Kinn etwas zur Brust und atme ein (A).
- Konzentriere dich auf die untere Bauchmuskulatur, spanne sie fest an. Ziehe die Knie mit der Kraft der Bauchmuskulatur eher langsam an, sodass sie über die Brust in Richtung Kopf kommen, und hebe dabei das Becken hoch (B) – als würdest du dich »Einrollen«. Gleichzeitig atmest du aus. Die Hände können durch leichten Druck auf den Boden unterstützen. Halte kurz die hohe Position.
- Senke Knie und Becken kontrolliert mit Einatmung ab, um die Übung zu wiederholen.
- Führe die Übung nicht schnell aus, denn Ziel ist es, mit der Kraft der Bauchmuskulatur zu üben und nicht das Beckenheben mit Schwung zu vollziehen. Achte darauf, dass du beim Absenken kein Hohlkreuz einnimmst.

VARIANTEN

Alternativ kannst du das Band um deine Oberschenkel spannen.
Wenn du in der Halswirbelsäule gut beweglich bist, kannst du den Kopf abgelegt halten; es darf jedoch nicht zur Überstreckung kommen.
Einsteiger üben ohne Band, bis sie den Bewegungsablauf beherrschen. Fortgeschrittene unterstützen immer weniger mit Handdruck auf den Boden.

45 Unterstützter Sit-up

KRÄFTIGUNG
++ Rumpfmuskulatur, insbesondere vordere Bauchmuskulatur

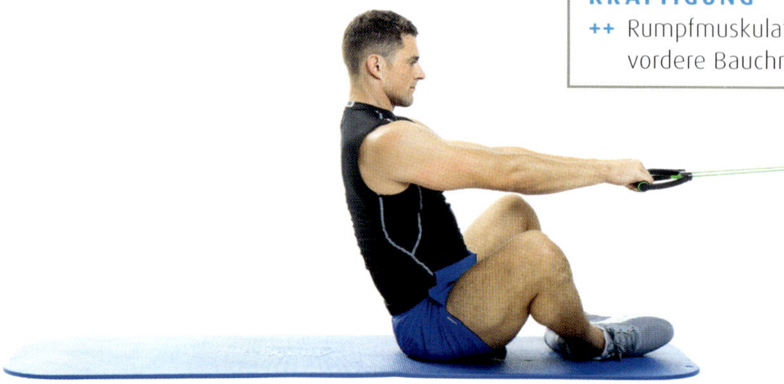

A

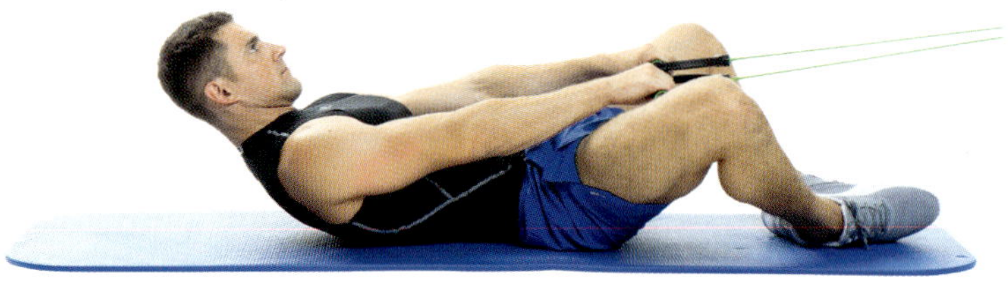

B

Der Bewegungsablauf.

SO GEHT´S

- Du hast das Band an einem tiefen Anker angebracht. Du sitzt aufrecht in Richtung Bandbefestigung, die Fußaußenseiten liegen auf und die Knie zeigen nach außen.
- Du hältst das vorgespannte Band mit den Händen. Das Band verläuft zwischen den Beinen. Das Kinn ist etwas angezogen und die Gesäß- und die Bauchmuskulatur sind angespannt (A).
- Lasse den Oberkörper kontrolliert absinken, ohne ihn komplett abzulegen, und atme ein (B).
- Spanne die Bauchmuskeln fest an und hebe den Oberkörper über die Bauchmuskeln wieder hoch, wobei der Bandzug beim Aufrichten hilft. Gleichzeitig atmest du aus.
- Senke den Oberkörper wieder kontrolliert ab und atme ein, um die Übung zu wiederholen.
- Achte darauf, dass du die Bewegung über die Kraft der Bauchmuskeln machst. Das Band soll nur gerade so viel wie nötig unterstützen.

VARIANTEN

Geübte nutzen immer weniger Bandunterstützung, bis der Sit-up ohne Hilfe gelingt.
Du kannst alternativ die Fußsohlen oder die Fersen aufstellen.
Wenn du keinen Anker verfügbar hast, kannst du das Band um die Fußsohlen legen.

46 Intensiver Sit-up

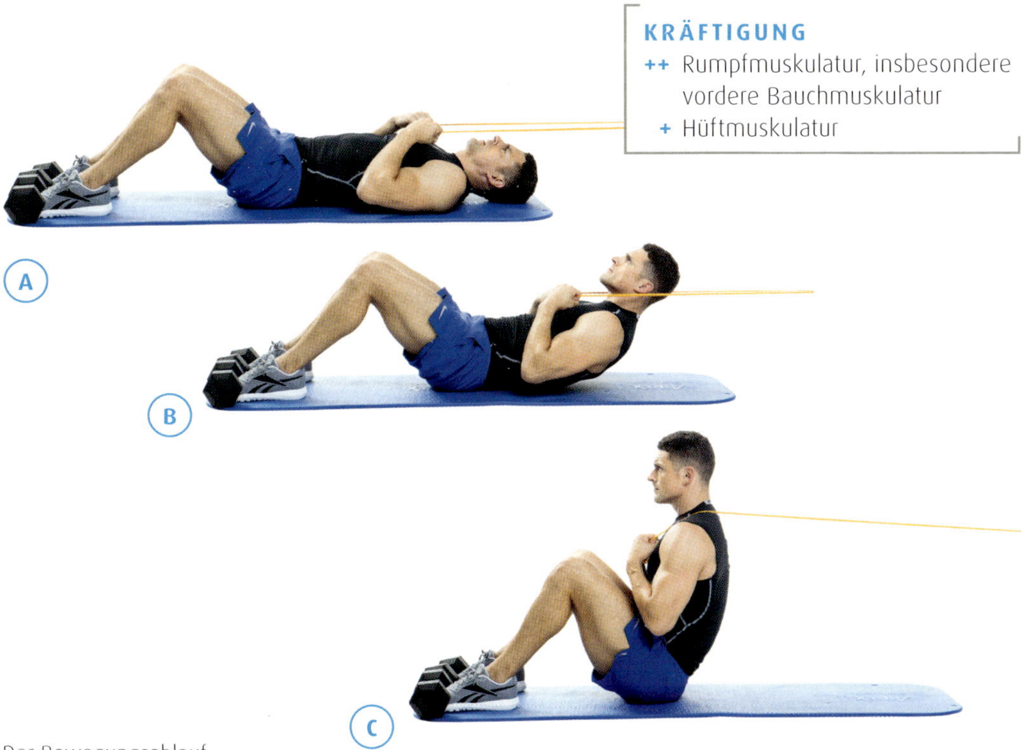

Der Bewegungsablauf.

SO GEHT´S

- Du hast das Band an einem tiefen Anker angebracht. Du liegst auf dem Rücken, die Füße zeigen weg vom Anker und sind aufgestellt. Umso kleiner der Kniegelenkswinkel ist, desto schwerer wird die Übung. Du kannst deine Füße unter zwei Hanteln positionieren, was die Übung vereinfacht.
- Das leicht vorgespannte Band hältst du mit gebeugten Armen vor der Brust. Spanne die Gesäßmuskulatur an und den unteren Rücken gegen den Boden (A).
- Hebe den Kopf leicht an, ziehe das Kinn zur Brust und atme ein. Das ist die Anfangsposition.
- Hebe den Oberkörper kraftvoll mit Ausatmung an und halte kurz die obere Position (B)–(C).
- Bewege dich kontrolliert in die Anfangsposition zurück, ohne dich vollständig abzulegen, und atme ein. Dann wiederholst du die Übung.
- Achte darauf, dass der Rumpf in Spannung bleibt und vermeide ein Hohlkreuz.

VARIANTEN

Du kannst die Fußsohlen aneinanderlegen, sodass die Knie nach außen zeigen. Fortgeschrittene können die unterstützenden Hanteln weglassen, wodurch die Hüftmuskulatur weniger mitwirken kann.

47 Einrollen

KRÄFTIGUNG
++ Rumpfmuskulatur, insbesondere vordere Bauchmuskulatur
+ Arm- und Gesäßmuskulatur

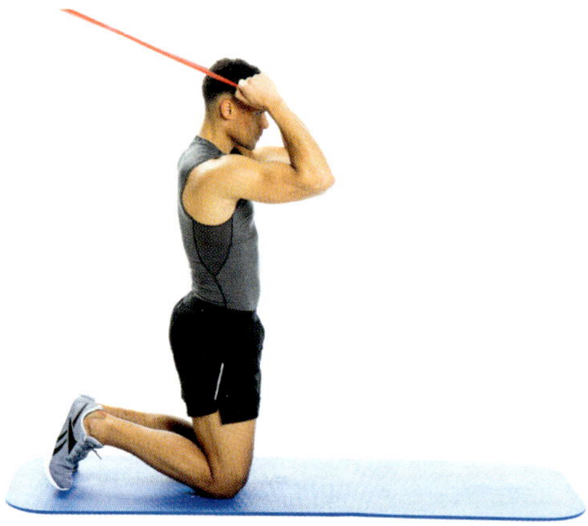

(A)

Die Anfangs- und Endposition.

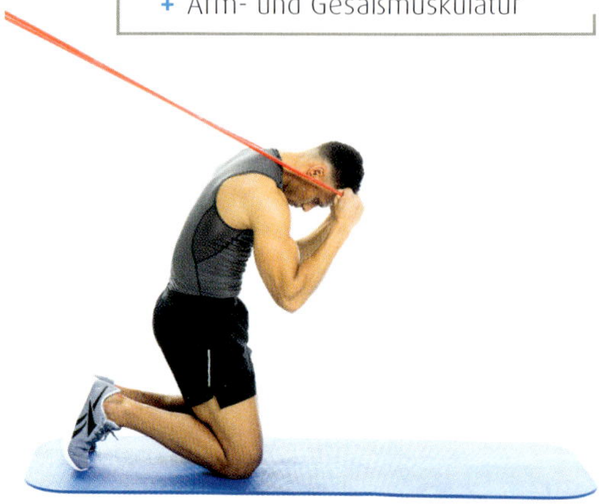

(B)

SO GEHT´S

- Das Fitnessband ist hoch befestigt. Du befindest dich im Kniestand, die Knie sind auf einer Matte oder auf einem Polster. Du kannst mit dem Gesicht oder mit dem Rücken zum Befestigungspunkt üben.
- Die Arme sind etwa in Kopfhöhe angehoben und die Position stabilisiert, in den Händen hast du die Enden des vorgespannten Bandes (A). Spanne die Rumpf- und die Gesäßmuskulatur fest an, die Schulterblätter nach hinten unten und atme ein.
- Konzentriere dich auf die Bauchmuskeln. Rolle den Oberkörper mit der Kraft der Bauchmuskulatur ein und atme dabei aus. Das Arme bewegst du in stabilisierter Position mit und ziehst so das Band auseinander (B). Halte kurz die Position und spanne die Bauchmuskulatur noch intensiver an.
- Bewege den Oberkörper langsam in die Anfangsposition zurück und atme ein. Dann wiederholst du die Übung. Der Unterkörper soll möglichst nicht bewegt werden, dazu bleibt das Gesäß durchgehend fest angespannt.
- Der Torso wird bewusst eingerollt – nicht gerade gehalten. Führe die Übung ohne Schwung aus. Vermeide, das Band über die Kraft der Arme zu ziehen, denn sie sollen nur die Haltearbeit verrichten und werden in stabilisierter Position mitbewegt.

VARIANTEN

Du kannst im aufgestellten Ausfallschritt oder hüftbreiten Stand üben. Wähle, was du gut stabilisieren kannst, damit du dich auf das Einrollen konzentrieren kannst.

48 Abwechselndes Knieanziehen im Frontstütz

»Bergsteiger«

KRÄFTIGUNG

++ Rumpf- und hintere Oberarmmuskulatur

\+ Schulter-, Brust-, Gesäß- und vordere Oberschenkelmuskulatur

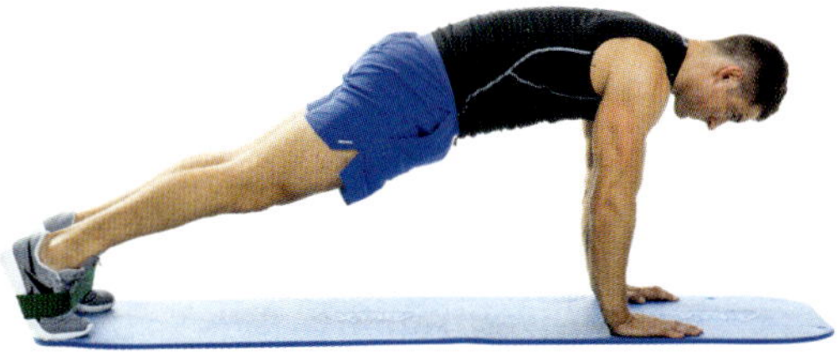

A

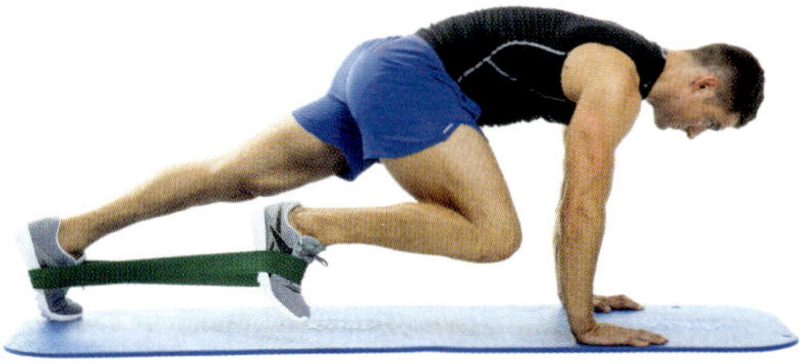

B

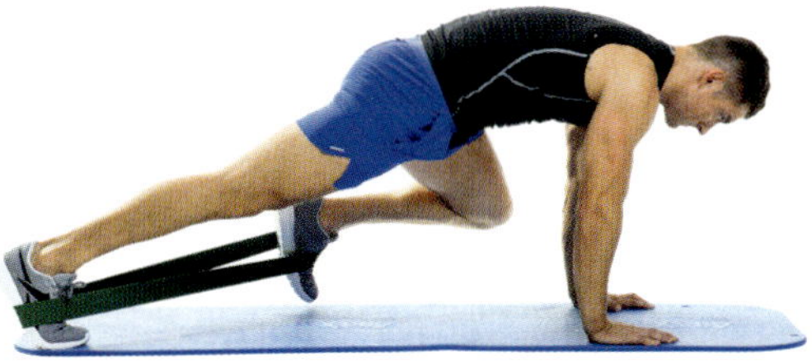

C

Der Bewegungsablauf.

SO GEHT´S

- Du bist im Frontstütz, mit gestreckten Armen und den Händen unter den Schultergelenken. Du hast eine Miniband um die Füße befestigt – nicht um die Unterschenkel. Die Füße sind hüftbreit auseinander und das Band ist in Vorspannung.
- Rotiere die Ellbogeninnenseiten vor, ohne dabei die Schultern anzuheben. Der rechte Arm rotiert im Uhrzeigersinn und der linke Arm seitenverdreht. Spanne die Gesäßmuskulatur fest an (A) und atme ein.
- Ziehe das rechte Knie an, der Fuß bleibt etwas über dem Boden, ohne das Gesäß anzuheben (B).
- Bewege das rechte Bein zurück, und zwar mindestens im hüftbreiten Abstand, damit das Band in Spannung bleibt. Dann ziehst du das linke Knie an (C).
- Bewege dich in die Anfangsposition zurück und folge wieder mit dem rechten Knie.
- Mache zügiges Knieanziehen über die Satzdauer hinweg, wozu sich gleichmäßige Atmung anbietet. Achte darauf, dass der Rücken gerade bleibt, der Kopf vorn und vermeide es, das Gesäß anzuheben oder abzusenken.

VARIANTEN

Zur Intensivierung kannst du das Tempo erhöhen, aber nur so viel, dass du in stabilisierter Position mit geradem Rücken bleibst und ohne vorzuspringen.

Du kannst alternativ die Knie diagonal vor oder außen am Körper entlang ziehen.

Auch mit dem Tube-Band ist die Übung möglich. Platziere das Band an einem tiefen Anker und die Füße in den Griffen.

49 Diagonale Schritte im Frontstütz

KRÄFTIGUNG
++ Ganzkörperstabilisation, insbesondere Rumpfmuskulatur
+ Schulter-, Brust, hintere Oberarm-, Gesäß- und Beinmuskulatur

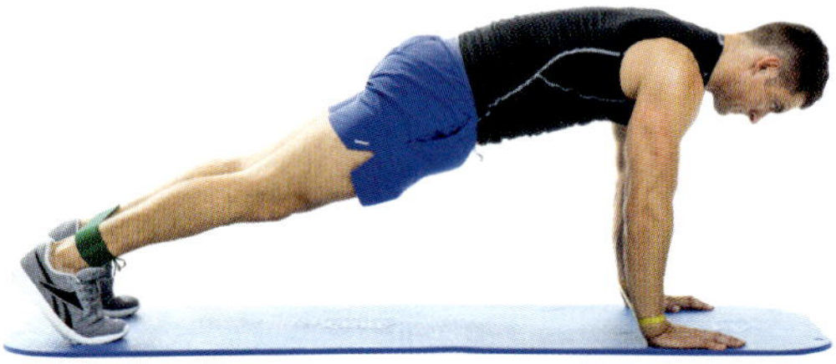

A

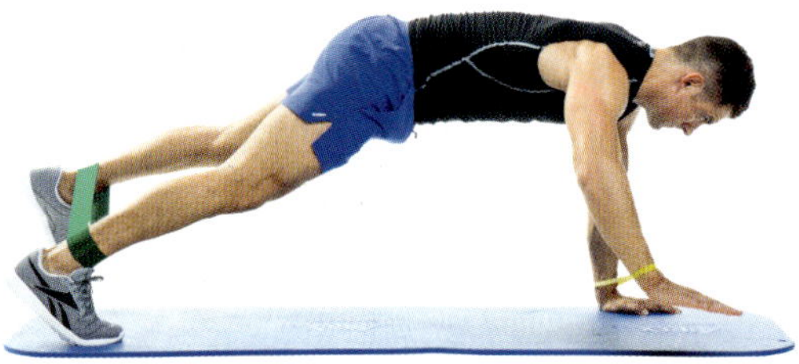

B

Die Anfangsposition und die Bewegung mit rechter Hand und linkem Fuß.

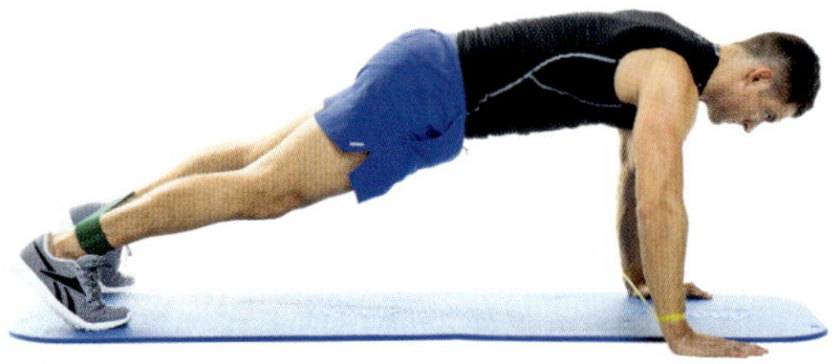

C

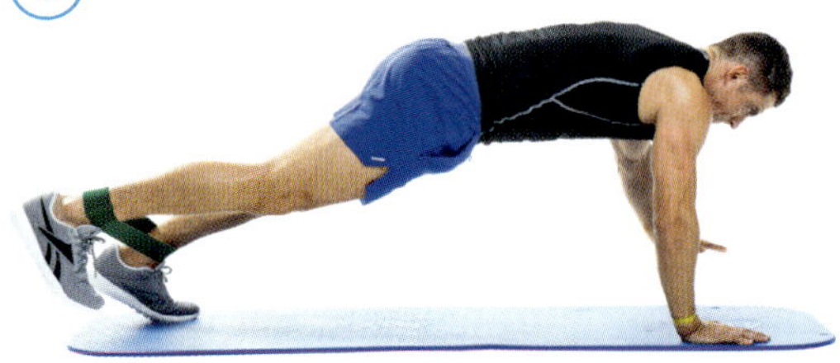

D

Die Bewegung zur anderen Seite.

SO GEHT´S

- Du bist im Frontstütz, mit gestreckten Armen und den Händen unter den Schultergelenken. Um die Unterarme hast du ein leichtes Fitnessband gespannt und um die Unterschenkel ein leichtes oder mittelstarkes Band.
- Der Rücken, das Becken und die Oberschenkel bilden eine gerade Linie (A). Spanne die Rumpf- und die Gesäßmuskulatur fest an.
- Bewege die rechte Hand nach rechts und gleichzeitig den linken Fuß nach links. Tippe kurz auf den Boden (B)–(C) auf, bevor du sie wieder die Anfangsposition zurückstellst.
- Dann bewegst du die linke Hand und den rechten Fuß nach außen (D). Tippe kurz auf und bewege sie wieder zurück. Danach beginnst du die Übung von vorn.
- Achte darauf, dass du die Rumpfspannung bewahrst. Vermeide ein Hohlkreuz und halte die Schultern weg von den Ohren.
- Die Bänder sollen durchgehend gespannt sein, d.h. die Füße sollen nicht weiter als hüftbreit zusammenkommen und die Hände nicht weiter als schulterbreit.

VARIANTEN

Du vereinfachst, wenn du nur ein Band um die Füße spannst und die Fußbewegungen machst. Darauffolgend kannst du das Band um die Hände spannen und die Handbewegungen üben. Wenn du nur ein Band nutzt, dann kannst du auch mehrere Schritte zu einer Seite machen. So kannst du dich im Kreis um die stabil stehenden Hände oder Füße bewegen.

50 Rudern im Frontstütz

KRÄFTIGUNG

++ Ganzkörperstabilisation, insbesondere Rumpfmuskulatur

\+ vordere und hintere Oberarm-, obere Rücken-, Schulter-, und vordere Oberschenkel- und Gesäßmuskulatur

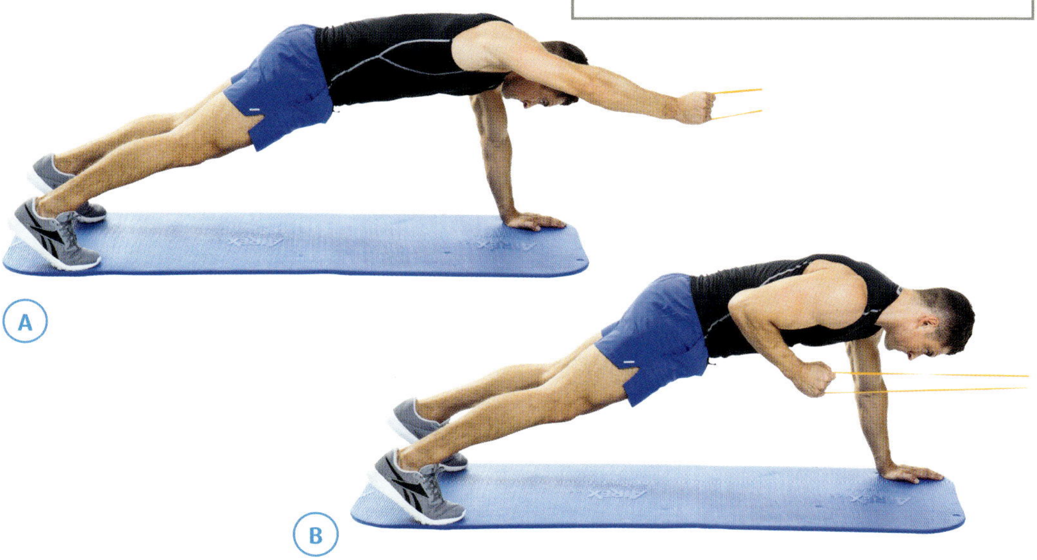

Der Bewegungsablauf.

SO GEHT´S

- Du hast das Band an einem tiefen Anker angebracht und befindest dich im Frontstütz. Der Körper ist in einer Linie, die Füße sind hüftbreit und die linke Hand ist unterhalb der Schulter aufgestellt. Der rechte Arm ist zum Anker gerichtet, die Hand hebt in Neutralstellung das vorgespannte Band (A).
- Stabilisiere die Schultern und spanne die Rumpf- und die Gesäßmuskulatur fest an.
- Ziehe langsam den rechten Ellbogen am Körper mit Ausatmung heran, ohne die Hüften zu drehen. Halte die Position und achte dabei auf Schulterposition und feste Gesäßspannung (B).
- Bewege den Arm langsam in die Anfangsposition zurück und atme ein. Dann wiederholst du die Übung.
- Halte den Rücken möglichst gerade und vermeide Ausweichbewegungen wie Absenken, Hochstrecken und seitliches Verschieben der Hüften. Es ist grundlegend, dass du den Rumpf durchgehend stabilisiert hast.
- Trainiere anschließend die andere Körperseite.

VARIANTEN

Alternativ kannst du die Übung zügig mit gleichmäßiger Atmung machen.

Einsteiger üben im Unterarmstütz. Gelingt es dir noch nicht die Übung so zu kontrollieren, dann übe vorerst den Unterarmstütz für mindestens 60 Sekunden zu halten, ohne ergänzende Zugbewegung.

51 Körperanheben in Seitenlage

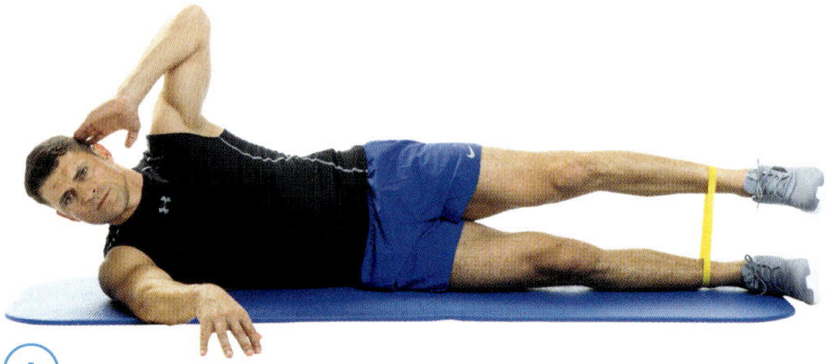

(A)

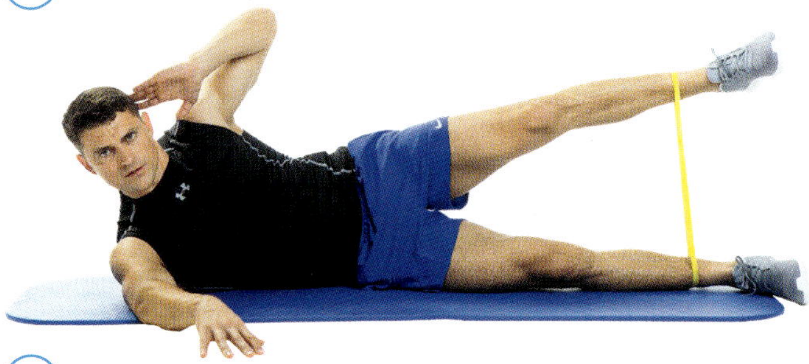

(B)

Die Anfangs- und die Endposition.

KRÄFTIGUNG
++ Rumpfmuskulatur, insbesondere seitliche Bauchmuskulatur
+ äußere Oberschenkelmuskulatur

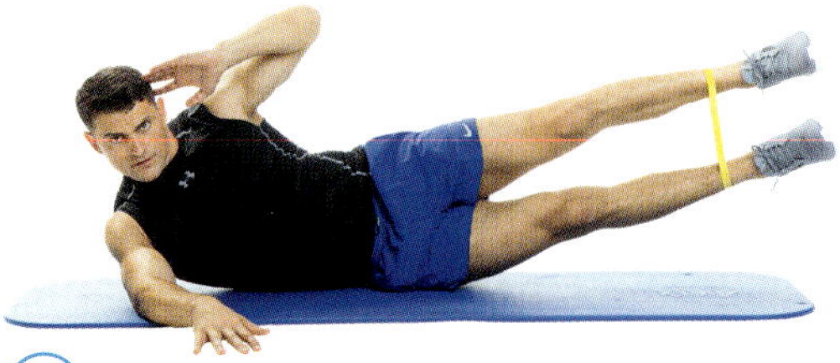

(C)

Die Intensivierung mit beidseitigem Beinheben.

SO GEHT´S

- Du befindest dich in Seitenlage mit gestreckten Beinen. Der untere Arm ist zur Stabilisierung nach vorn gestreckt abgelegt. Die obere Hand hast du an die obere Kopfseite gelegt. Um die Unterschenkel hast du ein leichtes Miniband befestigt. Hebe das obere Bein etwas an, damit das Band vorgespannt ist (A).
- Hebe das obere Bein gestreckt weit hoch und gleichzeitig den Oberkörper mit Ausatmung an (B). Drücke dabei so wenig wie möglich mit dem unteren Arm auf den Boden. Halte kurz die Position und konzentriere dich auf die Aktivität der seitlichen Rumpfmuskulatur.
- Senke den Oberkörper und das Bein wieder und atme ein, um die Übung zu wiederholen.
- Wichtig ist, dass du langsame und kontrollierte Bewegungen ausführst. Vermeide beim Oberkörperheben den Kopf abzuknicken sowie mit dem Becken auszuweichen.
- Trainiere anschließend die andere Körperseite.

VARIANTEN

Du intensivierst die Übung, indem du weniger mit der abgelegten Hand drückst.
Du kannst auch das obere Bein oben lassen und nur den Oberkörper heben und senken.
Fortgeschrittene können das untere Bein mitanheben (C).
Alternativ ziehst du gleichzeitig zum Oberkörperanheben die Knie seitlich an.

52 Diagonaler Crunch mit Beinanziehen »Fahrrad-Crunch«

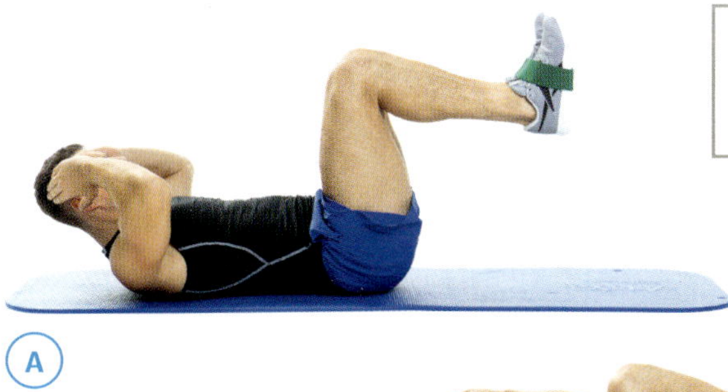

> **KRÄFTIGUNG**
> ++ Rumpfmuskulatur, insbesondere vordere und seitliche Bauchmuskulatur

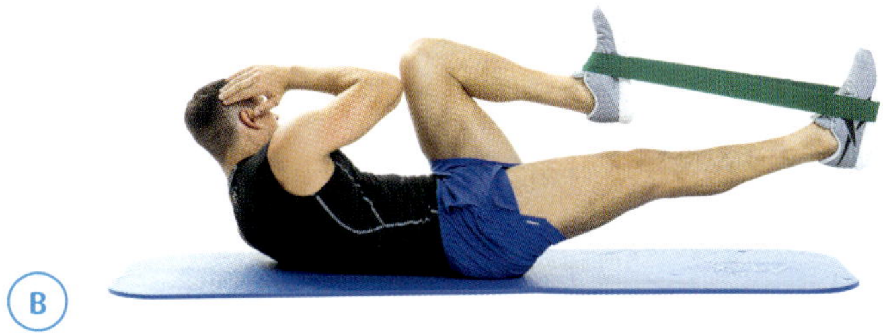

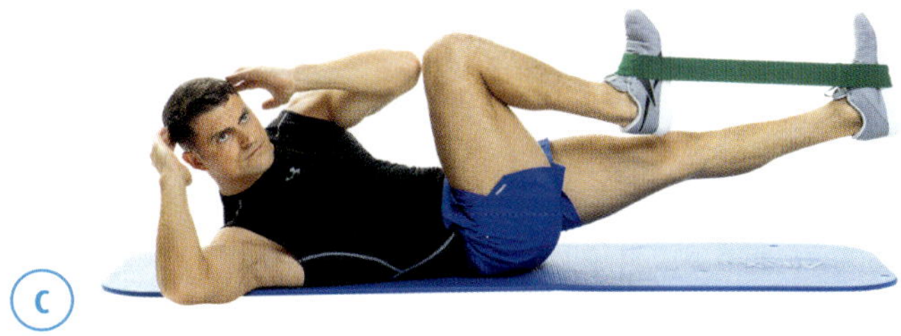

Der Bewegungsablauf.

SO GEHT´S

- Du liegst auf dem Rücken und hast die Beine gebeugt angehoben. Um die Füße hast du ein Miniband oder anderes Fitnessband befestigt, das sich in Vorspannung befindet. Die Füße sind etwa hüftbreit auseinander. Hebe den Oberkörper leicht an, mit den Händen an den Schläfen, ohne den Kopf zu stützen.
- Ziehe das Kinn an, drücke den unteren Rücken bewusst auf den Boden (A) und atme ein.
- Richte den Oberkörper mit Ausatmung nach links auf und ziehe das linke Knie heran. Berühre mit dem rechten Ellbogen das linke Knie (B). Dabei streckst du das rechte Bein so, als würdest du ein Fahrradpedal treten. Halte kurz die Position.
- Bewege dich langsam in die Anfangsposition zurück und atme ein.
- Richte den Oberkörper mit Ausatmung nach rechts auf und ziehe das rechte Knie an. Dabei streckst du das linke Bein (C).
- Fahre entsprechend mit den abwechselnden Bewegungen fort.
- Achte auf diagonales Anheben des Oberkörpers; du sollst nicht nur das Knie anziehen und den Ellbogen hindrehen.

VARIANTEN

Übst du eher zügig, dann atme durchgehend gleichmäßig.

Du kannst alternativ das Band an einem tiefen Anker anbringen und dich so auf den Boden legen, dass die Füße zum Anker hingerichtet sind. In der Anfangsposition sind die Beine in der Luft und die Füße halten das vorgespannte Band.

53 Rumpfrotation am Boden »Russische Drehung«

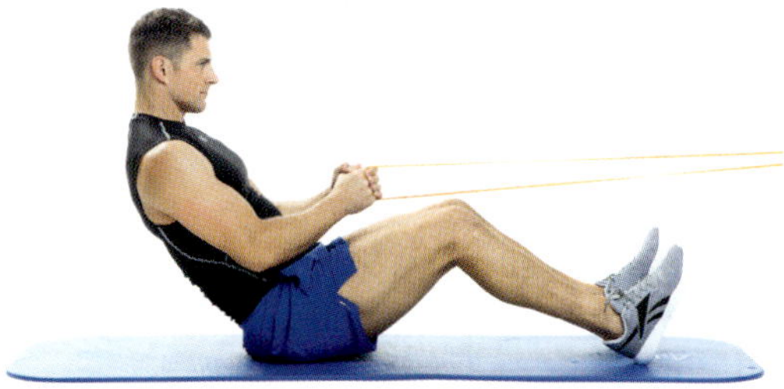

A

KRÄFTIGUNG

++ vordere und seitliche Bauchmuskulatur
+ hintere Rumpfmuskulatur

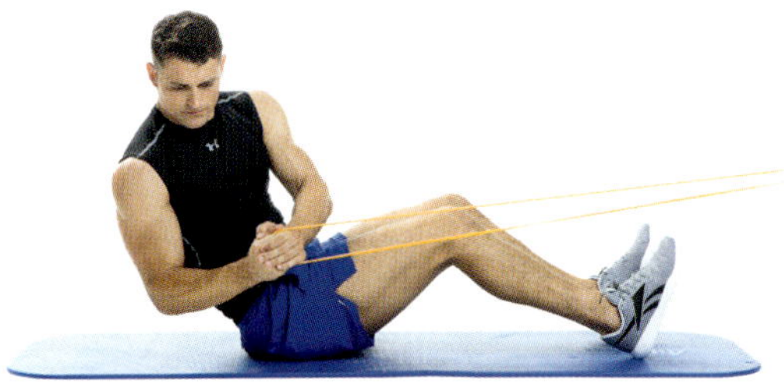

B

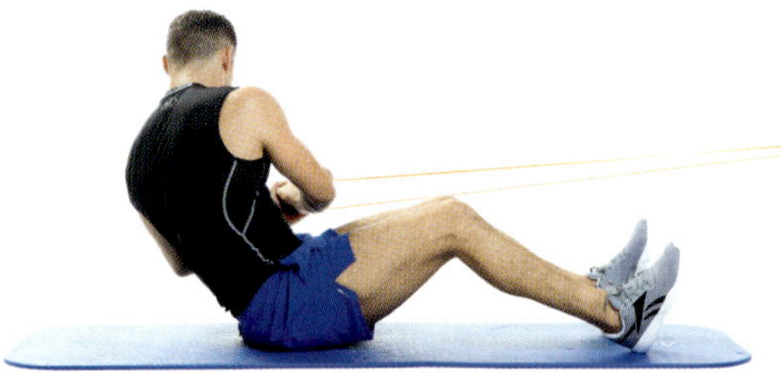

C

Der Bewegungsablauf.

SO GEHT´S

- Du hast ein Fitnessband um einen tiefen Anker befestigt. Du sitzt davor mit angezogenen Beinen und aufgestellten Fersen. Die Arme sind vorgerichtet, die Hände sind zusammen und halten das vorgespannte Band.
- Spanne die Bauch- und die Gesäßmuskulatur an. Lehne den Oberkörper etwas zurück (A) und atme ein.
- Drehe den Oberkörper eher langsam mit Ausatmung nach rechts und ziehe dabei das Band mit. Der Zug erfolgt über die Kraft der Bauchmuskulatur. Die Arme hast du stabilisiert und bewegt sie mit (B), ohne den Ellbogenwinkel zu verändern.
- Drehe den Oberkörper langsam zur Mitte zurück und atme ein.
- Drehe den Oberkörper mit Ausatmung nach links (C).
- Drehe dich zurück und führe die nächste Wiederholung aus.
- Wichtig ist die Oberkörperdrehung, wobei der Rumpf durchgehend in Spannung ist. Die Hüften und die Beine sollen sich möglichst wenig bewegen und der Rücken soll gerade bleiben.
- Versuche zumindest einen 90-Grad-Winkel zwischen Oberschenkel und Oberkörper zu halten. Du kannst den Winkel jedoch deutlich vergrößern.

VARIANTEN

Übst du eher zügig, dann atme durchgehend gleichmäßig.
Du kannst alternativ das Band um deine Fußsohlen legen.

54 Mittlere Rumpfrotation im Stand

KRÄFTIGUNG
++ Rumpfmuskulatur, insbesondere seitliche Bauchmuskulatur

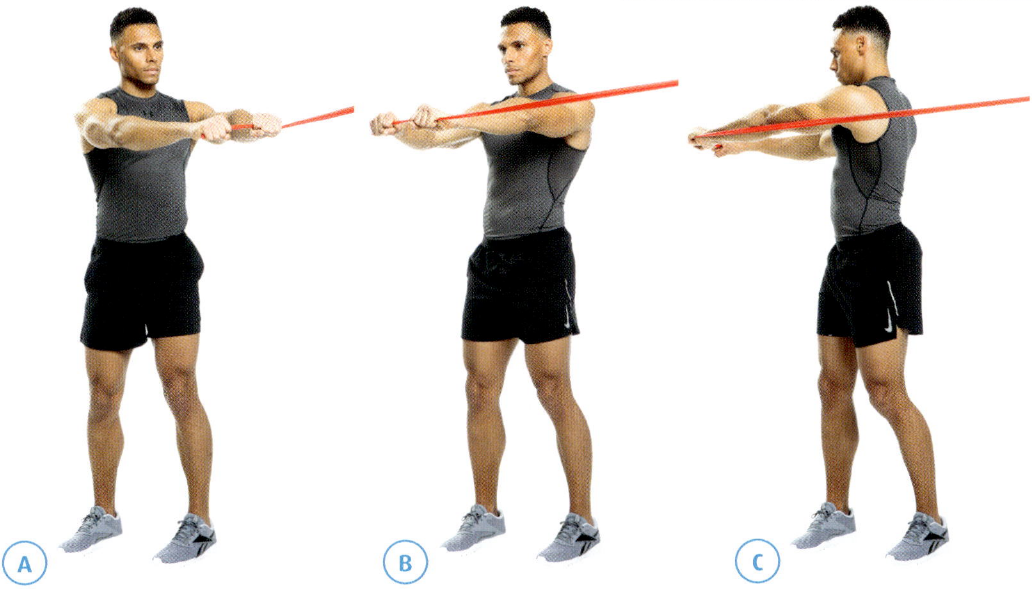

Der Bewegungsablauf mit Drehung von links nach rechts.

SO GEHT´S

- Du hast ein Fitnessband von mittlerer Stärke in Brusthöhe befestigt. Du befindest dich im athletischen Stand mit der linken Körperseite zur Befestigung. Der Oberkörper ist nach links rotiert, die Arme sind vorgestreckt und in den Händen hast du die Enden des leicht vorgespannten Bandes.
- Beuge leicht die Beine, spanne die Bauch- und die Gesäßmuskulatur an und ziehe die Schulterblätter nach hinten unten (A). Nun atmest du ein.
- Drehe den Oberkörper nach rechts und atme aus. Die Arme hast du vorgerichtet stabilisiert, sie ziehen bei der Drehung das Band mit (B)–(C). Die Hände bleiben auf gleicher Höhe und dein Blick folgt den Händen.
- Halte kurz die Position, bevor du dich langsam mit Einatmung zurückdrehst. Dann wiederholst du die Übung.
- Die gesamte Bewegung wird mit der Kraft der Rumpfmuskulatur ausgeführt, ohne Schwung zu holen. Ziel ist, dass der Oberkörper gedreht wird und der Unterkörper durchgehend stabilisiert bleibt, d.h. die Hüften bewegen sich möglichst wenig.
- Nachdem du den Übungssatz beendet hast, stellst du dich mit der rechten Körperseite zur Befestigung und drehst dich nach links.

VARIANTEN

Du kannst dich frontal zur Bandbefestigung stellen und aus dieser Position nach rechts und links drehen. So ist jedoch der Bewegungsspielraum kleiner.

55 Diagonale Rotation nach unten

KRÄFTIGUNG

++ Rumpfmuskulatur, insbesondere seitliche Bauchmuskulatur
+ Schulter-, Nacken-, Brust- und obere Rückenmuskulatur

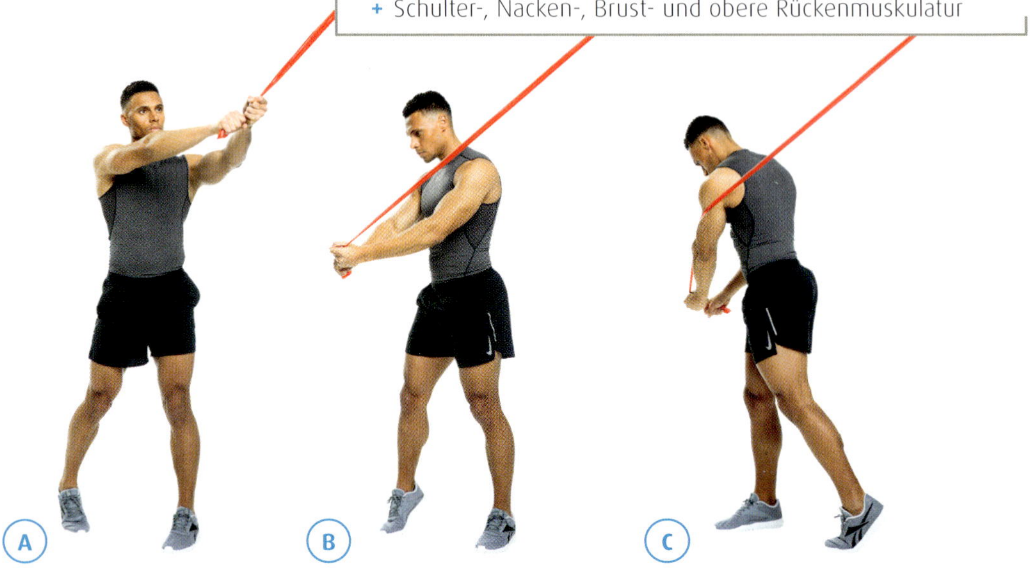

Der Bewegungsablauf mit Drehung von links nach rechts.

SO GEHT´S

- Du hast das Fitnessband über Kopfhöhe befestigt und stehst schulterbreit mit der linken Körperseite in Richtung Befestigung. Der Oberkörper ist nach links rotiert und der rechte Fuß mitgedreht. Die Arme sind seitlich angehoben und die Enden des Bandes hast du in den Händen (A). Das Band befindet sich in Vorspannung. Nun atmest du ein.
- Rotiere nach rechts unten und atme gleichzeitig aus. Dabei ziehst du das Band zur rechten Hüftseite (B)–(C), ähnlich, als würdest du »Holz hacken«. Halte kurz die Position.
- Rotiere langsam in die Anfangsposition zurück, um dann die Übung zu wiederholen. Das Band muss in der oberen Position in Spannung bleiben.
- Achte darauf, dass die Bewegung über die Kraft der Bauchmuskulatur erfolgt. Die Arme werden stabilisiert gehalten und mitbewegt.
- Übe zuerst wenig kraftvoll und mit geringer Bandspannung und konzentriere dich darauf, die Körperspannung zu halten.
- Nach dem Übungssatz führst du die Drehung zur anderen Seite aus.

VARIANTEN

Du kannst intensivieren, indem du die Bandspannung vergrößerst, die Rotation erweiterst und in der Endposition in die Hocke gehst. Fortgeschrittene können die Rotation nach unten schnell ausführen.

Alternativ kannst du ohne Hüftdrehung üben und nur den Oberkörper bewegen. Die Füße bleiben bei dieser Durchführung durchgehend gerade nach vorn gerichtet.

56 Diagonale Rotation nach oben

KRÄFTIGUNG

++ Rumpfmuskulatur, insbesondere seitliche Bauchmuskulatur, und Schultermuskulatur

+ Nacken-, Brust- und obere Rückenmuskulatur

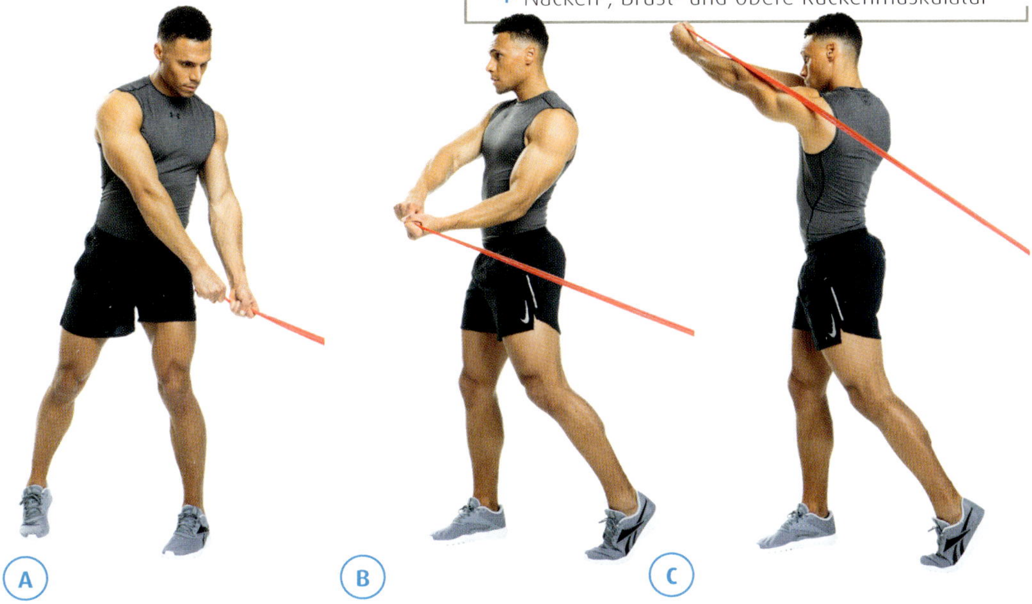

Der Bewegungsablauf mit Drehung von links unten nach rechts oben.

SO GEHT´S

- Du hast das Fitnessband in tiefer Position befestigt und stehst schulterbreit mit der linken Körperseite zur Befestigung. Der Oberkörper ist nach links rotiert und der rechte Fuß mitgedreht. Die Arme sind nach unten gerichtet und die Enden des Bandes hast du mit leichter Bandspannung in den Händen (A). Nun atmest du ein.
- Rotiere nach rechts oben und atme gleichzeitig aus. Dabei ziehst du das Band diagonal mit hoch und streckst dich (B)–(C). Halte kurz die Position.
- Rotiere langsam in die Anfangsposition zurück, um die Übung zu wiederholen. Das Band muss in der unteren Position in Spannung bleiben.
- Achte darauf, dass die Bewegung über die Kraft der Bauchmuskulatur erfolgt. Die Arme werden stabilisiert gehalten und mitbewegt.
- Übe zuerst wenig kraftvoll und mit geringer Bandspannung und konzentriere dich darauf, die Körperspannung zu halten.
- Nach dem Übungssatz trainierst du die andere Körperseite.

VARIANTEN

Du kannst intensivieren, indem du die Bandspannung vergrößerst, die Rotation erweiterst und in der Anfangsposition etwas in die Hocke gehst. Fortgeschrittene können die Rotation nach oben schnell ausführen.

Alternativ kannst du ohne Hüftdrehung üben und nur den Oberkörper bewegen.

57 Seitneigen

KRÄFTIGUNG
++ seitliche Bauchmuskulatur
+ vordere Bauch- und untere Rückenmuskulatur

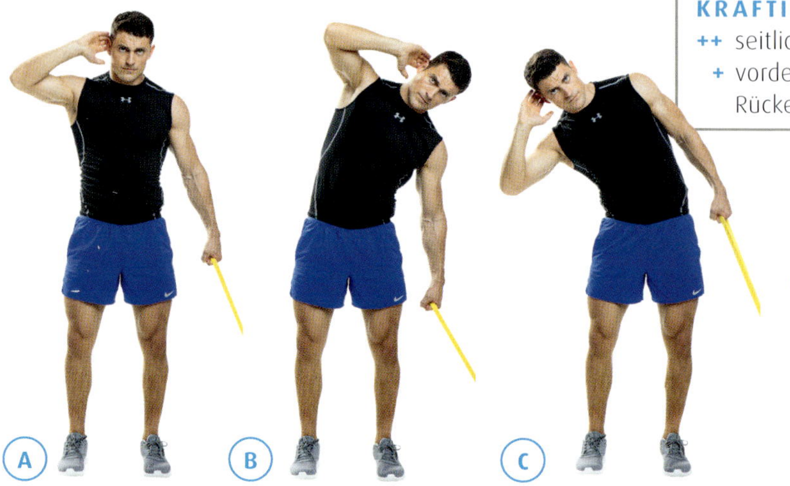
Der Bewegungsablauf.

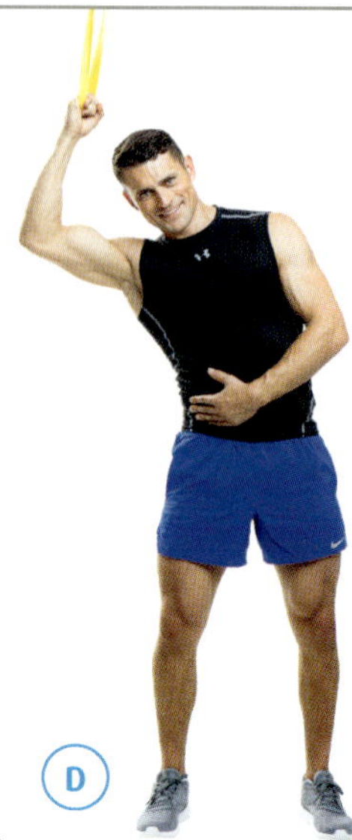
Das hohe Seitneigen.

SO GEHT´S

Das Seitneigen trainieren einige Sportler gern, andere sehen es kritisch. Teste es, und falls du die seitliche Rumpfaktivität nicht deutlich spürst, dann nutze andere Übungen für den seitlichen Rumpf.

- Du kannst dich auf das Fitnessband stellen oder es an einem tiefen Anker anbringen. Du stehst aufrecht und stabil. Der linke Arm hängt nach unten und in der Hand hast du das gespannte Band. Die rechte Hand kannst du an die rechte Kopfseite (A), an den Bauch oder die Hüfte stützen.
- Belaste die Füße gleichmäßig, spanne die Rumpf- und Gesäßmuskulatur an und ziehe die Schulterblätter nach hinten unten.
- Lehne den Oberkörper kontrolliert weit zur linken Seite, ohne die Hüften zu verschieben, und atme ein. Der linke Arm bewegt sich nach links unten (B). Du kannst das Band tiefer greifen, um die Spannung zu erhöhen.
- Konzentriere dich auf die rechte Rumpfseite. Bringe den Oberkörper mit Ausatmung zur rechten Seite. Die Bewegung erfolgt nur durch die Kraft der rechtsseitigen Rumpfmuskulatur. Dabei ziehst du das Band mit (C), ohne den Arm zu beugen. Halte kurz die Position und spanne die rechte Rumpfseite stark an.
- Dann senkst du den Oberkörper langsam wieder nach links. Achte darauf, dass das Becken durchgehend gerade bleibt.
- Nachdem du die Wiederholungen zu dieser Seite gemacht hast, nimmst du das Band in die rechte Hand und machst die Bewegungen zur linken Seite.

VARIANTE

Du kannst das Band in hoher Position befestigen (D). Stelle dich mit der rechten Seite zum Anker und greife das Band mit der rechten Hand. Neige dich nach rechts, um die rechte Rumpfseite zu kräftigen.

58 Beinheben im Seitstütz

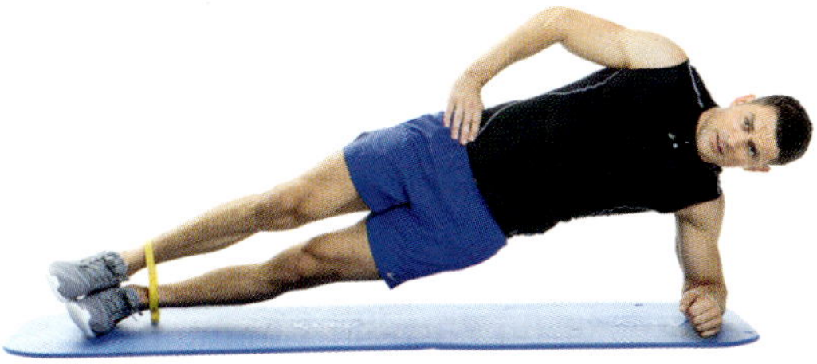

A

KRÄFTIGUNG
++ Rumpfmuskulatur, insbesondere seitliche Bauchmuskulatur, äußere Oberschenkel- und Schultermuskulatur
+ Gesäßmuskulatur

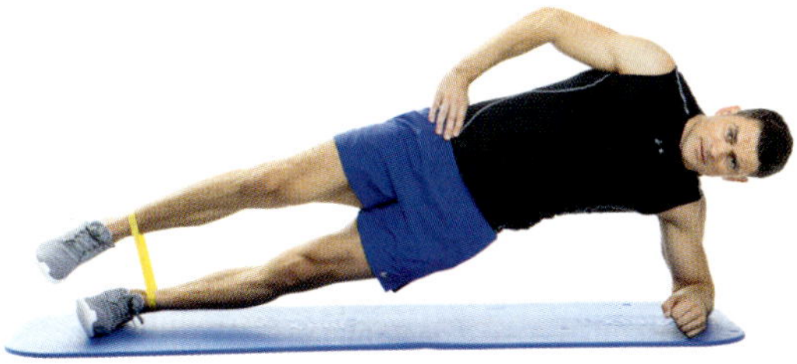

B

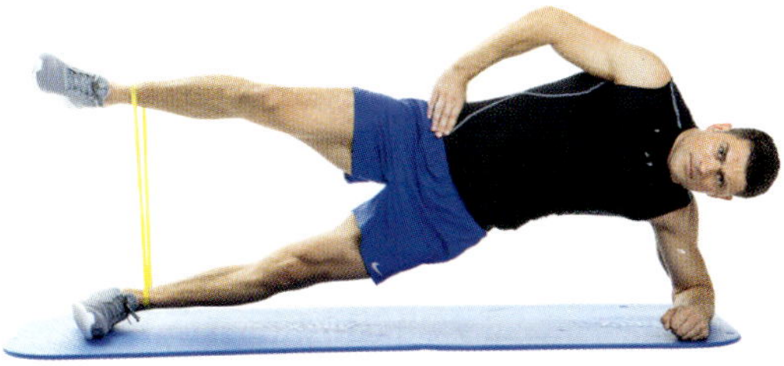

C

Der Bewegungsablauf.

SO GEHT´S

- Du befindest dich im Seitstütz. Der Unterarm ist unterhalb der Schulter aufgestellt und das Becken ist auf dem Boden abgelegt. Die obere Hand kannst du auf den Oberschenkel legen oder auf die Hüfte stützen. Um die Unterschenkel hast du ein kleines Fitnessband befestigt. Hebe das Gesäß und die Oberschenkel an, sodass der Körper gerade ist (A).
- Spanne das Gesäß fest an und stabilisiere die Schulterblätter. Hebe nun das obere Bein leicht an, damit sich das Band in Vorspannung befindet – das ist die Anfangsposition (B).
- Hebe (C) und senke mehrfach das obere Bein kontrolliert, ohne das Becken zu senken. Achte darauf, dass die Hüfte durchgehend oben ist.
- Wenn du bewusst langsam übst, dann atme beim Heben aus und halte kurz die obere Position. Beim Senken atmest du dann wieder ein. Führst du hingegen die Übung eher zügig aus, dann genügt es, auf gleichmäßige Atmung zu achten.
- Vermeide Ausweichbewegungen wie ein Abknicken der Position.
- Trainiere anschließend die andere Körperseite.

VARIANTEN

Du kannst den Seitstütz mit angehobenem Bein statisch halten.
Einsteiger können die Beine beugen und den unteren Unterschenkel aufstützen. Dazu musst du das Band um die Oberschenkel anbringen.
Du kannst intensivieren, indem du den oberen Arm hochstreckst.

59 Rudern im Seitstütz

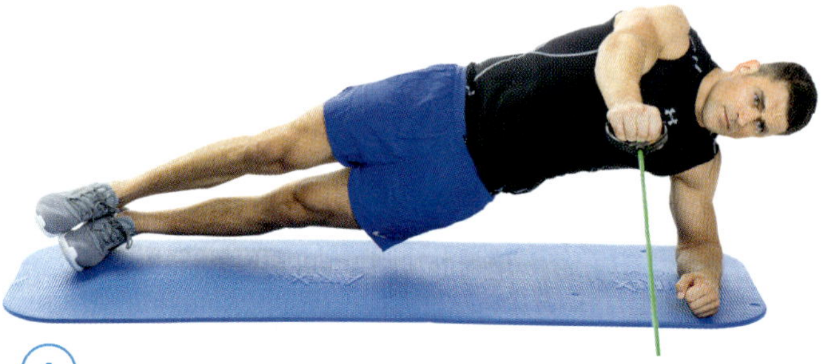

Ⓐ

KRÄFTIGUNG

++ Rumpfmuskulatur, insbesondere seitliche Bauchmuskulatur, äußere Oberschenkel- und Schultermuskulatur

\+ vordere Oberarm-, obere Rücken- und Gesäßmuskulatur

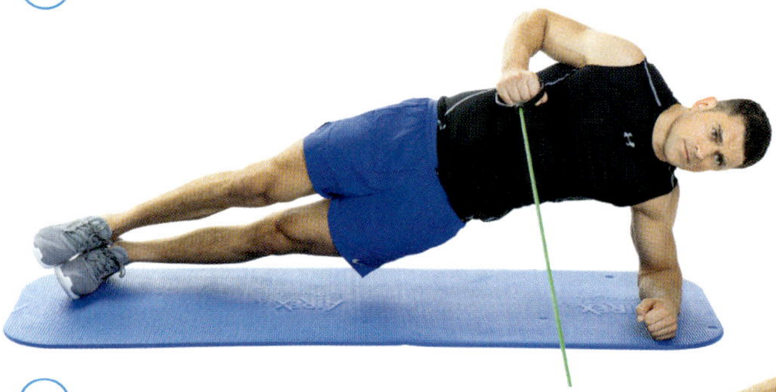

Ⓑ

Der Bewegungsablauf.

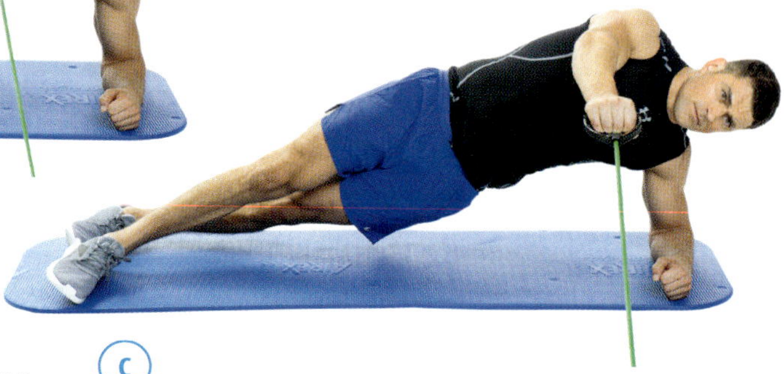

Ⓒ

Die Vereinfachung.

SO GEHT´S

- Du hast das Band an einem tiefen Anker angebracht und befindest dich davor im Seitstütz. Der linke Unterarm ist unterhalb der Schulter aufgestellt. Der Körper ist in einer Linie, die Schultern sind stabilisiert und das Gesäß ist angespannt. Den rechten Arm hast du vorgestreckt und in der Hand ist das vorgespannte Band (A).
- Ziehe langsam den rechten Ellbogen mit Ausatmung zurück, ohne die Hüften zu drehen. Halte die Position und achte auf Schulterposition und Gesäßanspannung (B).
- Bewege den Arm langsam in die Anfangsposition zurück und atme ein. Dann wiederholst du die Übung.
- Führe langsame Bewegungen aus und vermeide Ausweichbewegungen wie ein Absenken und Verschieben der Hüften. Halte den Rumpf durchgehend stabilisiert.
- Trainiere anschließend die andere Körperseite.

VARIANTEN

Die Übung wird einfacher, wenn du den oberen Fuß vor das untere Bein stellst (C). Gelingt es dir noch nicht die Übung zu kontrollieren, dann übe vorerst den Seitstütz ohne ergänzende Bewegung für 40–60 Sekunden zu halten. Weit-Fortgeschrittene können mit gestrecktem Stützarm üben.

60 Diagonales Strecken im Vierfüßlerstand

»Bird-Dog«

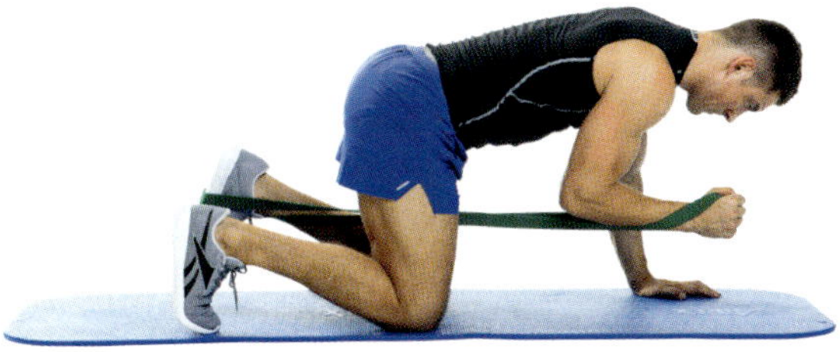

KRÄFTIGUNG

++ Rumpf-, insbesondere untere Rückenmuskulatur, und Gesäßmuskulatur
+ Schulter-, obere Rücken-, hintere Oberarm- und Oberschenkelmuskulatur

A

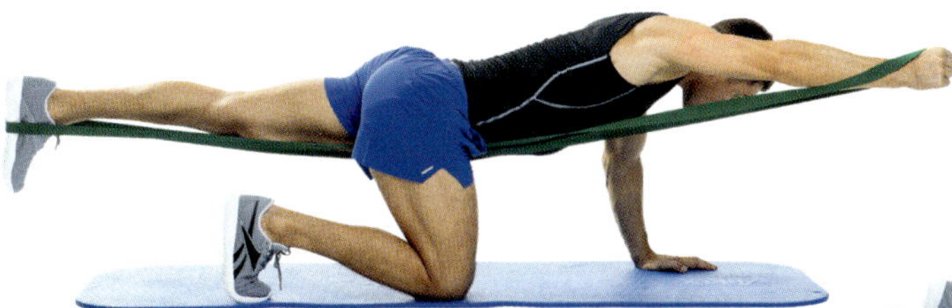

B

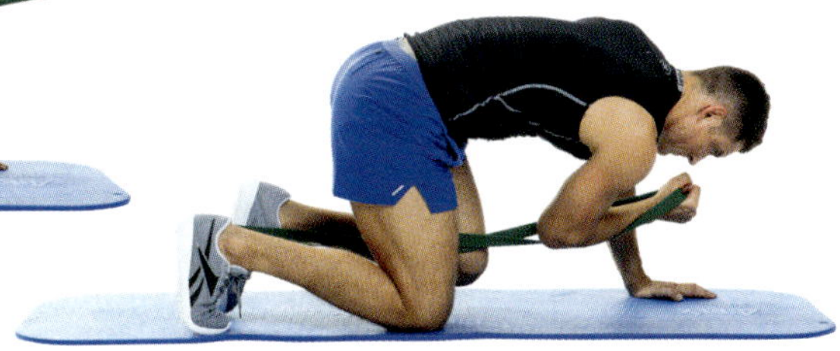

C

Der Bewegungsablauf. Fühlt sich der Banddruck an der Handinnenseite für dich nicht gut an, dann kannst du das Band in die Faust nehmen.

SO GEHT'S

- Du bist in der Bankstellung auf dem Boden und hast das Fitnessband um die linke Fußsohle und die rechte Hand befestigt. Die Hände sind unter den Schultergelenken und die Knie unter den Hüften. Der Kopf ist in Verlängerung des Rückens.
- Spanne die Schulterblätter zusammen und in Richtung Gesäß und aktiviere die Bauch- und Gesäßmuskulatur. Hebe die rechte Hand und das linke Knie etwas an und atme ein (A).
- Strecke den rechten Arm, mit dem Daumen hoch zeigend, und das linke Bein (B). Dabei atmest du aus. Halte kurz die Position.
- Bewege den rechten Ellbogen und das linke Knie aufeinander zu (C) und atme ein. Dann wiederholst du die Streckung.
- Konzentriere dich auf die Aktivität der Rumpf- und Gesäßmuskulatur. Vermeide es den Kopf zu überstrecken und halte die Wirbelsäule und die Hüften möglichst gerade.
- Führe nach den Wiederholungen einen Übungssatz für die andere Körperseite aus.

VARIANTEN

Bei der Ausführung mit Band müssen sich Ellbogen und Knie nicht berühren, falls das Band dann seine Spannung verliert.
Weit-Fortgeschrittene können »Arm- und Beinheben im Liegestütz« üben.

61 Körperanheben in Bauchlage »Superman«

KRÄFTIGUNG
++ untere Rücken- und Gesäßmuskulatur
+ Bauch-, Nacken-, obere Rücken- und hintere Oberschenkelmuskulatur

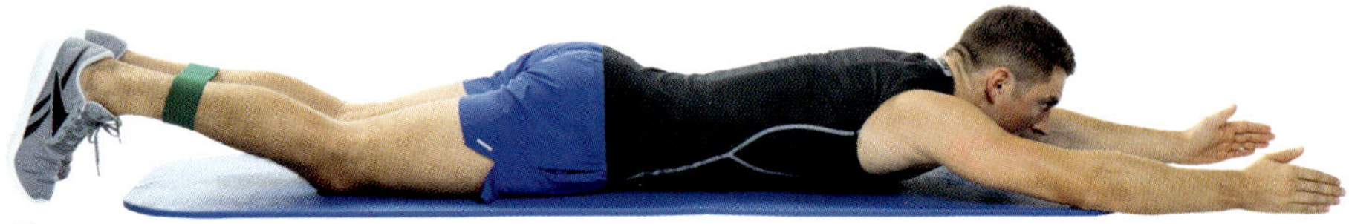

(A)

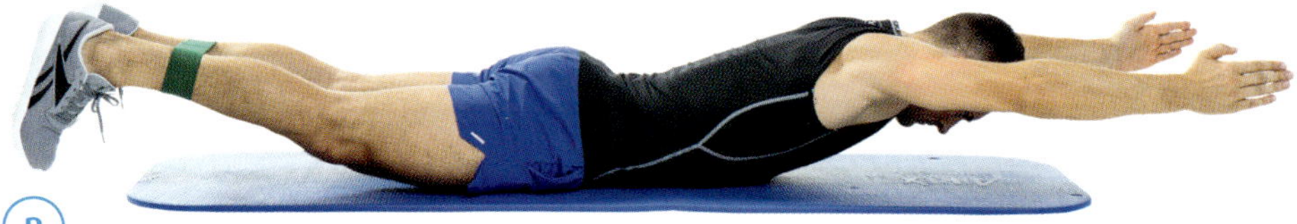

(B)

Die Anfangs- und die Endposition.

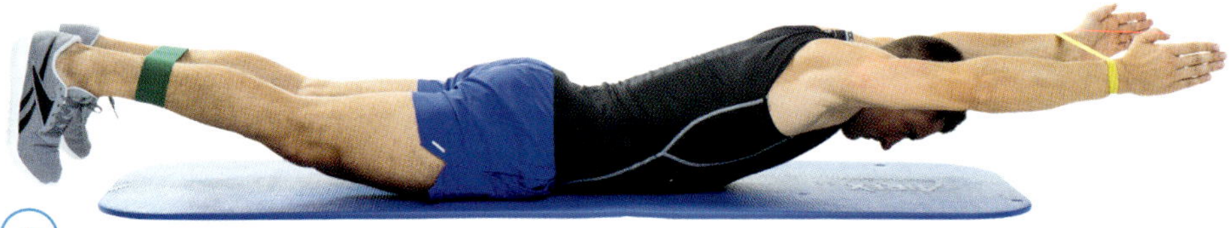

(C)

Die Variante für Fortgeschrittene.

SO GEHT´S

- Du liegst auf dem Bauch, der Körper und die Stirn sind abgelegt. Die Arme sind nach oben gestreckt und die Daumen zeigen hoch. Um die Unterschenkel hast du ein Miniband (A) gespannt oder ein Fitnessband als enge Schlaufe.
- Spanne die Bauchmuskulatur nach innen oben und die Gesäßmuskulatur an.
- Hebe gleichzeitig Kopf, Arme und Beine ab, die Stirn ist parallel zum Boden (B). Halte die Bandspannung durch Druck nach außen aufrecht.
- Halte diese Position abhängig vom Leistungsniveau für 40–60 Sekunden und atme dabei gleichmäßig.
- Spanne die Bauch- und die Gesäßmuskulatur immer wieder nach.

VARIANTEN

Alternativ kannst du kleine Schwünge mit den Armen und Beinen machen.
Einsteiger üben vorerst ohne Band.
Fortgeschrittene können zusätzlich ein Band um die Hände spannen (C).

62 Superman mit Latzug

KRÄFTIGUNG
++ untere und obere Rücken- und Nackenmuskulatur
\+ Bauch-, hintere Oberschenkel- und Gesäßmuskulatur

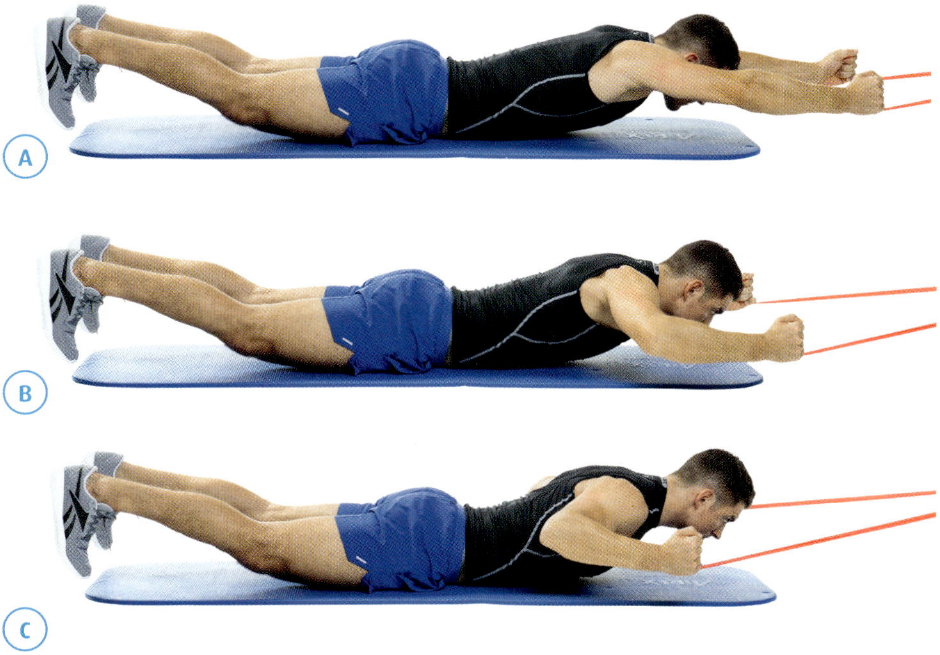

Der Bewegungsablauf.

SO GEHT´S

- Du hast das Fitnessband an einem tiefen Anker angebracht. Du liegst auf dem Bauch, der Körper und die Stirn sind abgelegt. Die Arme sind nach oben gestreckt und die Daumen zeigen hoch. Das Band ist vorgespannt.
- Spanne die Bauchmuskulatur nach innen oben und die Gesäßmuskulatur an. Hebe gleichzeitig Kopf, Arme und Beine ab, die Stirn ist parallel zum Boden. Ziehe die Schulterblätter zusammen und nach unten (A). Es ist nicht entscheidend, ob die Zehen angezogen sind.
- Ziehe die Ellbogen mit Ausatmung heran und halte kurz die Position (B)–(C).
- Bewege die Ellbogen langsam in die Anfangsposition zurück und atme ein. Dann wiederholst du die Übung.
- Spanne die Bauch- und die Gesäßmuskulatur nach.

VARIANTEN

Du kannst die Handflächen nach unten gerichtet halten.

Du kannst nach jeder Wiederholung den Körper kurz ablegen, was jedoch die Aktivität für den unteren Rumpf verringert.

Wenn du keine Befestigung hast, dann beginne mit gestreckten Armen und den Händen recht nahe zusammen.

63 Kreuzheben »Deadlift«

KRÄFTIGUNG

++ untere Rücken- und Gesäßmuskulatur
+ hintere und vordere Oberschenkel-, Bauch-, Unterarm-, obere Rücken- und Nackenmuskulatur

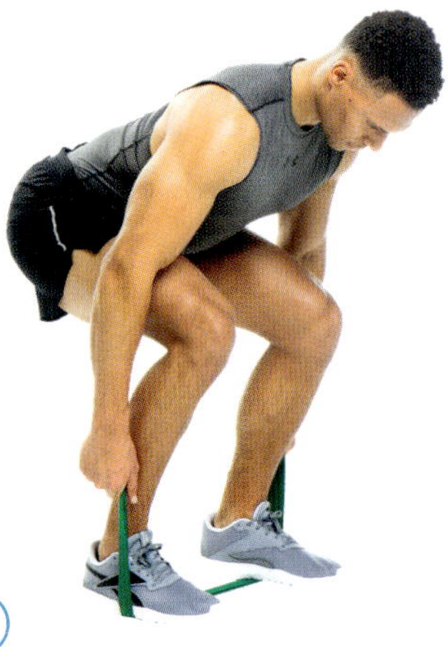

A

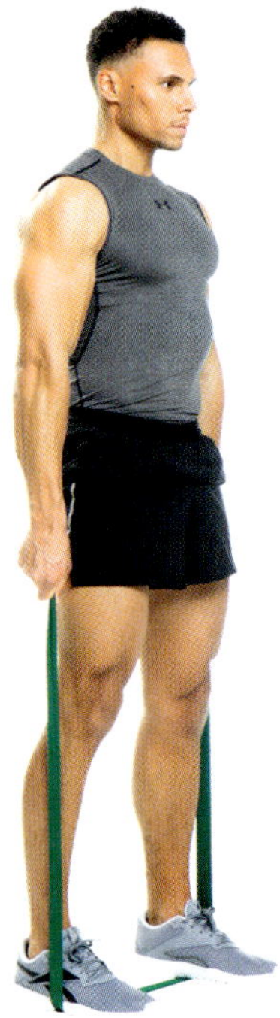

B

Der Bewegungsablauf.

SO GEHT´S

- Du stehst aufrecht und schulterbreit auf einem starken Fitnessband. Das Band hast du leicht gespannt in den Händen. Drücke die Füße fest in den Boden und aktiviere die Bauch- und die Gesäßmuskulatur.
- Gehe tief in die Kniebeuge, wozu du das Gesäß nach hinten schiebst, und den geraden Rücken in der Hüfte vorbeugst. Greife mit langen Armen das Band tiefer, damit es in deutliche Spannung kommt. Halte die Schulterblätter hinten und zusammen und atme ein. Das ist die Anfangsposition (A).
- Strecke die Beine und richte den Oberkörper auf, wobei du das Band mitziehst (B). Gleichzeitig atmest du aus.
- Du musst den Oberkörper nicht zur vollen Streckung bewegen, wenn der Zug für die Armmuskulatur zu intensiv wird. Spanne das Gesäß fest nach.
- Begib dich wieder in die tiefe Kniebeuge, das Band wird nicht mehr umgefasst. Dann wiederholst du die Übung.
- Konzentriere dich auf die Aktivität der unteren Rückenmuskulatur. Achte darauf, dass der Rücken gerade bleibt und vermeide Ausweichbewegungen mit den Knien.

VARIANTEN

Einsteiger greifen das Band weniger tief und konzentrieren sich auf den Bewegungsablauf. Du kannst alternativ beim Schlaufenband von außen die Schlaufen fassen. Oder du greifst von innen und legst es um die Handgelenke.

64 Rückenstrecker im Stand

KRÄFTIGUNG

++ Rumpf-, insbesondere untere Rückenmuskulatur

\+ Nacken-, hintere Schulter-, obere Rücken- und Gesäßmuskulatur

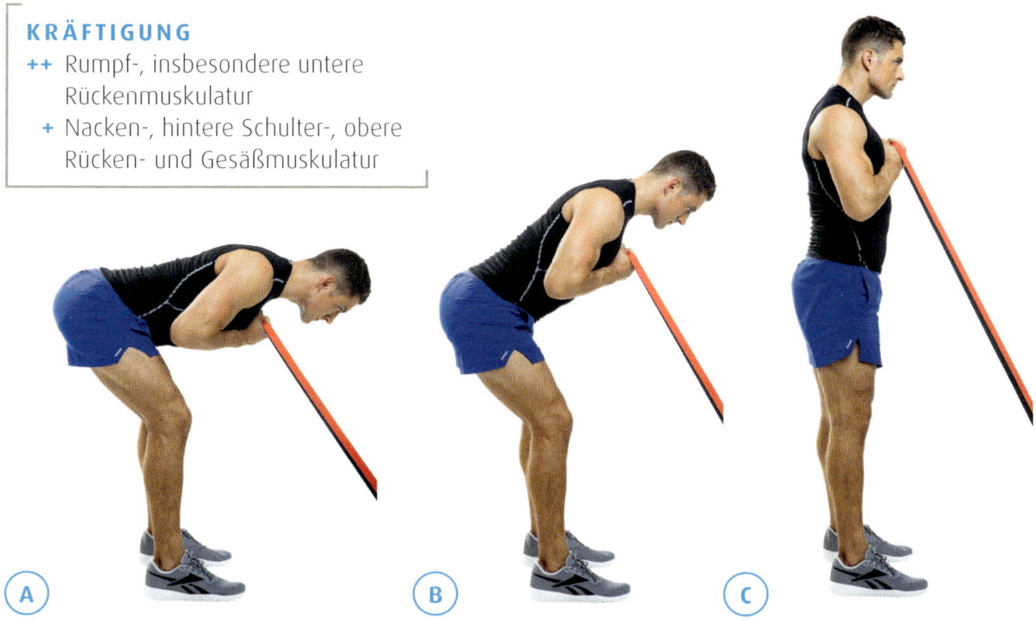

Der Bewegungsablauf.

SO GEHT´S

- Du hast das Fitnessband an einem tiefen Anker befestigt. Du stehst hüftbreit zur Befestigung, mit leicht gebeugten Beinen.
- Beuge den Oberkörper vor, ohne das Gesäß zu bewegen. Greife das Band so, dass es die geeignete Vorspannung hat und fixiere es am Oberkörper. Aktiviere die Bauch-, die Gesäß- und die Schulterblattmuskulatur und atme ein. Das ist die Anfangsposition (A).
- Hebe den geraden Oberkörper mit Ausatmung an (B)–(C). Es bewegt sich nur der Rücken, die Gesäßposition bleibt stabilisiert. Halte kurz die Position.
- Senke den Oberkörper langsam ab und atme ein. Dann wiederholst du die Übung.
- Konzentriere dich auf die untere Rückenmuskulatur. Achte darauf, dass der Rücken gerade bleibt und du keine Ausweichbewegungen mit dem Becken machst.

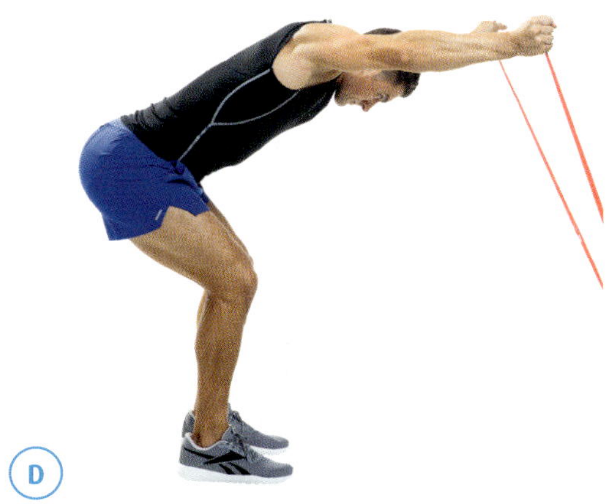

Das Y-Heben mit Theraband®.

VARIANTEN

Du kannst das Band um die Schultern legen oder um den oberen Rücken unter die Achseln. Du kannst »Y-Heben« mit den Daumen hoch zeigend ausführen (D). Das ist sehr intensiv und du benötigst ein Band mit wenig Widerstand.

Übungen für Gesäß und Beine

Richtige Power im Unterkörper entwickelst du mit Übungen aus dem funktionellen Training, da diese eine Vielzahl von Muskeln aktivieren. Mit Fitnessbändern kannst du alle Muskelgruppen sehr effektiv kräftigen.

Effektives Training für den Unterkörper heißt, dass du den Körper ausgeglichen trainierst und zudem die Stabilisatoren an Fuß- und Kniegelenken förderst. So kannst du dich in Alltag und Sport optimal bewegen und dein Körper ist bestmöglich vor Verletzungen und Verschleiß geschützt.

Einige Fitnesssportler trainieren jedoch die Gesäß- und die hintere Oberschenkelmuskulatur weniger als die vordere Oberschenkelmuskulatur. Es entwickelt sich ein Muskelungleichgewicht, das der Körper mit Ausweichbewegungen zu kompensieren versucht. Als Folge können sich Knie-, Hüft- und Rückenschmerzen entwickeln, auch erhöht sich die Verletzungsgefahr beispielsweise für einen Kreuzbandriss.

Wenn bei dir ein Muskelungleichgewicht bestehen sollte, dann mache wöchentlich bewusst mehr Sätze für die schwächere Muskulatur beziehungsweise Bewegungsrichtung, so lange, bis das Ungleichgewicht behoben ist. Nutze mit fortschreitendem Leistungsvermögen auch anspruchsvolle einbeinige Varianten und setze instabile Untergründe ein. So kräftigst du die Adduktoren und Abduktoren intensiv und zudem die stabilisierende Muskulatur der Fußgelenke.

Die Übungen werden zur übersichtlichen Darstellung in Rubriken geordnet. Zahlreiche Übungen trainieren jedoch mehrere Körperbereiche. Es sind einige spezielle Übungen ergänzt, die nicht oft in Trainingsprogrammen zu finden sind, aber für manche Sportler sehr hilfreich sein können wie »87: Zehenanziehen« (Seite 171).

Oberschenkel vorn	65-71
Gesäß	72-75
Oberschenkel hinten	76-80
Oberschenkel außen und innen	81-84
Unterschenkel	85-87

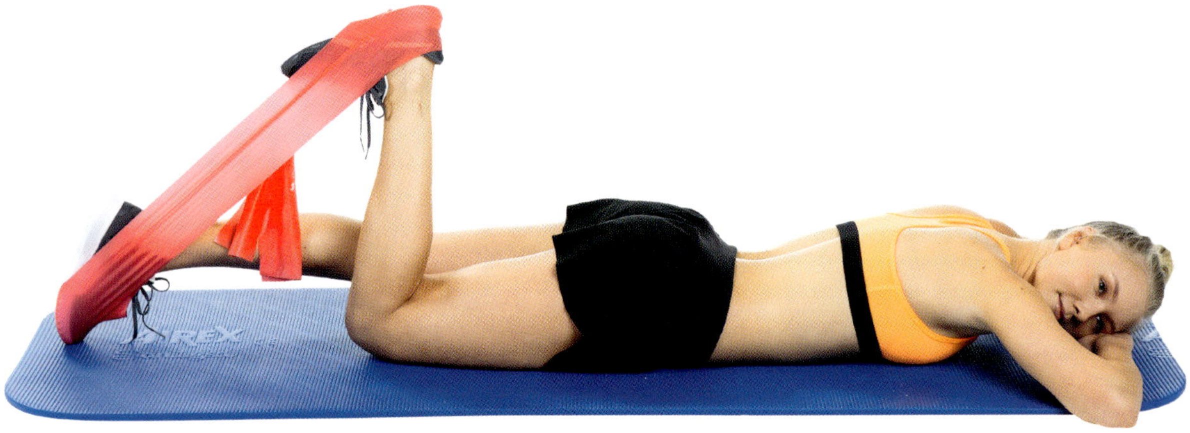

»77: Fersenanziehen in Bauchlage« (Seite 160).

65 Beinstrecken im Sitz

KRÄFTIGUNG
++ vordere Oberschenkelmuskulatur

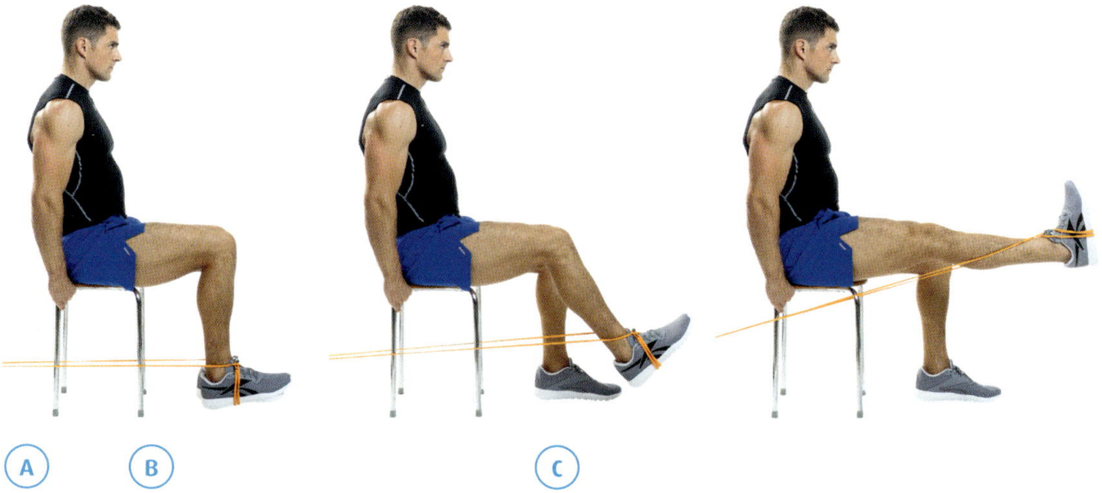

Der Bewegungsablauf.

SO GEHT´S

- Du hast das Band um einen tiefen Anker angebracht und sitzt mit dem Rücken zur Befestigung. Der Anker ist möglichst gerade hinter dem Übungsbein. Das Band hast du als Schlaufe zweimal um den rechten Fuß gewickelt, der Kniegelenkswinkel beträgt etwa 90 Grad.
- Rücke den Stuhl etwas weiter vom Anker weg, bis du die für dich geeignete Vorspannung des Bandes hast. Stabilisiere die Knieposition (A) und atme ein.
- Strecke das rechte Bein mit Ausatmung, möglichst ohne Veränderung der Knieposition (B)-(C). Halte kurz die Streckung und spanne die vordere Oberschenkelmuskulatur noch stärker an.
- Senke langsam den Unterschenkel in die Anfangsposition zurück und atme ein. Dann wiederholst du die Übung.
- Anschließend führst du die Übung mit dem linken Bein aus.

VARIANTEN

Du kannst den Fuß minimal nach innen oder außen gedreht halten, um die Muskelaktivität zu variieren.
Die Übung ist mit Miniband möglich, das unter dem Fuß des Stuhles befestigt wird.
Alternativ kannst du die Übung beidbeinig machen, was mit zwei Schlaufen besser gelingt.

66 Beidbeinige Kniebeuge

KRÄFTIGUNG

++ Oberschenkelmuskulatur, insbesondere vorderer Anteil und Gesäßmuskulatur

\+ Waden- und Rumpfmuskulatur, insbesondere untere Rückenmuskulatur

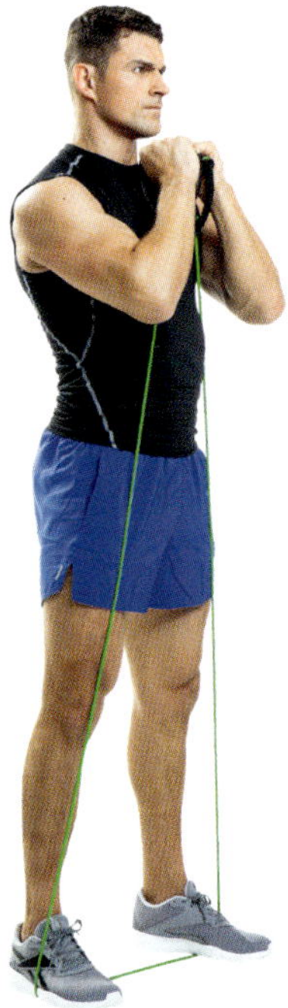

(A)

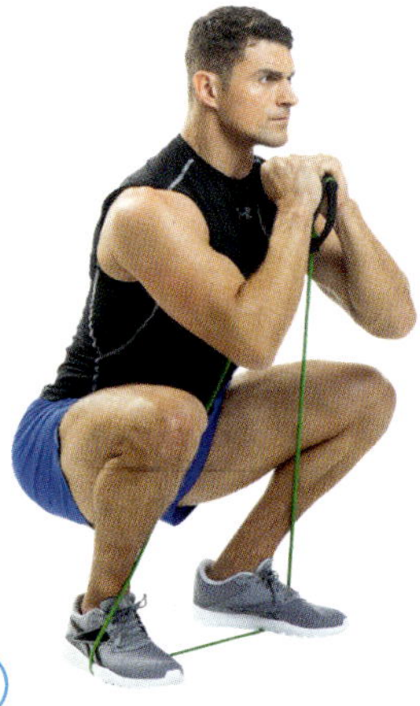

(B)

Der Bewegungsablauf.

SO GEHT´S

- Du stehst im aufrechten Stand mittig auf dem Tube-Band und hebst die Griffe mit hängenden Armen. Die Beine sind hüft- bis schulterbreit auseinander und die Füße zeigen vor oder leicht nach außen. Beuge die Beine, damit das Band weniger Spannung hat, und nimm die Hände hoch und stabilisiere sie an Brustkorb oder Schultern.
- Strecke die Beine, sodass du wieder aufrecht stehst. Spanne die Bauch- und die Gesäßmuskulatur an und ziehe die Schulterblätter nach hinten unten. Das ist die Anfangsposition (A).
- Beuge die Beine, indem du die Hüften nach hinten schiebst, bis die Oberschenkelknochen mindestens die waagrechte Position erreichen (B). Gleichzeitig atmest du ein. Halte kurz die Position.
- Drücke dich mit Ausatmung nach oben. Halte kurz diese Position, bevor du dich in die Beugung zurückbewegst. Wiederhole die Übung.
- Achte durchgehend auf Rumpfspannung und geraden Rücken sowie darauf, dass die Knie nicht aus der Beinachse ausweichen.

VARIANTEN

Bei »Beidbeinige Kniebeuge« soll der Oberkörper möglichst aufrecht bleiben. Bei »63: Kreuzheben« (Seite 144) hingegen wird der Oberkörper gesenkt und die Startposition ist tief.

Du kannst alternativ ein starkes Fitnessband um die Schultern legen. Einigen Sportlern ist der Druck von oben jedoch zu stark.

Du kannst ein Schlaufenband an den Seiten mit hängenden Armen halten. Beim Tube-Band wäre so aber in tiefer Position wenig Spannung.

67 Beidbeinige Kniebeuge mit Fersenheben

KRÄFTIGUNG
++ Oberschenkelmuskulatur, insbesondere vorderer und äußerer Anteil, Gesäß- und Wadenmuskulatur
\+ Rumpf-, insbesondere untere Rückenmuskulatur

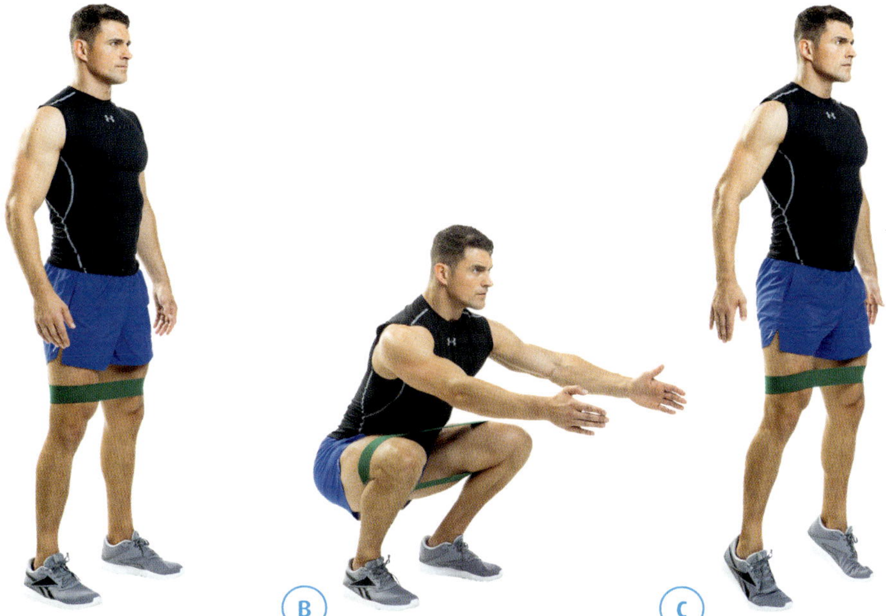

(A) (B) (C)

Der Bewegungsablauf.

SO GEHT´S

- Du stehst im aufrechten Stand. Die Beine sind hüft- bis schulterbreit auseinander und die Füße zeigen vor oder leicht nach außen. Um die Oberschenkel, nahe der Knie, hast du ein Miniband gespannt. Die Arme hängen nach unten (A).
- Spanne die Bauch- und Gesäßmuskulatur an und ziehe die Schulterblätter nach hinten unten.
- Beuge die Beine, indem du die Hüften nach hinten schiebst, bis die Oberschenkelknochen mindestens die senkrechte Position erreichen (B). Gleichzeitig bringst du die Arme vor und atmest ein. Halte kurz die tiefe Position.
- Drücke dich mit Ausatmung nach oben, wobei du auf die Zehen gehst. Dabei schwingst du die Arme hinter den Körper (C). Halte auch kurz diese Position, bevor du dich in die Anfangsposition zurückbewegst. Wiederhole die Übung.
- Führe dynamische Bewegungen aus. Achte durchgehend auf Rumpfspannung und geraden Rücken sowie darauf, dass die Knie nicht aus der Beinachse ausweichen.

VARIANTE

Du kannst ohne Armbewegung üben und die Hände in die Hüften stützen.

68 Beidbeinige Y-Kniebeuge

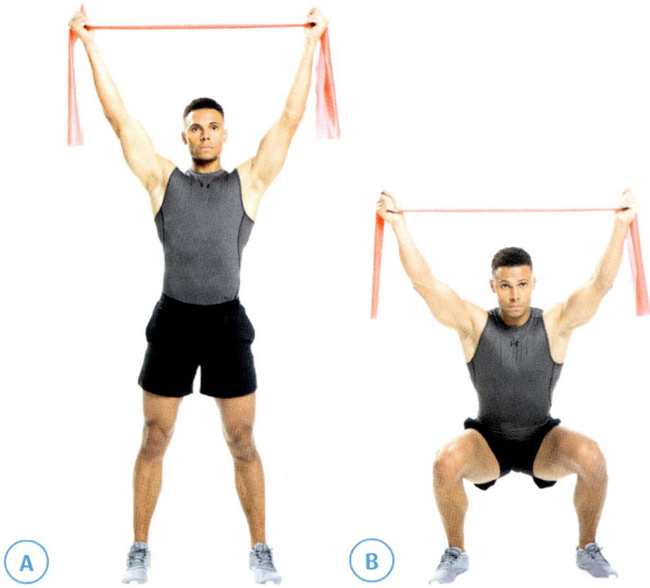

Der Bewegungsablauf.

KRÄFTIGUNG
++ Schulter-, Oberschenkel- und Gesäßmuskulatur
+ Rücken-, Rumpf- und Wadenmuskulatur

SO GEHT´S

- Du stehst mit aufrechtem Oberkörper in mindestens schulterbreitem Stand. Die Füße weisen leicht nach außen. Die Arme sind in »Y-Haltung« nach oben gestreckt. In den Händen hast du ein gespanntes Fitnessband (A).
- Spanne die Bauch- und die Gesäßmuskulatur an und ziehe die Schulterblätter zusammen und nach unten.
- Beuge die Beine, indem du die Hüften nach hinten schiebst, bis die Oberschenkel mindestens die waagrechte Position erreichen (B). Dabei atmest du ein. Der Oberkörper bleibt möglichst aufrecht und das Band gespannt. Halte kurz die Position.
- Drücke dich mit Ausatmung nach oben, um schließlich die Übung zu wiederholen.
- Achte darauf, dass der Rücken durchgehend gerade ist und die Knie in der Beinachse bleiben. Vermeide es mit den Armen nach vorn zu »fallen«.

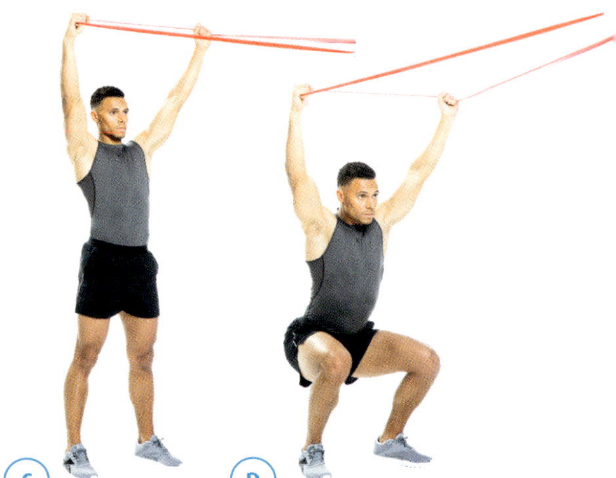

Die Variante mit Theraband® in Kopfhöhe befestigt.

VARIANTE

Du kannst das Fitnessband an einem Gegenstand etwa in Kopfhöhe anbringen und das vorgespannte Band in Y-Haltung halten. Beuge die Beine, und achte darauf, dass der Oberkörper aufrecht ist und das Band gespannt bleibt (C)–(D).

69 Sumo-Kniebeuge

KRÄFTIGUNG

++ Gesäß- und Oberschenkelmuskulatur, insbesondere vorderer und innerer Anteil, und untere Rückenmuskulatur

\+ Wadenmuskulatur

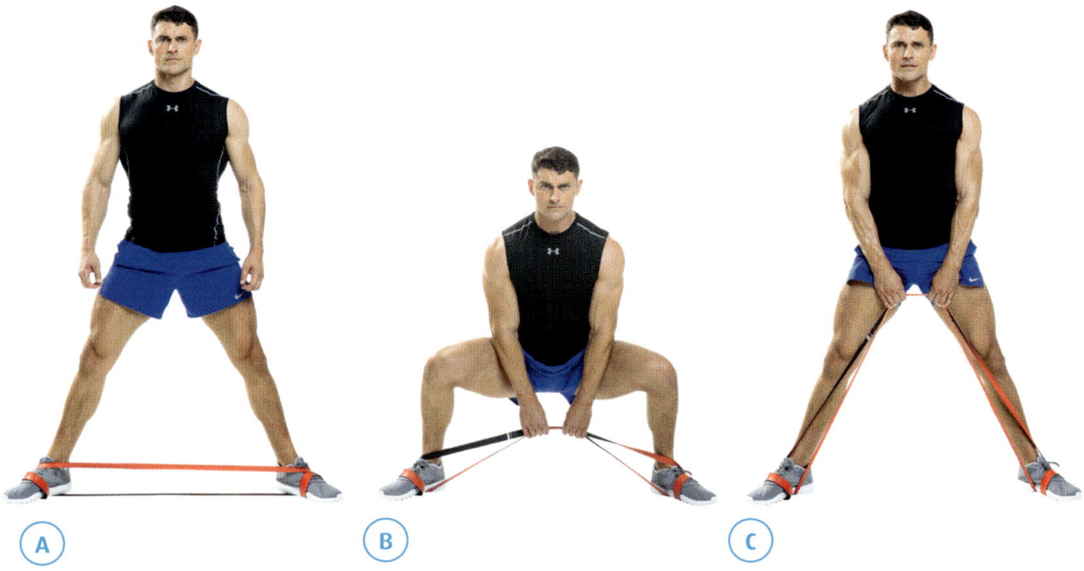

Der Bewegungsablauf.

SO GEHT´S

- Du befindest dich im breiten Stand, die Zehen zeigen 45 Grad nach außen. Du hast das Band um die Füße gewickelt, damit es vorgespannt ist (A). Gehe in die Kniebeuge und greife ein oder beide Bandteile, je nachdem wie intensiv du die Spannung benötigst.
- Richte den Oberkörper auf, spanne Gesäß- und Rumpfmuskulatur an und die Schulterblätter nach hinten unten und atme ein. Das ist die Anfangsposition (B).
- Drücke dich mit Ausatmung in die Streckung hoch. Halte kurz die Position (C).
- Beuge langsam tief die Beine und senke das Gesäß nach hinten ab. Gleichzeitig atmest du ein. Dann wiederholst du die Übung.
- Halte den Oberkörper aufrecht, das Brustbein soll möglichst wenig vorkommen, und bringe dein Gewicht gerade nach unten.
- Achte darauf, dass die Knie in die gleiche Richtung wie die Fußspitzen zeigen; sie sollen nicht nach innen ausweichen.

VARIANTEN

Du kannst alternativ ein Miniband um die Oberschenkel spannen, was die Aktivität des unteren Rückens verringert.

Wenn du stattdessen den Oberkörper absenkst, dann wird die Bewegung zu »Sumo-Kreuzheben« und die Aktivierung verlagert sich mehr auf den unteren Rücken.

70 Beinstrecken aus dem Ausfallschritt

KRÄFTIGUNG
++ Oberschenkelmuskulatur, insbesondere vorderer Anteil, Waden- und Gesäßmuskulatur
\+ Rumpfmuskulatur

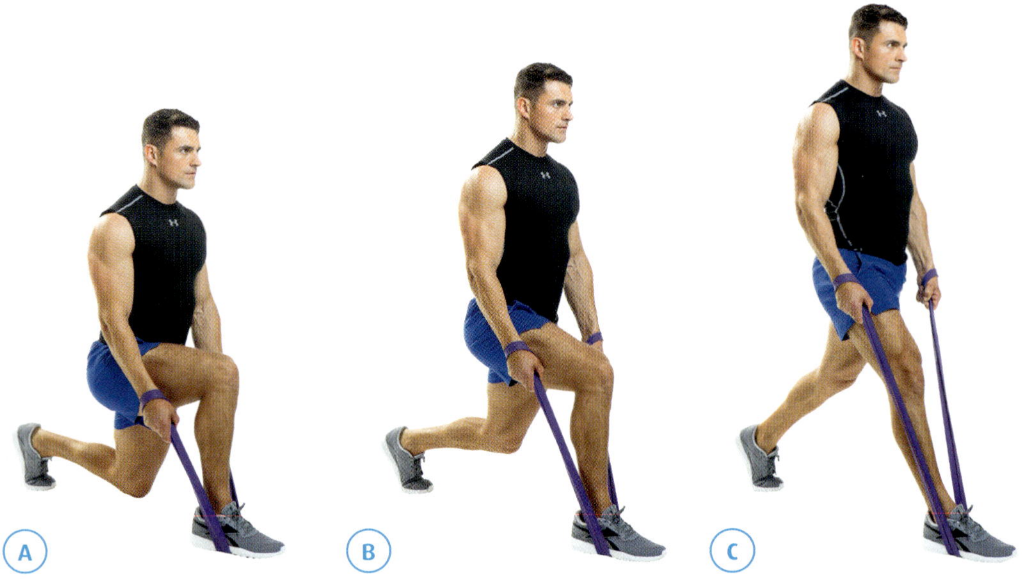

Der Bewegungsablauf.

SO GEHT´S

- Du bist im Ausfallschritt und hast das hintere Knie abgelegt am Boden. Der vordere Fuß steht mittig auf einem starken Fitnessband. Halte das Band in deutlicher Vorspannung und richte den Oberkörper auf.
- Bringe die Rumpfmuskulatur in Spannung, ziehe die Schulterblätter nach hinten unten und atme ein. Nun hebst du das abgelegte Knie leicht an – das ist die Anfangsposition (A).
- Drücke den vorderen Fuß fest auf, insbesondere die Ferse, und dich so mit Ausatmung in die Streckung (B)–(C). Halte kurz die Position.
- Senke dich langsam in die Anfangsposition zurück, ohne das Knie abzulegen, und atme ein. Halte kurz die tiefe Position. Dann wiederholst du die Übung.
- Der Oberkörper ist durchgehend aufrecht. Achte auf dein Gleichgewicht und vermeide Ausweichbewegungen mit dem vorderen Knie nach vorn oder zur Seite.
- Wenn du alle Wiederholungen gemacht hast, trainierst du das andere Bein.

VARIANTEN

Einige Sportler spannen das Band um die Schultern, was deutlichen Druck bewirkt.
Du kannst alternativ mit Tube-Band üben und die Griffe mit gebeugten Armen an den Schultern halten.
Wenn du dich nach hinten oben drückst, wird die Gesäßmuskulatur stärker aktiviert.

71 Einbeinige Kniebeuge

KRÄFTIGUNG
++ Oberschenkel-, Gesäß- und Wadenmuskulatur
+ Rumpfmuskulatur

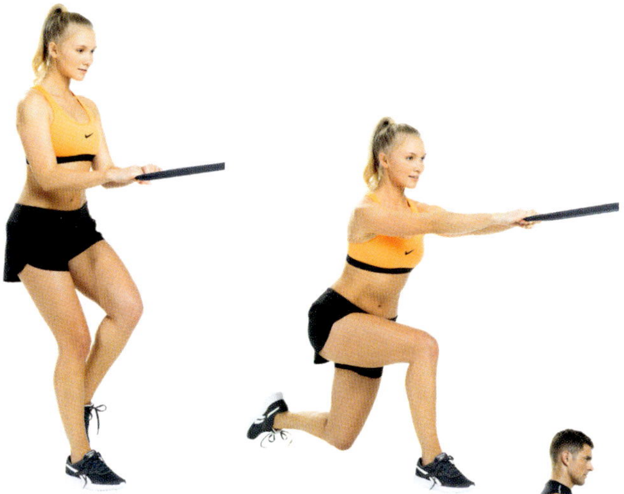

(A) (B)

Die Anfangs- und die Endposition.

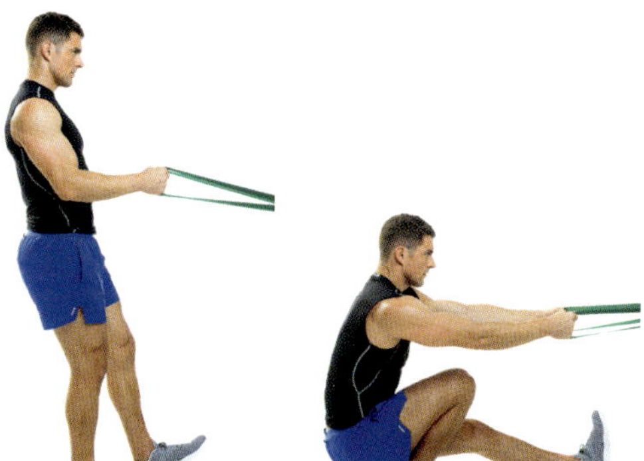

(C) (D)

Der »Pistol Squat«.

SO GEHT´S

- Ein starkes Band ist um einen Gegenstand etwa in Brusthöhe befestigt. Du stehst zur Befestigung gerichtet und hast das vorgespannte Band in den Händen. Du stehst auf dem rechten Fuß, das linke Bein ist nach hinten gerichtet in der Luft.
- Konzentriere dich auf die Belastung von Fußballen, Außenkante und Ferse. Spanne die Bauch- und die Gesäßmuskulatur an und halte den Rücken gerade (A).
- Beuge langsam das rechte Bein und schiebe gleichzeitig die Hüften nach hinten, so tief wie du das kontrolliert ausführen kannst. Das Gewicht verlagerst du in Richtung Ferse (B). Während der Beugung atmest du ein. Halte kurz die tiefe Position.
- Drücke den Fuß fest auf und dich mit Ausatmung in die Streckung zurück, wobei die Hände etwas mithelfen dich hochzuziehen. Dann wiederholst du die Übung.
- Deine Hüften müssen gerade bleiben und dürfen nicht seitlich ausweichen. Halte auch den Rücken gerade und vermeide mit dem Knie aus der Beinachse auszuweichen.
- Nach dem Übungssatz trainierst du das linke Bein.

VARIANTEN

Du intensivierst die Übung, indem du freihändig übst.

Alternativ kannst du »Pistol Squat« üben, d.h. mit vorgestrecktem Bein (C)–(D), vorausgesetzt, du verspürst dabei keine Kniebeschwerden.

72 Gebeugtes Beinheben im Vierfüßlerstand

»Eseltritt«

KRÄFTIGUNG

++ Gesäßmuskulatur
+ Rumpf- und hintere Oberschenkelmuskulatur

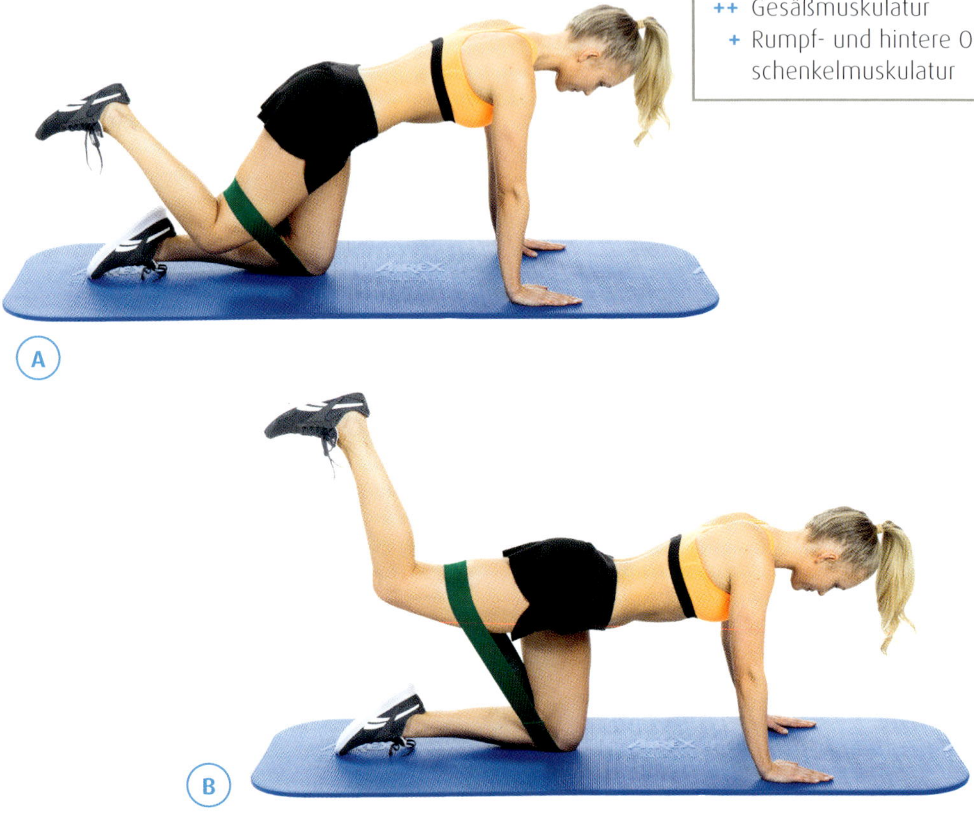

Der Bewegungsablauf.

SO GEHT´S

- Du bist in der Bankstellung, die Hände sind unter den Schultergelenken und die Knie unter den Hüften positioniert. Das Miniband liegt hinten um den rechten Oberschenkel und wird mit dem linken Knie auf dem Boden stabilisiert.
- Spanne die Gesäß- und die Bauchmuskulatur an und ziehe die Schulterblätter zusammen. Atme ein und hebe das rechte Bein leicht vom Boden ab; die Zehen sind angezogen und der Rücken ist gerade (A).
- Strecke das rechte Bein gegen den Bandwiderstand senkrecht hoch, und zwar so, dass die Fußsohle möglichst gerade hoch zeigt und der Oberschenkel waagrecht ist. (B). Dabei atmest du aus. Halte kurz die Position und spanne das Gesäß an.
- Senke langsam das Bein, ohne das Knie abzulegen, und atme ein. Dann wiederholst du die Bewegung.
- Halte den Rumpf in neutraler Position und vermeide es, nach oben zu überstrecken sowie die Hüften und den Fuß zu verdrehen.

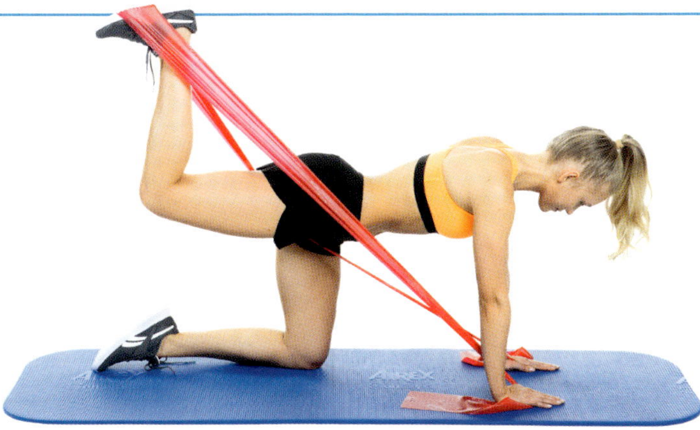

C

Die Variante mit Theraband®.

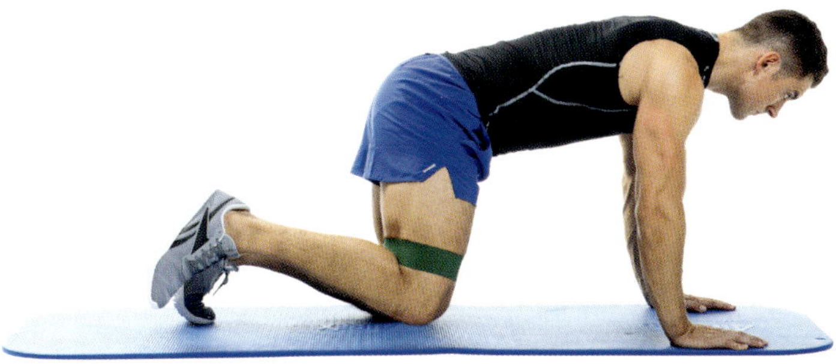

D

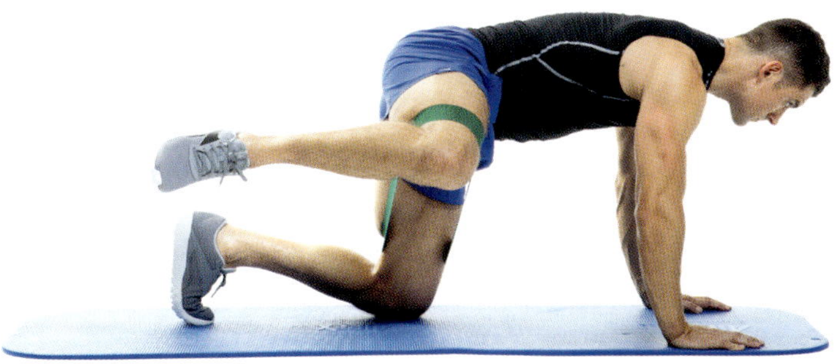

E

Die Variante mit Abspreizen nach außen.

VARIANTEN

Du kannst mit Theraband® üben. Spanne es um die angehobene Fußsohle und drücke es mit den Händen auf den Boden (C). Einsteiger können ohne Band und auf den Unterarmen üben. Effektiv ist zudem die Variante, bei der du das Miniband um die Oberschenkel legst und den gebeugten Oberschenkel abspreizt (D)–(E). So aktivierst du auch die äußere Oberschenkelmuskulatur. Diese Übung ist u. a. als »Fire Hydrant« bekannt.

73 Kniebeuge mit erhöhtem hinteren Fuß

»Bulgarische Kniebeuge«

KRÄFTIGUNG

++ Gesäß-, Oberschenkel- und Wadenmuskulatur
+ Rumpfmuskulatur

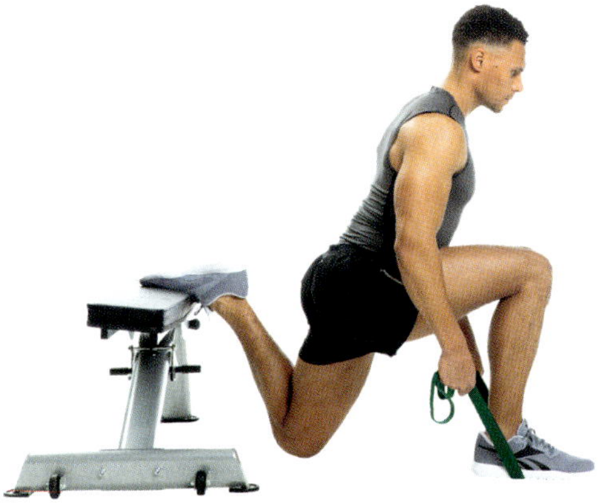

(A)

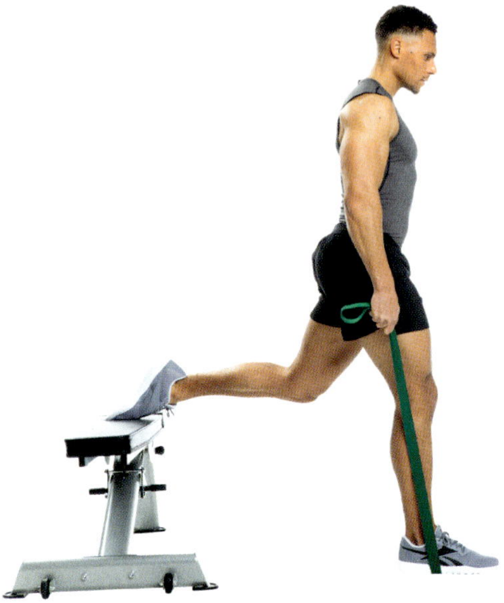

(B)

Der Bewegungsablauf.

SO GEHT´S

- Du stehst mittig mit dem rechten Fuß auf dem Fitnessband und hast das Band in den Händen. Der Körper ist aufrecht und die linke Fußspitze ist nach hinten gerichtet auf einem kniehohen Gegenstand (z. B. Hantelbank, Stuhl oder Couch) positioniert. Konzentriere dich auf die Belastung von Fußballen, Außenkante und Ferse.
- Beuge das Übungsbein und atme ein. Greife das Band tiefer, sodass es in dieser Position bereits in Vorspannung ist (A).
- Strecke das Bein und richte dich mit Ausatmung auf. Das Band ist jetzt in starker Spannung (B). Halte kurz die Position.
- Beuge langsam das Standbein und schiebe gleichzeitig die Hüften nach hinten, bis das rechte Knie fast den Boden berührt. Dabei atmest du ein. Halte kurz die Position.
- Drücke dich mit Ausatmung nach oben zurück. Dann wiederholst du die Übung.
- Halte die Hüften und den Rücken gerade und vermeide Ausweichbewegungen mit dem Knie.
- Anschließend trainierst du das linke Bein.

VARIANTEN

Du intensivierst die Übung, indem du tiefer greifst oder ein stärkeres Band wählst.
Du kannst erst alle Wiederholungen mit Band machen, es dann loslassen und weitere Wiederholungen ohne Band anhängen, um die Muskulatur maximal zu erschöpfen.

74 Beidbeinige Gesäßbrücke mit Abspreizen

KRÄFTIGUNG

++ Gesäß-, hintere und äußere Oberschenkelmuskulatur

\+ Rumpf-, Waden-, vordere und innere Oberschenkelmuskulatur

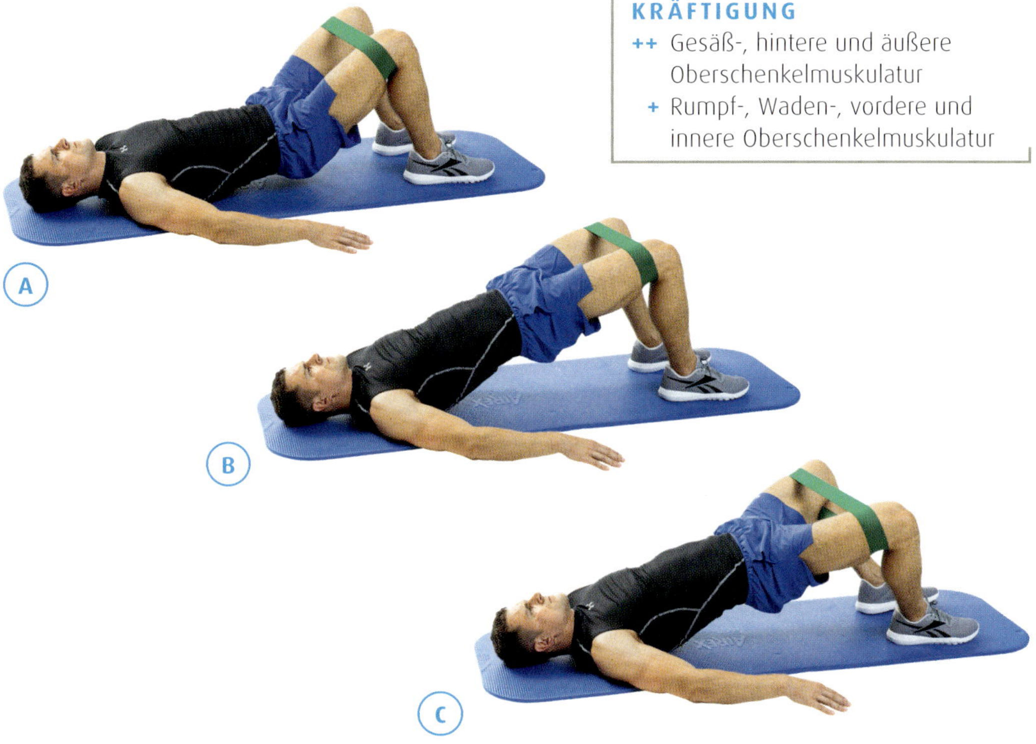

Der Bewegungsablauf.

SO GEHT´S

- Du befindest dich in Rückenlage. Die Beine sind angezogen und die Fußsohlen sind aufgestellt, mit den Füßen mindestens hüftbreit auseinander. Um die Oberschenkel nah der Knie hast du ein Miniband angebracht. Die Arme sind ablegt oder überkreuz vor der Brust.
- Belaste die Füße gleichmäßig und drücke sie leicht auf den Boden. Spanne die Bauch- und Gesäßmuskulatur an, atme ein und hebe das Gesäß etwas an (A).
- Drücke die Füße fest auf und hebe das Becken so weit hoch, bis sich die Oberschenkel und der Rücken in einer Linie befinden (B). Dabei atmest du aus. Die Bewegung erfolgt aus der Gesäßmuskulatur, ohne den unteren Rücken zu überstrecken. In der oberen Position spreizt du die Knie auseinander (C). Vermeide es dabei, das Gesäß zu senken.
- Führe die Knie wieder zusammen, aber nicht zu weit, damit das Band gespannt bleibt. Senke langsam das Becken und atme ein. Dann wiederholst du die Bewegung.
- Achte darauf, dass du nicht nach oben überstreckst.

VARIANTE

Du kannst mit den Füßen auf dem Stepper üben, um zu intensivieren.

75 Einbeinige Gesäßbrücke

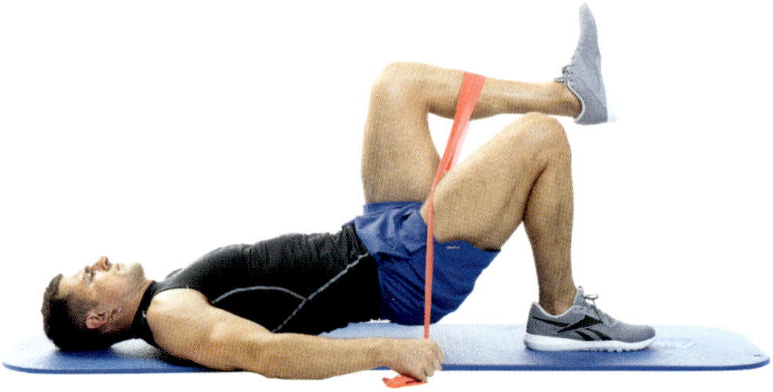

A

KRÄFTIGUNG
++ Gesäß- und hintere Oberschenkelmuskulatur
+ Rumpf-, Waden-, vordere und seitliche Oberschenkelmuskulatur

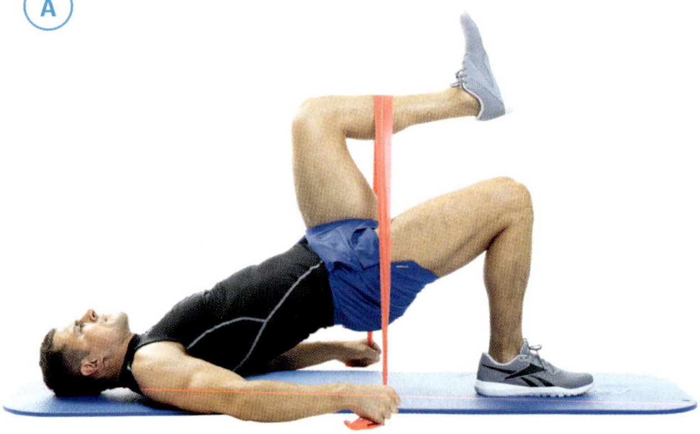

B

Die Anfangs- und die Endposition.

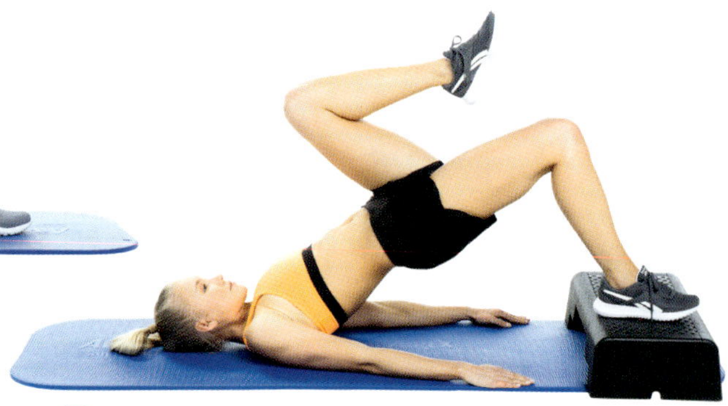

C

Die Intensivierung auf dem Stepper, vereinfacht ohne Band.

SO GEHT´S

- Du befindest dich in Rückenlage. Das rechte Bein ist mit der Fußsohle aufgestellt. Das linke Bein ist zum Brustkorb gezogen und um das Schienbein ist ein Fitnessband gespannt, dass du mit den Händen am Boden fixierst.
- Belaste den rechten Fuß gleichmäßig und drücke ihn leicht auf den Boden. Spanne die Bauch- und die Gesäßmuskulatur an, atme ein und hebe das Gesäß etwas an (A).
- Drücke den Fuß fest auf und hebe das Becken so weit hoch, bis sich der Oberschenkel und der Rücken in einer Linie befinden (B). Dabei atmest du aus. Halte kurz die Position und spanne das Gesäß fest an.
- Senke und hebe das Becken mehrfach, ohne es abzulegen.
- Achte darauf, dass das Knie in der Beinachse bleibt und der Rumpf durchgehend aktiviert ist. Überstrecke das Becken nicht nach oben.

VARIANTEN

Einsteiger üben vorerst ohne Band. Fortgeschrittene können den Bandwiderstand erhöhen und auch mit der Ausführung auf dem Stepper noch etwas intensivieren (C).

76 Unterstützte Standwaage »T-Stand«

KRÄFTIGUNG
++ hintere Bein-, Rumpf- und Gesäßmuskulatur
\+ obere Rücken- und hintere Schultermuskulatur

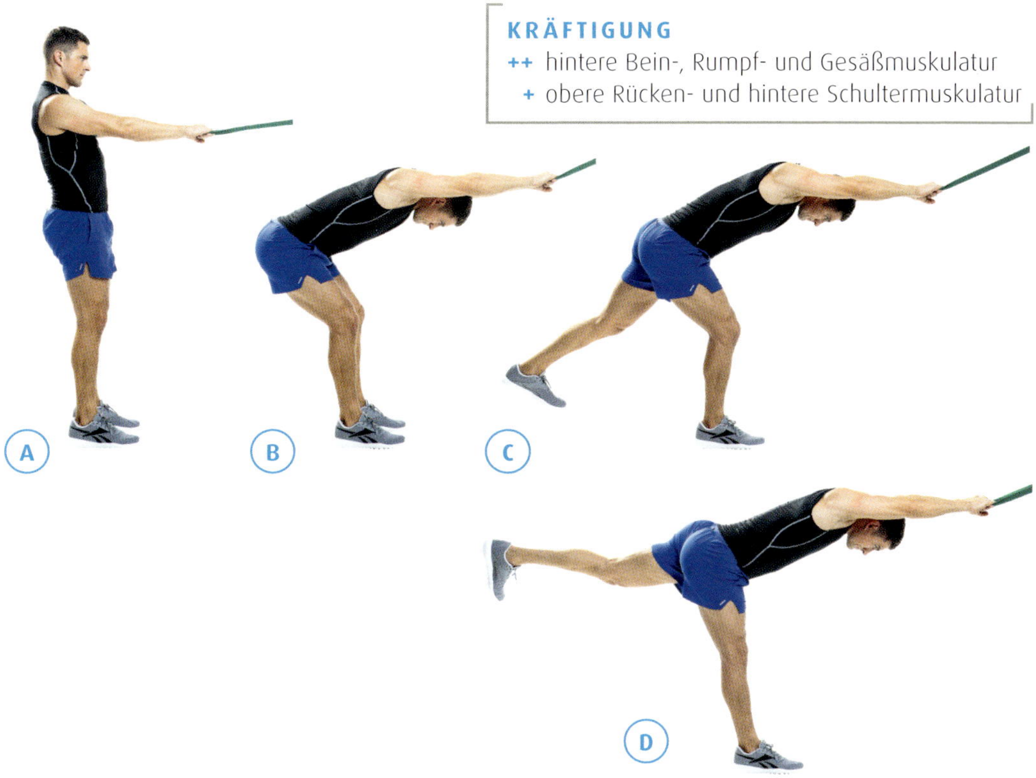

Der Bewegungsablauf.

SO GEHT´S

- Du hast das Fitnessband in Bauch- bis Brusthöhe angebracht. Du stehst in Bandrichtung, die Arme sind vorgerichtet und in den Händen hast du das Band. Gehe mit den Füßen zurück und lehne gleichzeitig den Oberkörper waagrecht vor, das Band befindet sich in leichter Spannung (A)–(B).
- Spanne die Bauch- und die Gesäßmuskulatur an. Bringe das Gewicht auf den rechten Fuß und belaste Fußballen, Fußkante und Ferse. Hebe das linke Bein etwas nach hinten an (C).
- Hebe das linke Bein gestreckt hinten hoch, bis der Körper mit gestreckten Armen parallel zum Boden ist (D).
- Halte diese Position für 40–60 Sekunden und atme gleichmäßig. Spanne immer wieder die Bauch- und die Gesäßmuskulatur nach, um Ausweichbewegungen wie ein Verdrehen der Hüften zu vermeiden.
- Hebe das Bein möglichst gestreckt an. Die Zehen sollen zum Boden zeigen.
- Bewege dich in den Parallelstand zurück und trainiere dann das andere Bein.

VARIANTEN

Zur Vereinfachung kannst du das Standbein etwas gebeugt halten.
Du kannst langsam kleine Beinbewegungen hoch und runter machen.
Fortgeschrittene können frei üben.

77 Fersenanziehen in Bauchlage

KRÄFTIGUNG
++ hintere Oberschenkelmuskulatur
+ Gesäß- und untere Rückenmuskulatur

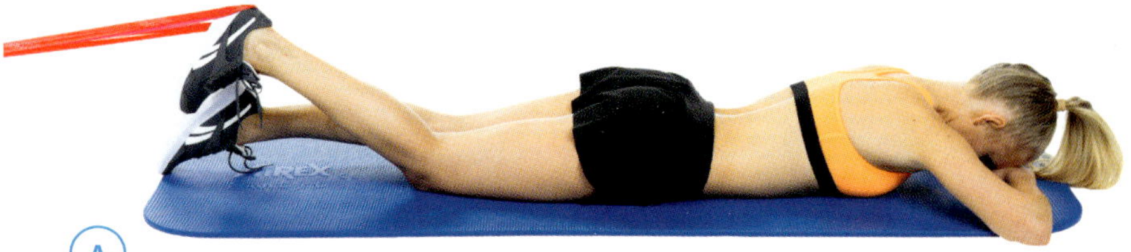

A

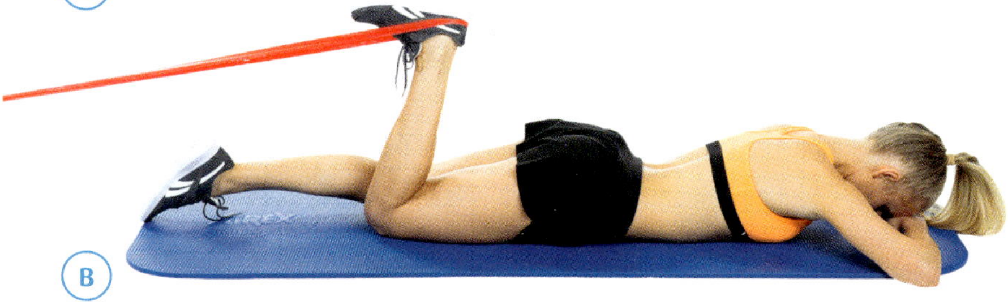

B

Die Anfangs- und die Endposition.

SO GEHT´S

- Du hast ein Theraband® oder ein anderes Fitnessband um einen tiefen Gegenstand (z. B. Bettkasten) gebunden. Du liegst auf dem Bauch, und hast das Band um den rechten Fuß gelegt. Du kannst das Band großflächig um die Ferse oder eng anlegen. Wähle, was dir angenehmer ist. Die Stirn ist entspannt abgelegt.
- Hebe den rechten Unterschenkel etwas an, damit sich das Band in Vorspannung befindet. Der linke Fuß ist auf dem Boden fixiert (A).
- Ziehe den Unterschenkel so weit wie möglich zum Gesäß (B) und atme dabei aus. Halte kurz die Position und spanne die hintere Oberschenkelmuskulatur fest an.
- Senke den Unterschenkel langsam in die Anfangsposition zurück, jedoch nicht darüber hinaus, damit das Band in Spannung bleibt. Gleichzeitig atmest du ein. Dann wiederholst du die Übung.

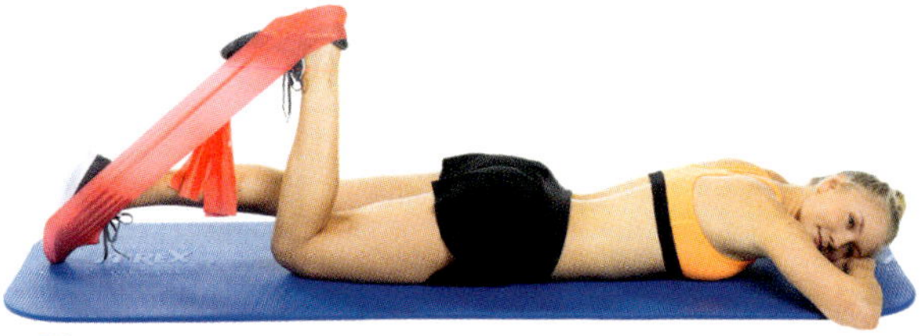

C

Die Variante mit Fixierung durch das andere Bein.

- Führe die Übung gleichmäßig aus und achte darauf, dass das Becken auf dem Boden bleibt. Danach trainierst du das linke Bein.

VARIANTEN

Du kannst zwar auch beidbeinig üben, die Muskulatur lässt sich jedoch einbeinig konzentrierter aktivieren.
Wenn du keinen Anker zum Fixieren hast, dann kannst du das Band mit dem anderen Fuß am Boden halten (C).

78 Fersenanziehen und Gesäßheben

KRÄFTIGUNG
++ hintere Oberschenkel- und Gesäßmuskulatur
+ untere Rückenmuskulatur

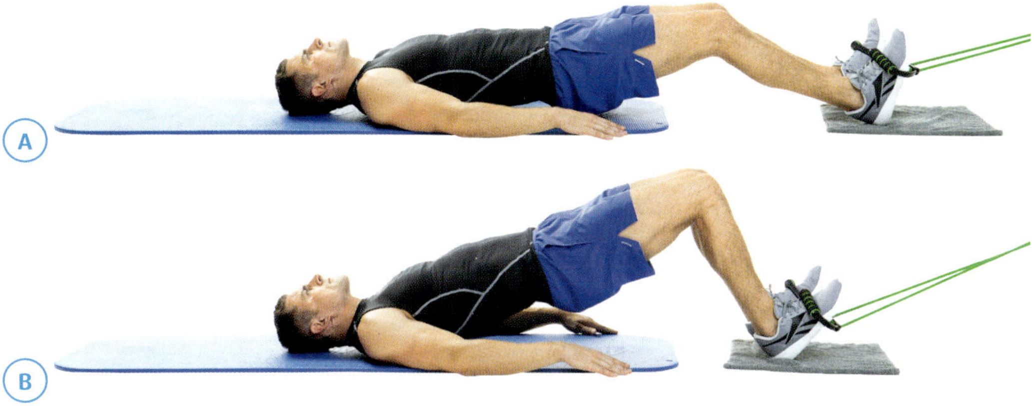

Die Anfangs- und die Endposition.

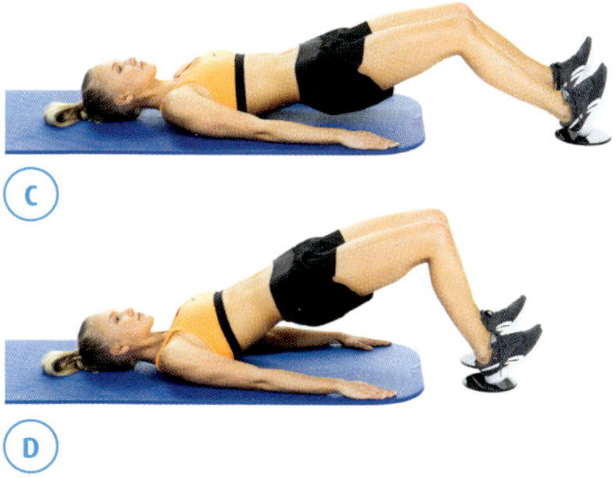

Die Einsteiger-Variante ohne Band mit Slide-Scheiben.

SO GEHT´S

- Du hast ein Loop-Band oder Schlaufenband tief befestigt. Du befindest dich in Rückenlage, die Beine sind leicht gebeugt, die Füße halten das Band und die Fersen sind auf einem Handtuch positioniert. Du bist so weit vom Anker entfernt, dass sich das Band in Vorspannung befindet. Ziehe die Zehen an, drücke die Fersen fest auf und spanne die Bauch- und die Gesäßmuskulatur an.
- Atme ein und hebe das Becken so weit hoch, dass sich Rücken und Oberschenkel etwa in einer Linie befinden (A) – das ist die Anfangsposition.
- Ziehe die Füße heran, wozu du die Unterschenkel zum Gesäß bewegst und dabei das Gesäß hochhebst (B). Gleichzeitig atmest du aus. Halte kurz die hohe Position.
- Schiebe die Füße langsam zurück und senke das Gesäß in die Anfangsposition, jedoch nicht darüber hinaus. Dabei atmest du ein. Dann wiederholst du die Übung.
- Halte den Rumpf in Spannung und die Hüften gerade. Die Zehen müssen durchgehend angezogen sein, damit das Band nicht abrutscht.

VARIANTEN

Einsteiger können vorerst ohne Band üben.
Du kannst alternativ mit Slide-Scheiben üben (C)–(D).
Wenn du ohne Handtuch/Scheiben am Boden übst, gehe so vor: Zuerst stellst du die Füße nahe zum Gesäß und dann hebst du das Gesäß an.

79 Oberkörpervorbeugen bei fast gestreckten Beinen

»Rumänisches Kreuzheben«

KRÄFTIGUNG

++ hintere Bein-, untere Rücken- und Gesäßmuskulatur
+ vordere Bauch-, obere Rücken-, hintere Schulter- und Nackenmuskulatur

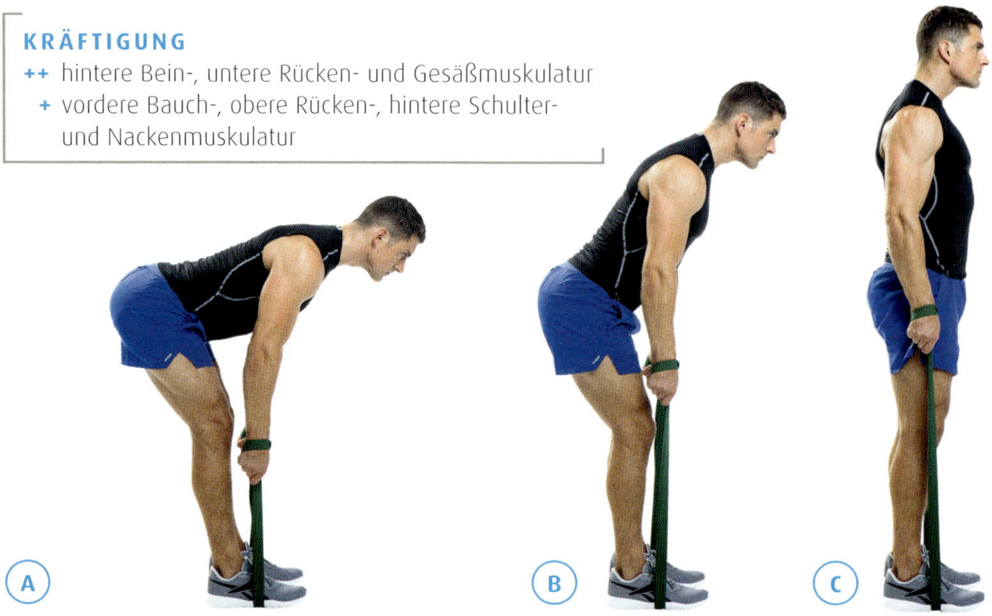

Der Bewegungsablauf.

SO GEHT´S

- Du stehst mittig auf dem Fitnessband, etwa hüftbreit, die Arme hängen nach unten und in den Händen hast du das Band. Um das Band in Spannung zu bringen, beugst du die Beine und greifst das Band mit mittlerer Spannung. Richte dich wieder auf.
- In der Anfangsposition ist dein Rücken ist in neutraler Position, d. h. leicht gewölbt, was wie ein minimales Hohlkreuz wirkt. Die Beine sind leicht gebeugt. Spanne die Bauch- und die Gesäßmuskulatur an und die Schulterblätter nach hinten unten.
- Schiebe das Gesäß zurück, soweit dir es ohne Ausweichbewegung möglich ist, und bewege so langsam den geraden Oberkörper in den Hüften nach vorn. Die Beine werden nicht weiter gebeugt und der Rücken wird nicht nach vorn gerundet. Du sollst nun die Beanspruchung in der hinteren Oberschenkelmuskulatur spüren. Die Arme bewegen sich gerade nach unten, eng an den Schienbeinen lang. Gleichzeitig atmest du ein. Halte kurz die tiefe Position (A).
- Spanne das Gesäß nach, bewege es wieder vor und hebe den Oberkörper in die Anfangsposition zurück (B)–(C). Dabei atmest du aus. Vermeide es den Rücken nach hinten zu überstrecken. Dann wiederholst du die Übung.
- Übe mit fast gestreckten Beinen, allerdings nicht vollständig gestreckt. Achte zudem auf Rumpfspannung und halte durchgehend den Rücken in neutraler Position. Mache die Senkbewegung langsamer als die Streckbewegung.

VARIANTE

Du kannst alternativ das Band an einem tiefen Anker befestigen, dich in Richtung Befestigung stellen und so die Übung ausführen.

80 Rückwärtiger Stütz mit Beinanziehen

»Reverse Plank«

KRÄFTIGUNG

++ hintere Oberschenkel-, Gesäß- und Rumpf-, insbesondere untere Rückenmuskulatur, und hintere Oberarmmuskulatur

\+ Schultermuskulatur

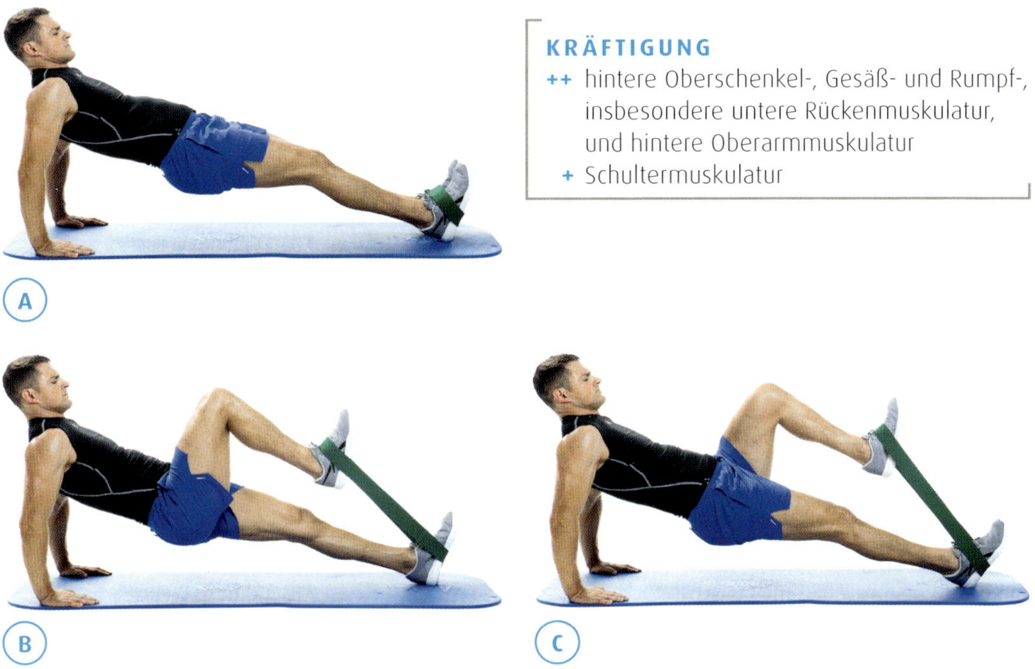

Der rückwärtige Handstütz mit Beinanziehen.

SO GEHT´S

- Du sitzt auf dem Boden, die Beine sind leicht gebeugt vorgerichtet. Die Füße sind hüftbreit auseinander und ein Fitnessband ist um sie gespannt. Stütze dich mit den Händen auf den Boden, und zwar so, dass die Hände unter den Schultern sind und die Finger in Richtung der Füße zeigen.
- Spanne die Bauch- und die Gesäßmuskulatur und die Schulterblätter zusammen.
- Drücke die Fersen auf den Boden und das Gesäß nach oben, bis der Rücken gerade ist – das ist die Anfangsposition (A). Die Beine sind weiterhin leicht gebeugt. Nun atmest du ein.
- Drücke die linke Ferse fester auf und ziehe das rechte Bein mit Ausatmung heran (B). Halte kurz die Position.
- Bringe das Bein kontrolliert zurück und atme ein. Nun drückst du die rechte Ferse fest auf und ziehst das linke Bein mit Ausatmung heran (C).
- Führe die Übung abhängig von deinem Leistungsniveau für 40–60 Sekunden aus. Halte die Schultern weg von den Ohren und vermeide es mit den Hüften abzusinken.

VARIANTEN

Wenn du das Beinheranziehen zügig ausführst, dann nutze gleichmäßige Atmung.

Du vereinfachst, indem du mit aufgestellten Unterarmen übst.

Einsteiger üben zuerst »Rückwärtiger Unterarmstütz« ohne Band und Beinheben, bis die Position für 60 Sekunden statisch gehalten werden kann.

81 Beinabspreizen in Seitenlage

KRÄFTIGUNG
++ äußere Oberschenkelmuskulatur
+ seitliche Rumpf- und Gesäßmuskulatur

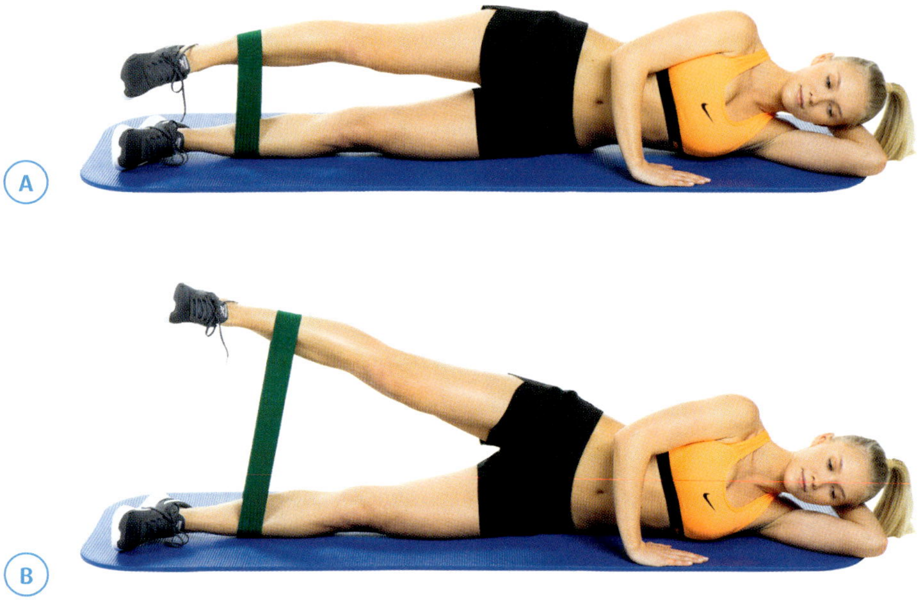

Die Anfangs- und die Endposition.

SO GEHT´S

- Du bist in Seitenlage, das obere Bein ist gestreckt abgelegt und um die Fußgelenke ist ein Miniband angebracht. Nimm eine angenehme und stabile Position mit dem Oberkörper ein. Den Kopf kannst du mit der unteren Hand abstützen oder auf dem Arm ablegen.
- Spanne die Bauch- und die Gesäßmuskulatur an und atme ein. Hebe das obere Bein leicht ab (A), damit das Band in Vorspannung ist
- Hebe das obere Bein so hoch wie möglich und atme aus. Das Bein wird dabei gestreckt mit langer Ferse gehalten, der Fuß ist parallel zum Boden. Halte kurz die hohe Position (B).
- Senke das Bein wieder, ohne es abzulegen, und wiederhole die Übung.
- Führe die Bewegung gleichmäßig aus und vermeide es, mit dem Becken auszuweichen.

VARIANTE

Du kannst alternativ ein als Schlaufe gebundenes Theraband® um den Unterschenkel anbringen.

82 Beinabspreizen im Stand

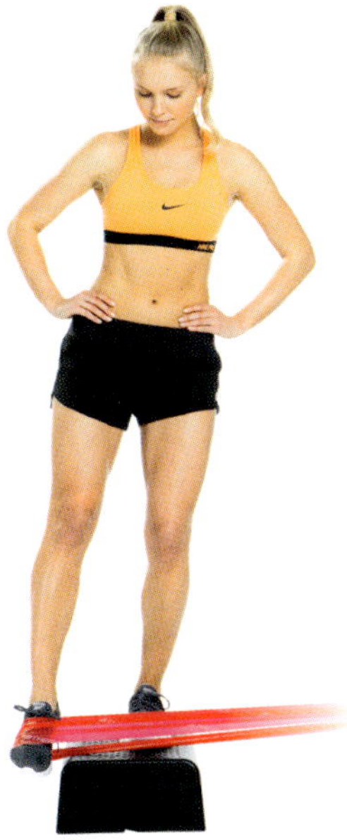

(A)

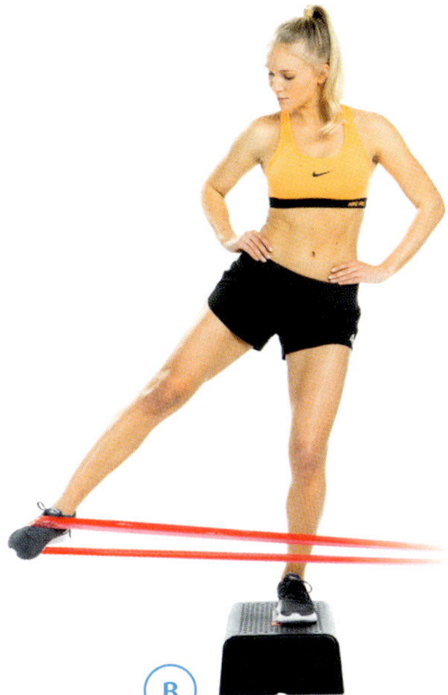

(B)

Die Anfangs- und die Endposition.

KRÄFTIGUNG

++ äußere Oberschenkelmuskulatur

\+ Gesäßmuskulatur und stabilisierende Muskulatur des Standbeins

SO GEHT´S

- Du hast das Fitnessband an einem tiefen Gegenstand befestigt. Du stehst mit dem linken Fuß auf einem Stepper oder Brett, damit du das Übungsbein frei bewegen kannst. Deine linke Körperseite ist zur Befestigung gerichtet. Lege die Schlaufe großflächig um den rechten Fuß.
- Verlagere das Gewicht auf das Standbein und stabilisiere die Position, indem du das Bein etwas beugst und die Bauch- und die Gesäßmuskulatur anspannst.
- Hebe das rechte Bein geringfügig nach innen vorn an, sodass das Band leicht gespannt ist und die Muskulatur somit in Vorspannung ist (A). Nun atmest du ein.
- Spreize das gestreckte Bein weit nach außen, möglichst ohne den Oberkörper zu bewegen, und atme aus. Versuche kurz die Position zu halten (B).

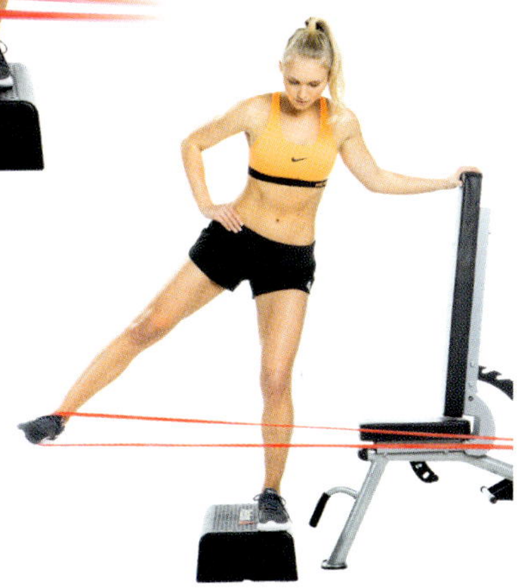

(C)

Die Variante mit Abstützen.

- Bewege das Bein in die Anfangsposition mit Einatmung zurück und wiederhole die Übung. Halte die Hüften und den Oberkörper möglichst gerade.
- Anschließend trainierst du das andere Bein.

VARIANTEN

Du kannst mit Abstützen üben (C) und so den Bandwiderstand vergrößern.

Du kannst ohne Befestigung üben und dich dazu mit dem Standbein auf ein kleines Band (z. B. Miniband) stellen.

83 Seitliches Beinanziehen

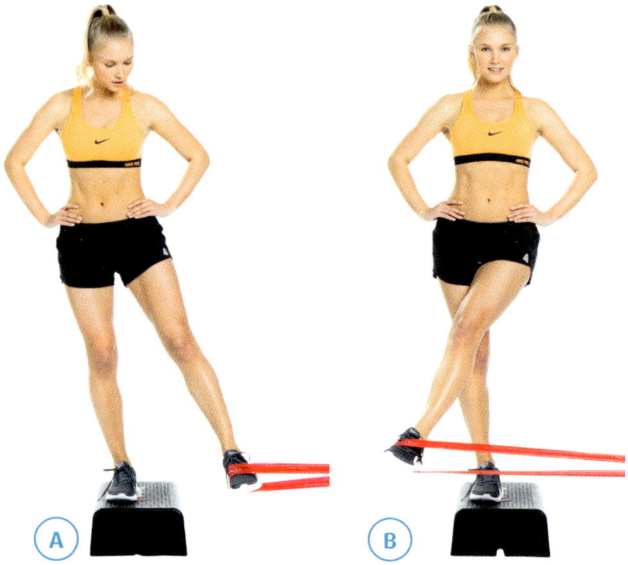

Die Anfangs- und die Endposition.

KRÄFTIGUNG

++ innere Oberschenkelmuskulatur
+ stabilisierende Muskulatur des Standbeins

SO GEHT´S

- Du hast das Fitnessband an einem tiefen Gegenstand befestigt. Du stehst mit dem rechten Fuß auf einem Stepper, die linke Körperseite ist zur Befestigung gerichtet. Lege die Schlaufe großflächig um den linken Fuß.
- Verlagere dein Gewicht auf das Standbein und stabilisiere die Position, indem du das Bein leicht beugst und die Bauch- und die Gesäßmuskulatur anspannst.
- Hebe das linke Bein nach außen an (A), aber nur so weit, dass das Band noch leicht gespannt ist. Nun atmest du ein.
- Ziehe das gestreckte Bein in einer gleichmäßigen Bewegung am Standbein vorbei nach innen (B) und atme dabei aus. Halte kurz die Position.
- Bewege das Bein in die Anfangsposition mit Einatmung zurück, um die Übung zu wiederholen. Halte die Hüften und den Oberkörper möglichst gerade.
- Anschließend trainierst du das andere Bein.

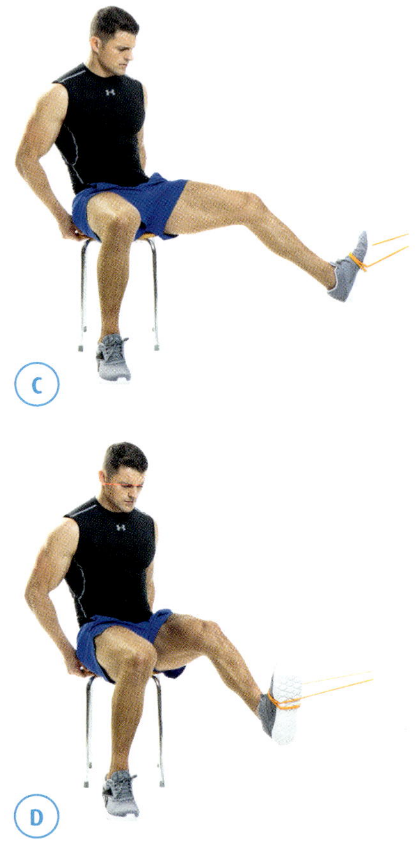

Das Beinanziehen im Sitz.

VARIANTEN

Du kannst dich an Stuhllehne, Hantelbank oder Wand abstützen.

Du kannst die Adduktoren-Maschine aus dem Fitnessstudio simulieren. Setze dich auf einem Stuhl mit der Übungsseite zur kniehohen Befestigung. Aus der Vorspannung ziehst du das Bein heran (C)–(D).

84 Seitliche Schritte

KRÄFTIGUNG

++ äußere und innere Oberschenkel-, und Gesäßmuskulatur

+ vordere und hintere Oberschenkel-, Rumpf- und Wadenmuskulatur

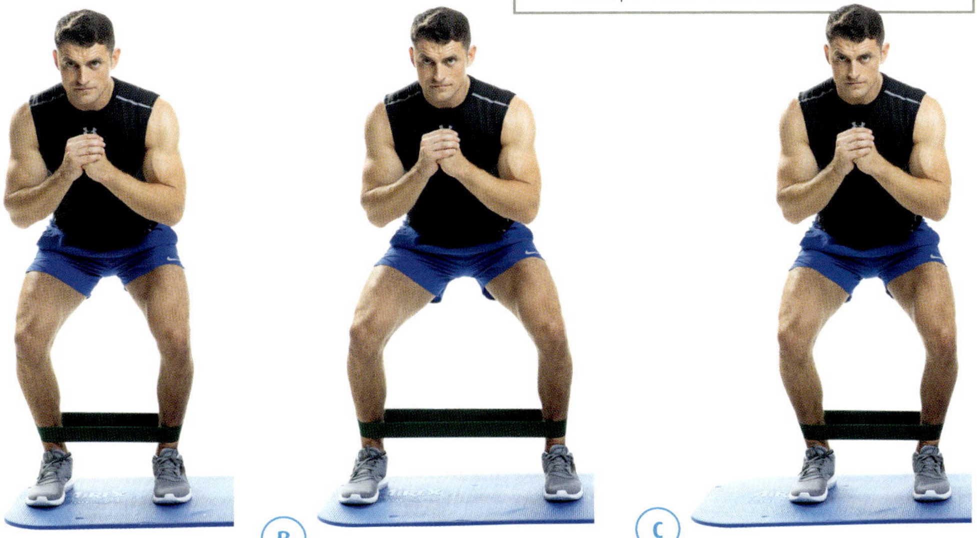

(A) (B) (C)

Die Schritte nach links.

SO GEHT´S

- Du hast ein Miniband oberhalb der Fußknöchel angebracht. Du stehst in der Viertel-Kniebeuge, mit den Füßen gerade vorzeigend. Der Fußabstand ist mindestens hüftbreit, damit das Band gespannt ist.
- Halte die Hände stabil vor dem Brustkorb, z. B. eine Faust drückt in die andere Handfläche (A). Alternativ kannst du die Hände in die Hüften stemmen oder hängen lassen. Spanne die Bauch- und Gesäßmuskulatur an.
- Mache einige große Schritte nach links. Du stellst zuerst den linken Fuß zur Seite (B) und dann den rechten Fuß nach (C), allerdings nur bis zum Beinabstand der Anfangsposition, damit das Band durchgehend gespannt bleibt.
- Mache die Schritte nach rechts zurück in die Anfangsposition.
- Führe die Schritte über die geplante Satzdauer aus. Übe rhythmisch und komme leicht auf dem Boden auf. Halte die Kniebeuge durchgehend aufrecht.

VARIANTEN

Du kannst intensivieren, indem du tiefer in die Kniebeuge gehst.

Du kannst mehr Aktivität auf die Gesäßmuskulatur verlagern, indem du das Band um die Oberschenkel oberhalb der Knie spannst. Achte bei dieser Variante darauf, dass sich Fuß und Knie gleichzeitig bewegen – nicht der Fuß zuerst, damit das Knie in keine schlechte Position kommt.

85 Wadenheben

KRÄFTIGUNG
++ Wadenmuskulatur

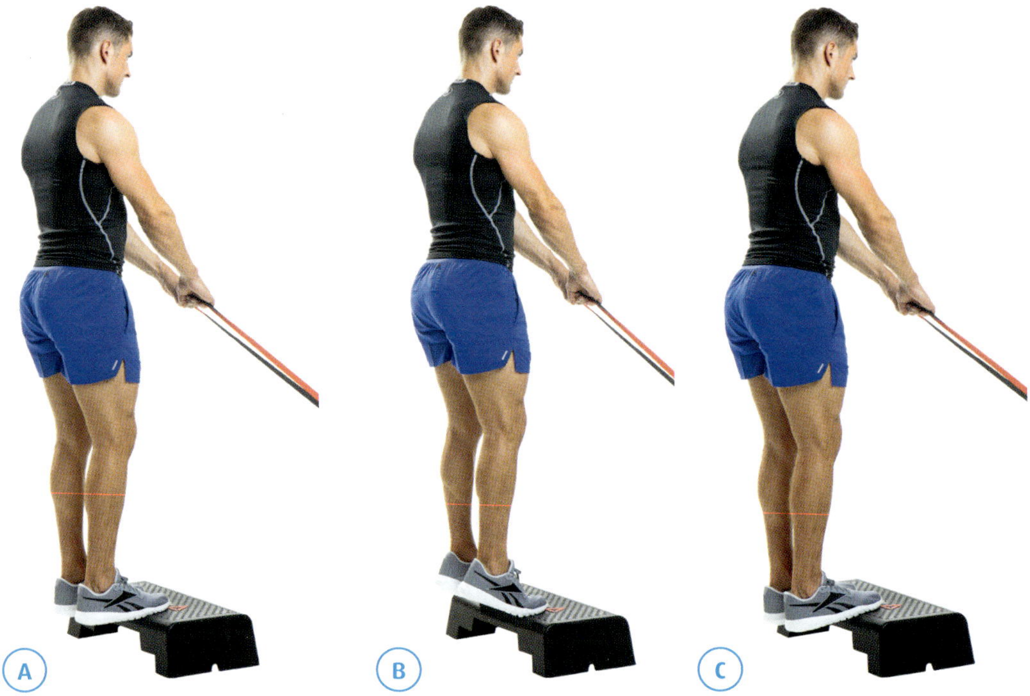

Der Bewegungsablauf.

SO GEHT´S

- Du hast das Fitnessband an einem tiefen Anker befestigt. Du stehst in Befestigungsrichtung mit den Fußballen auf dem Stepper oder, wenn nicht verfügbar, auf dem Boden. Die Füße sind hüftbreit auseinander und die Fersen sind in der Luft. In den Händen hast du das stark gespannte Band.
- Ziehe die Schulterblätter nach hinten unten und spanne die Bauch- und die Gesäßmuskulatur an (A). Nun atmest du ein.
- Bewege die Fersen so hoch wie möglich (B) und atme aus. Drücke in oberer Position die Fußgelenke vor, spanne die Waden fest an und halte kurz die Position.
- Senke langsam die Fersen so tief wie möglich (C), ohne das Gleichgewicht zu verlieren, und atme ein. Halte kurz die Position. Dann wiederholst du die Übung.
- Achte darauf, dass du mit der Wadenmuskulatur übst, ohne Ausweichbewegung und Schwungholen. Nutze den gesamten Bewegungsspielraum.

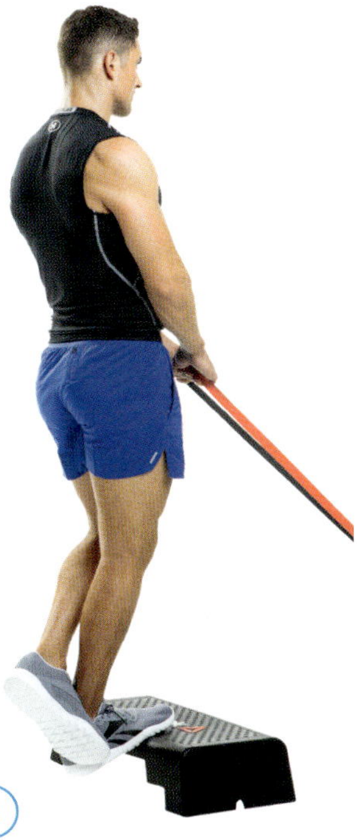

(D) Die einbeinige Ausführung beim Senken.

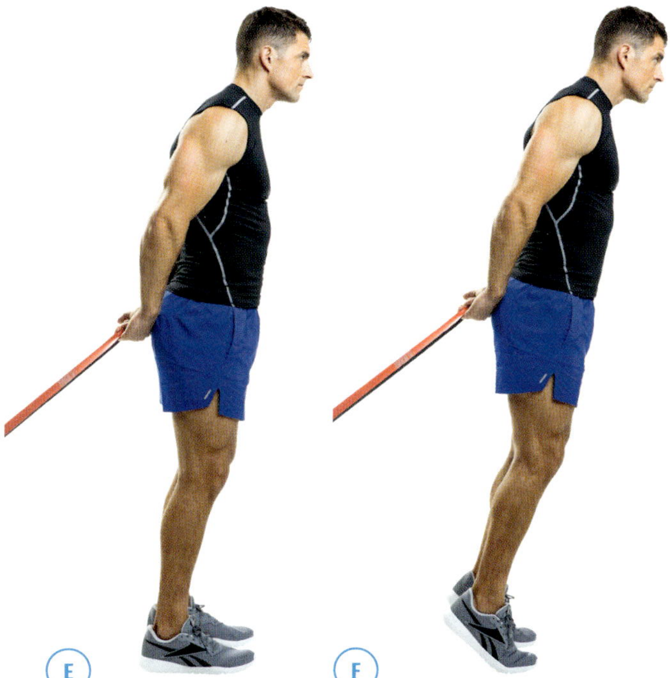

(E) (F) Das Weglehnen mit dem Anker im Rücken.

VARIANTEN

Du kannst einen kleinen Kasten oder dickes Brett nutzen. Wenn du auf dem Boden übst, ist der Bewegungsspielraum kleiner.
Fortgeschrittene können einbeinig üben (D). Dazu kannst du dich mit einer Hand an einem Gegenstand oder an der Wand stützen. Wenn dein Gleichgewicht sehr gut trainiert ist, dann kannst du freihändig üben.

Du kannst dich auch mit dem Rücken zum Anker stellen und dich vorlehnen, wodurch du einen größeren Bewegungsspielraum hast (E)–(F) und keinen Stepper benötigst. Die Arme hängen nach unten. Einbeinig wird es schwer zu koordinieren.
Du kannst zwar auch das Band um deine Schultern spannen, allerdings führt dies zu starkem Druck.

86 Wadenheben mit gebeugten Knien

KRÄFTIGUNG
++ tiefliegende Wadenmuskulatur

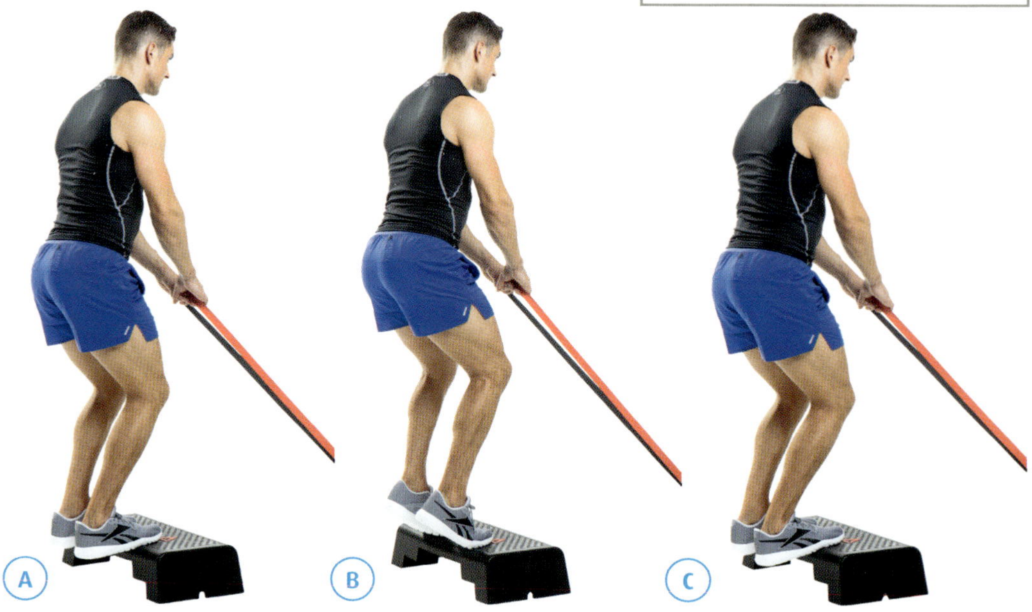

Der Bewegungsablauf.

SO GEHT´S

- Du hast das Fitnessband an einem tiefen Gegenstand befestigt. Du stehst in Ankerrichtung auf dem Stepper oder Kasten. Die Füße sind hüftbreit auseinander und nach vorn gerichtet. Die Fußballen sind aufgesetzt und die Fersen sind in der Luft. Du hebst das Band so, dass es etwa mittelstark gespannt ist.
- Spanne die Bauch- und die Gesäßmuskulatur an. Beuge die Knie so weit nach vorn, wie es ohne Fersenanheben möglich ist und es sich für dich gut anfühlt (A), der Oberkörper bleibt aufrecht. Nun atmest du ein.
- Drücke mit der Kraft der Wadenmuskulatur die Fersen so hoch wie möglich (B), wobei du ausatmest. Die Beinbeugung bleibt bestehen. Halte kurz die hohe Position und konzentriere dich auf die Aktivität der Wadenmuskulatur.
- Senke ganz langsam die Fersen mit Einatmung, so tief du es stabilisieren kannst (C). Dann wiederholst du die Übung.
- Nutze den gesamten Bewegungsspielraum und vermeide es, die Beine beim Hochgehen zu strecken und zur Seite auszuweichen.

VARIANTEN

Gelingt dir noch nicht die Übung zu kontrollieren, dann halte das Band in einer Hand und stütze dich mit der anderen Hand ab.
Du vereinfachst die Übung mit etwas weniger Bewegungsspielraum auf dem Boden.
Einsteiger können das Band mittelhoch befestigen und es zum Halten der Position nutzen anstatt als Widerstand.
Fortgeschrittene können einbeinig üben.

87 Zehenanziehen

KRÄFTIGUNG

++ vorderer Schienbeinmuskel (Fußheber)

A

B

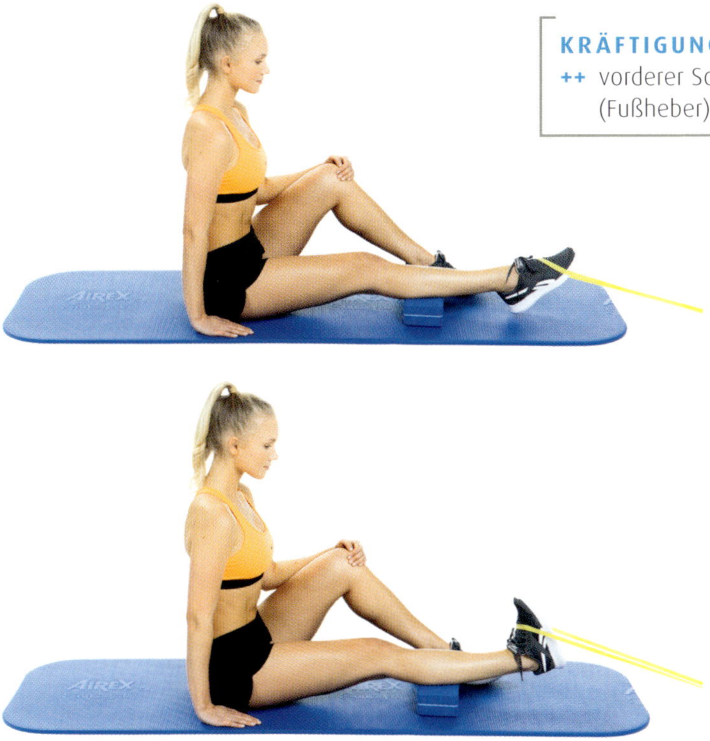

Die Anfangs- und die Endposition.

SO GEHT´S

- Befestige ein kleines Band um einen tiefen Gegenstand (z. B. Bettkasten). Du sitzt mit gestrecktem Übungsbein in Richtung Befestigung, das Band ist um den rechten Spann gelegt. Die Zehen zeigen nach vorn und das Band ist leicht gespannt.
- Die Ferse muss frei in der Luft sein. Du kannst einen kleinen Gegenstand (z. B. Yoga-Block) (A) unterlegen oder den anderen Fuß unter dem Übungsbein positionieren.
- Ziehe die Zehen des Übungsbeins gegen den Bandwiderstand heran und halte kurz die Position (B). Ziehe die Zehen fest an.
- Gib langsam nach, um in die Anfangsposition zurückzukommen und die Übung zu wiederholen. Nutze den vollen Bewegungsumfang.
- Atme durchgehend gleichmäßig und mache 15–20 langsame Wiederholungen.
- Danach trainierst du das linke Bein.

INFO

Die Übung findest du eher selten in Trainingsprogrammen; sie ermöglicht die Unterschenkel ausgewogener zu trainieren. Manchen Sportlern hilft sie bei Knieproblemen. Du kannst sie ergänzend einsetzen.

Übertreibe es nicht mit Bandspannung und Anstrengung, um eine Überlastung zu vermeiden. Trainiere zuerst eher leicht und beobachte, wie dein Körper reagiert.

Quellenverzeichnis

Bücher

Boyle, M.: *Functional Training*, 5. Aufl., München 2013.
Delp, C.: *Kraft Solotraining*, Stuttgart 2022.
Delp, C.: *Dehnen für Kampfsportler*, 4. Aufl., Stuttgart 2021.
Delp, C.: *Perfektes Hanteltraining*, 5. Aufl., Stuttgart 2021.
Delp, C.: *Beweglichkeit durch Dehnen, Faszienmassage und Mobility-Training,* Stuttgart 2020.
Delp, C.: *Bodyweight-Training*, Stuttgart 2019.
Delp, C.: *Thai-Boxen Training,* 3. Aufl., Stuttgart 2019.
Delp, C.: *Kampfsport Solotraining,* 2. Aufl., Stuttgart 2018.
Delp, C.: *Selbstverteidigung für Kerle,* Stuttgart 2018.
Delp, C.: *Thai-Boxen basics,* 3. Aufl., Stuttgart 2018.
Delp, C.: *Best Stretching,* 2. Aufl., Stuttgart 2017.
Delp, C.: *Fit mit Faszientraining,* Stuttgart 2017.
Delp, C.: *DMAX Power für echte Kerle,* Stuttgart 2016.
Delp, C.: *Kickboxen Basics, 3. Aufl.,* Stuttgart 2016.
Delp, C.: *Funktionelles Hanteltraining,* München 2016.
Delp, C.: *Krafttraining für Kampfsportler,* Stuttgart 2016.
Delp, C.: *Medizinball-Training,* München 2015.
Delp, C.: *Fitness für Kampfsportler,* 3. Aufl., Stuttgart 2013.
Delp, C.: *Perfektes Training für Bauch und Rücken,* Stuttgart 2013.
Page, P./Ellenberger, T.: *Strength Band Training,* 2. Aufl., Champaign (USA), 2011.
Schleip, R.: *Faszienfitness,* München 2014.
Slomka, G./Regelin, P.: *Stretching – aber richtig,* München 2005.
Verstegen, M.: *Jeder Tag zählt.,* München 2014.

Zum Schluss

In diesem Buch findest du ein effektives Konzept zum selbstständigen Krafttraining. Du lernst beliebte Übungen aus dem Fitnessband-Training kennen, damit du selbstständig ein wirkungsvolles Training ausführen kannst. Zudem sind Work-outs zum Nachmachen enthalten, die du an deine Anforderungen anpassen kannst. Wichtig ist beim Training, dass du auf deinen Körper achtest, regelmäßig trainierst und behutsam die Anforderungen steigerst. Protokolliere dein Training und ernähre dich gesund und mit genügend Eiweiß – so wirst du deine Trainingsziele erreichen.
Ich werde oft gefragt, welche meiner Bücher ergänzend für das Training eingesetzt werden können. Ich nenne hier einige Bücher und beschreibe, für welche Ziele sie sich am besten eignen. Die Auflistung bedeutet nicht, dass du diese Bücher für dein Training benötigst. Du kannst mit den in diesem Buch enthaltenen Informationen effektiv trainieren.
Für das Krafttraining findest du weitere Konzepte und Übungen in den Büchern *Kraft Solotraining* (2022), *Perfektes Hanteltraining* (2021), *Bodyweight-Training* (2019), *Medizinball-Training* (2015) und *Power für echte Kerle* (2016).
Möchtest du dich detailliert über Beweglichkeit und Faszientraining informieren, dann können die Bücher *Beweglichkeit durch Dehnen, Faszienmassage und Mobility-Training* (2020), *Dehnen für Kampfsportler* (2021) und *Fit mit Faszientraining* (2017) helfen.
Hintergründe und Techniken zur Selbstverteidigung findest du in den Büchern *Selbstverteidigung für Kerle* (2018) und *Wehr Dich!* (2017), sowie Techniken in *Kampfsport Solotraining* (2018).
Informationen zum Kraft- und Fitnesstraining von Kampfsportlern sind enthalten in den Büchern *Krafttraining für Kampfsportler* (2016) und *Fitness für Kampfsportler* (2013).

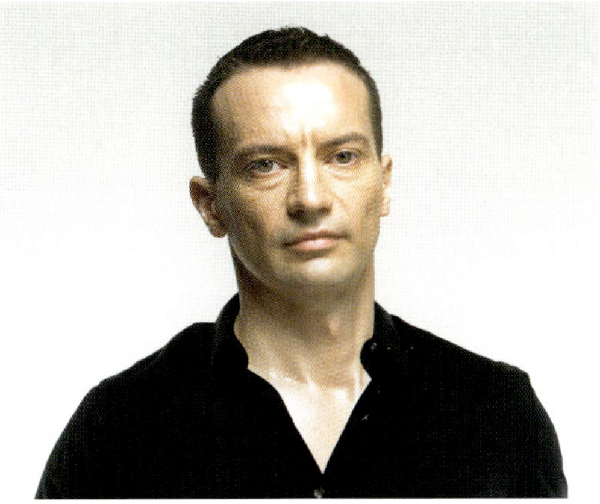

Christoph Delp
Sportautor, Medienproduzent, Diplom-Betriebswirt
Personaltrainer für Fitness, Muay Thai und Selbstverteidigung.
www.christophdelp.de

Interessierst du dich für Muay Thai, dann findest du detaillierte Informationen in *Muay Thai: Die komplette Serie,* als App (2020), Online-Training (2019) und DVDs (2022) verfügbar, sowie in den Büchern *Thai-Boxen basics* (2018) und *Thai-Boxen Training* (2019).

Ich freue mich und bin dankbar über Rückmeldungen von Lesern. Du kannst dich gern zum Buch ebenso wie für Trainingsanfragen an mich wenden über christophdelp@hotmail.com.

Bei Interesse an neuen Projekten, kannst du dich in den Newsletter auf **www.christophdelp.de** eintragen.

PERSONAL TRAINING

Fit mit individuellem Training!

Du kannst Personaltraining von mir erhalten. Ich gestalte dein Programm ganz auf deine individuellen Bedürfnisse ausgerichtet. **Trainingsangebote:** Fitness, Thai-Boxen, Kampfsport und Selbstverteidigung.

»Jeder kann Muay Thai Fitness trainieren.«

»Es macht Spaß und ist ein tolles Work-out.«

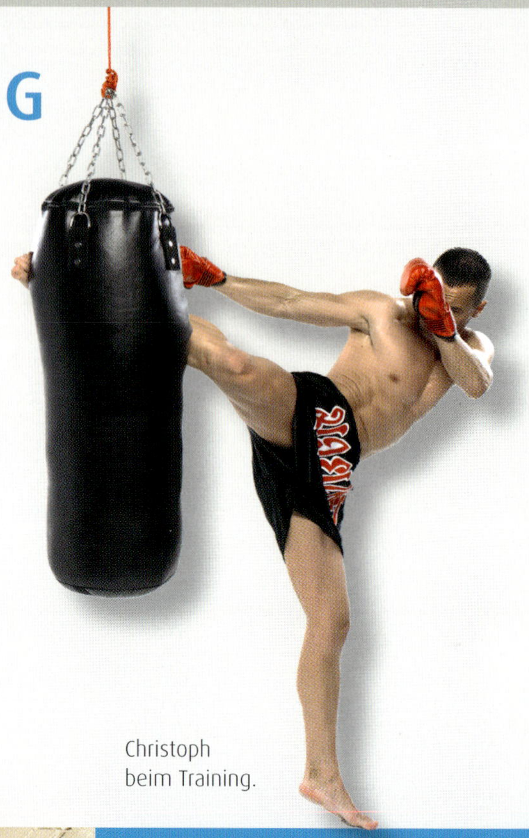

Christoph beim Training.

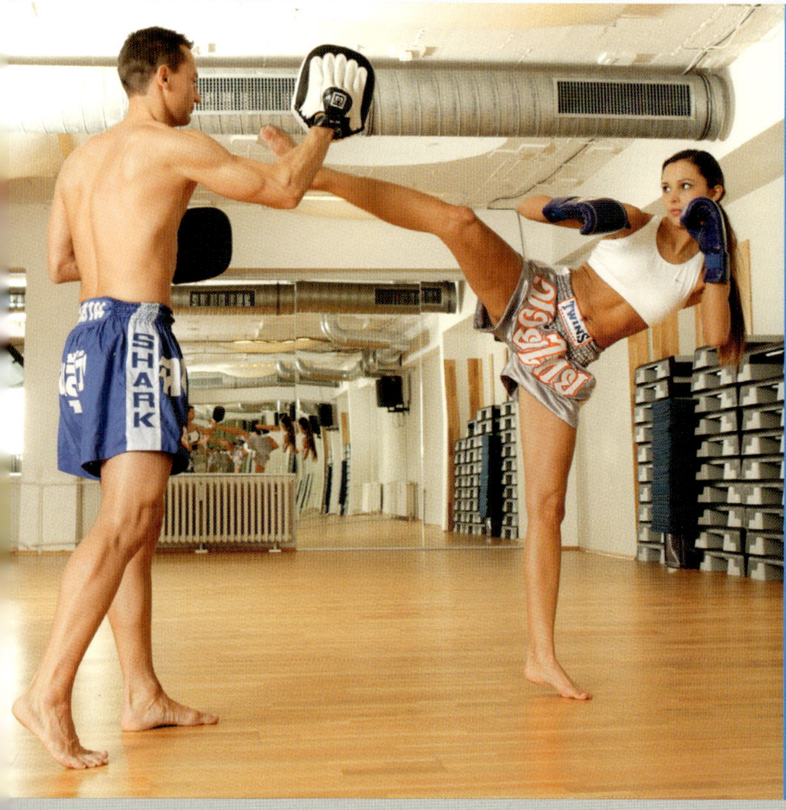

Bei Interesse an Personal Training und Sommer Bootcamp schreibe bitte an:
christophdelp@t-online.de

Weitere Informationen:
www.christophdelp.de
www.instagram.com/Chris_Delp_Trainer
www.youtube.com/@Chris_Delp_Trainer

www.muaythai.de
www.muaythai-app.com
www.youtube.com/muaythaidvd

ZUM WEITERLESEN

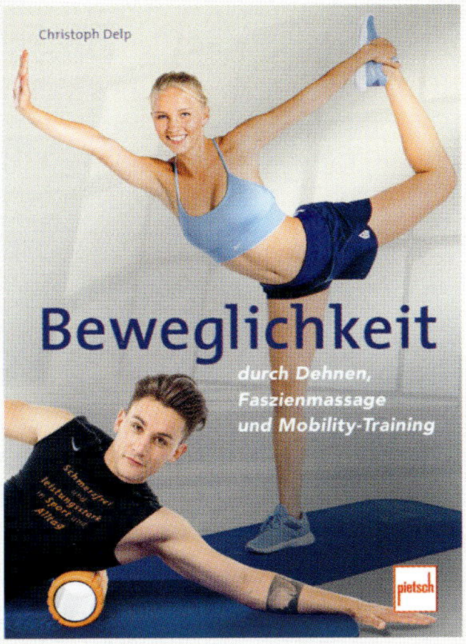

Alles was man über Beweglichkeitstraining wissen muss, wird in diesem Buch erklärt: Die ausgewählten Übungen sind für Einsteiger leicht verständlich. Sie stammen aus dem Dehnen, Faszien- und Mobility-Training und zielen auf unterschiedliche Trainingsziele und Leistungsklassen ab.

224 Seiten, 320 Bilder, 170 x 240 mm
ISBN: 978-3-613-50909-2
€ 19,95/€ (A) 20,60

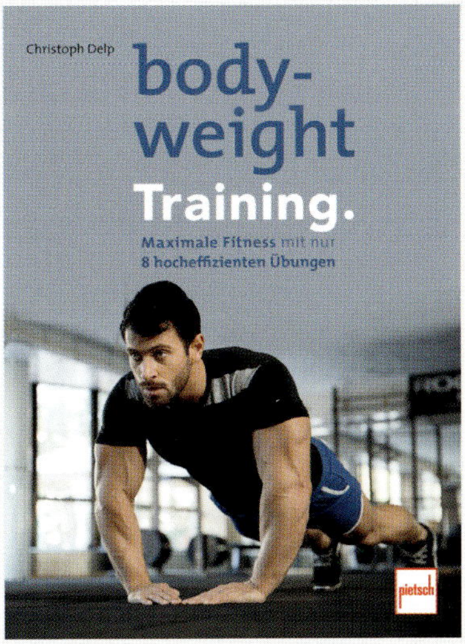

In diesem Buch wird das Trainingskonzept auf die 8 effektivsten Bewegungen heruntergebrochen, die man nicht nur leicht im Kopf behält, sondern mit denen man auch seinen »Wunschkörper« entwickeln kann.

152 Seiten, 124 Bilder, 170 x 240 mm
ISBN: 978-3-613-50877-4
€ 14,95/€ (A) 15,40

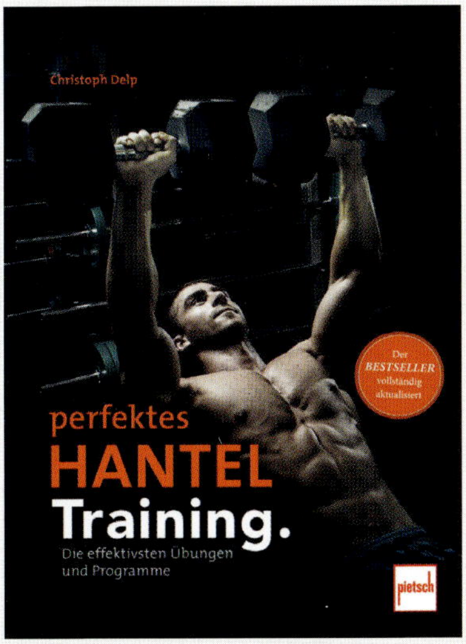

Der Autor und Profi Christoph Delp erklärt alles, was man über ein effektives Training wissen muss, inklusive fertiger Trainingspläne. Mit diesem Buch und einem Paar Kurzhanteln kann's sofort losgehen.

128 Seiten, 172 Bilder, 170 x 240 mm
ISBN: 978-3-613-50883-5
€ 14,95/€ (A) 15,40

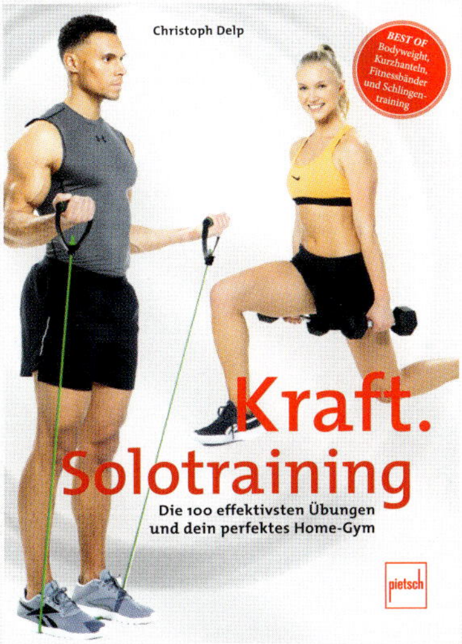

Dieses Buch zeigt, wie das Training daheim mit effektiven Übungen und Methoden gelingt. Es erklärt die Grundlagen zum Krafttraining, beschreibt, welche Trainingsgeräte geeignet sind und was für ein eigenes Gym benötigt wird. Die Kraftübungen sind übersichtlich unterteilt in Druck-, Zug-, Bein- und Rumpfübungen.

192 Seiten, 340 Abbildungen, Format 170 x 240 mm
ISBN 978-3-613-50930-6
€ 22,00/€ (A) 22,70

Stand Januar 2023
Änderungen in Preis und Lieferfähigkeit vorbehalten.

Überall, wo es Bücher gibt, oder unter
WWW.MOTORBUCH-VERSAND.DE
Service-Hotline: 0711/78 99 21 51

pietsch

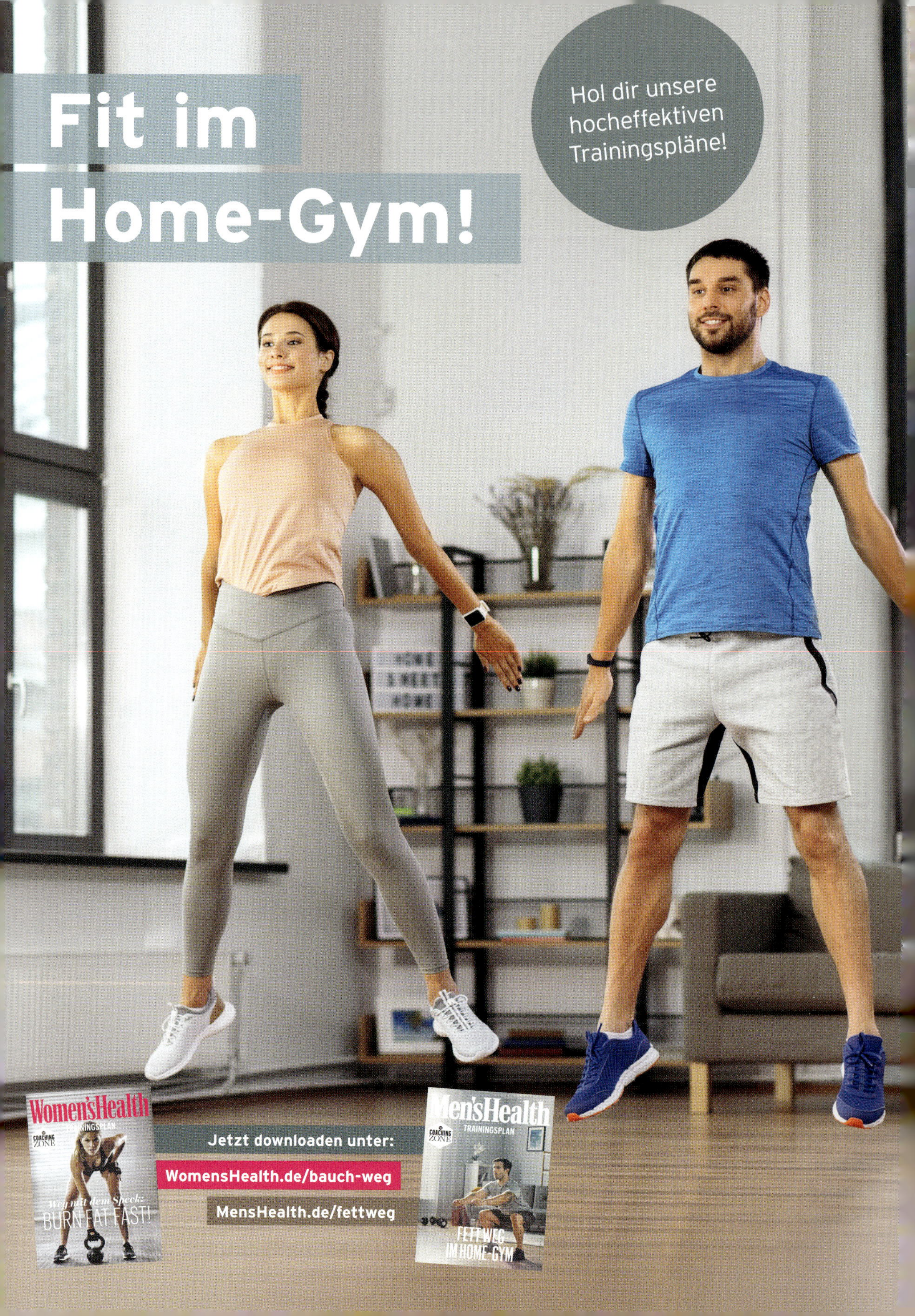
Fit im
Home-Gym!
Hol dir unsere hocheffektiven Trainingspläne!
Women'sHealth
TRAININGSPLAN
Weg mit dem Speck:
BURN FAT FAST!
Jetzt downloaden unter:
WomensHealth.de/bauch-weg
MensHealth.de/fettweg
Men'sHealth
TRAININGSPLAN
FETT WEG
IM HOME-GYM